KNAUR
MENSSANA

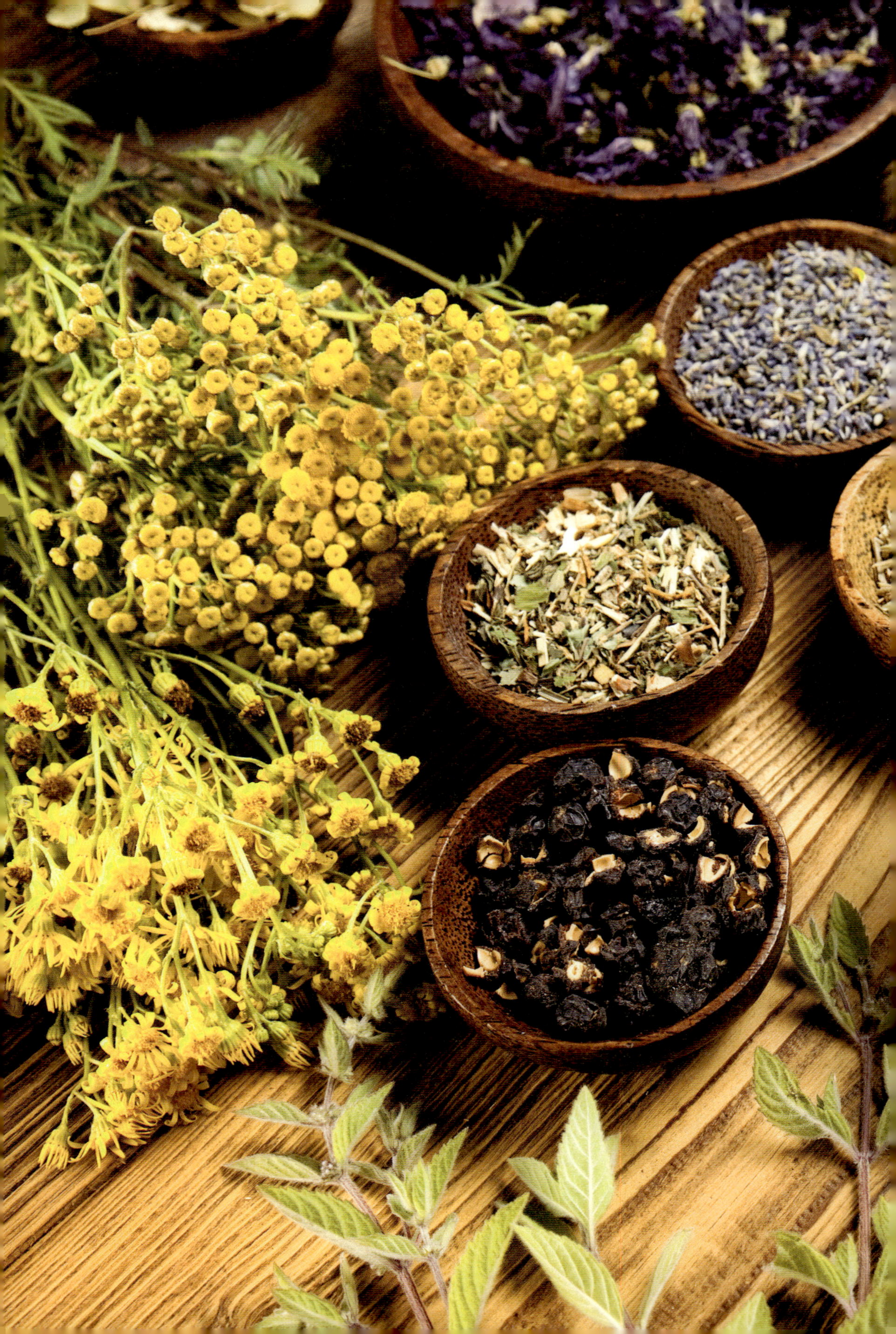

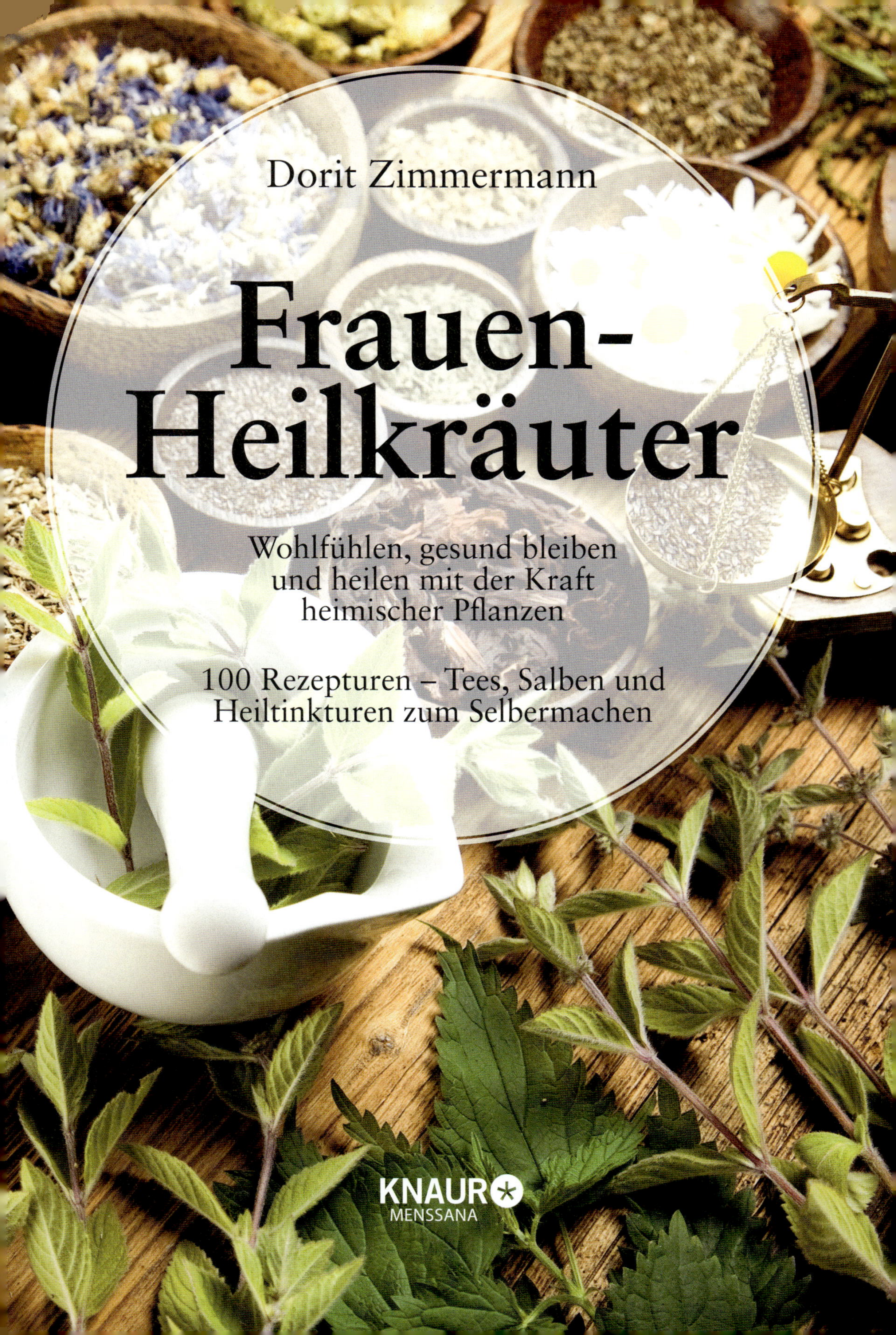

Dorit Zimmermann

Frauen-Heilkräuter

Wohlfühlen, gesund bleiben und heilen mit der Kraft heimischer Pflanzen

100 Rezepturen – Tees, Salben und Heiltinkturen zum Selbermachen

KNAUR MENSSANA

Die Angaben und Informationen in diesem Buch spiegeln die professionelle Meinung der Autorin wider, ersetzen jedoch keinesfalls die fachliche Beratung durch einen Arzt oder Apotheker und dürfen nicht als Grundlage zur eigenständigen Diagnose und Beginn, Änderung oder Beendigung einer Behandlung von Krankheiten verwendet werden. Konsultieren Sie bei gesundheitlichen Fragen oder Beschwerden immer den Arzt Ihres Vertrauens. Die Autorin und der Verlag übernehmen keine Haftung für eventuelle Schäden, die sich direkt oder indirekt durch unsachgemäße Anwendung der hier vorgestellten Methoden und Rezepte ergeben. Sie übernehmen auch keinerlei Verantwortung für medizinische Forderungen.

Besuchen Sie uns im Internet:
www.mens-sana.de

FSC
www.fsc.org
MIX
Papier aus verantwortungsvollen Quellen
FSC® C004229

Originalausgabe 2018

Ein Imprint der Verlagsgruppe
Droemer Knaur GmbH & Co. KG, München.

Redaktion: Désirée Schoen
Covergestaltung: Veronika Preisler, München
Coverabbildung: Shutterstock.com: Chamille White, Es75
Abbildungen im Innenteil: Shutterstock.com
Rezeptnachweis: Folgende Rezepte stammen aus der Feder von Margret Madejsky: Antibiotisches Kapuzinerkressepulver, S. 142; Nestreinigungstee, S. 132, Rosencreme, S. 181, Vaginalkugeln mit Rotklee, S. 100, Venensalbe, S. 159; Folgende Rezepte stammen aus der Feder von Jasmin Schneider (www.schwatzkatz.come): Bodybutter mit Rose, S. 182, Rosen-Badesalz, S. 181, Schoko-Minze-Körperbutter mit Heilerde, S. 178
Satz: Adobe InDesign im Verlag
Druck und Bindung: Uhl, Radolfzell
ISBN 978-3-426-65828-4

5 4 3 2 1

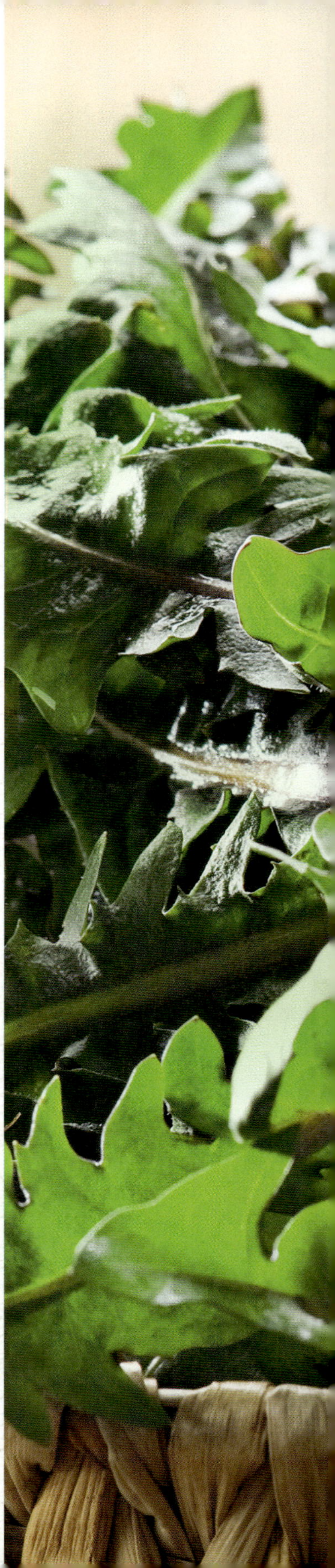

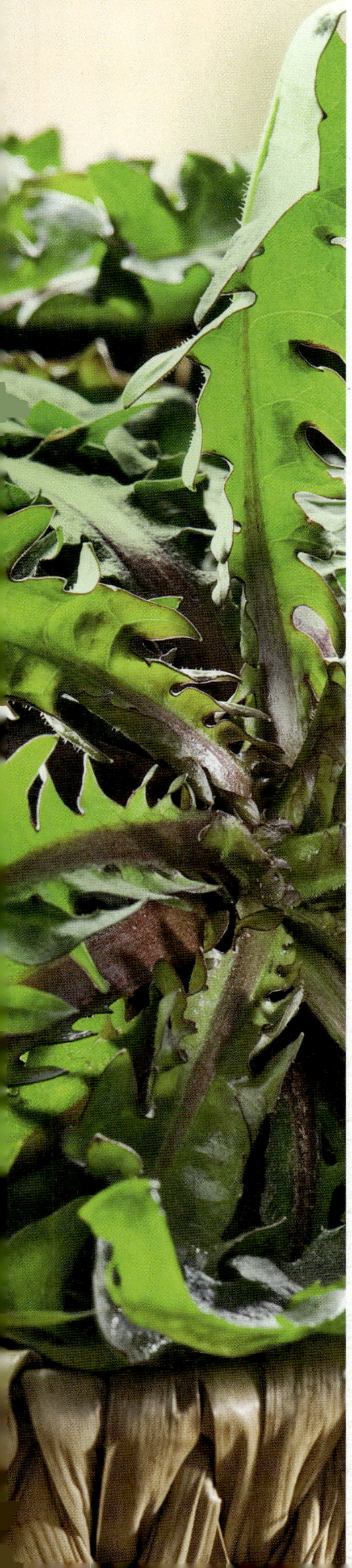

Inhalt

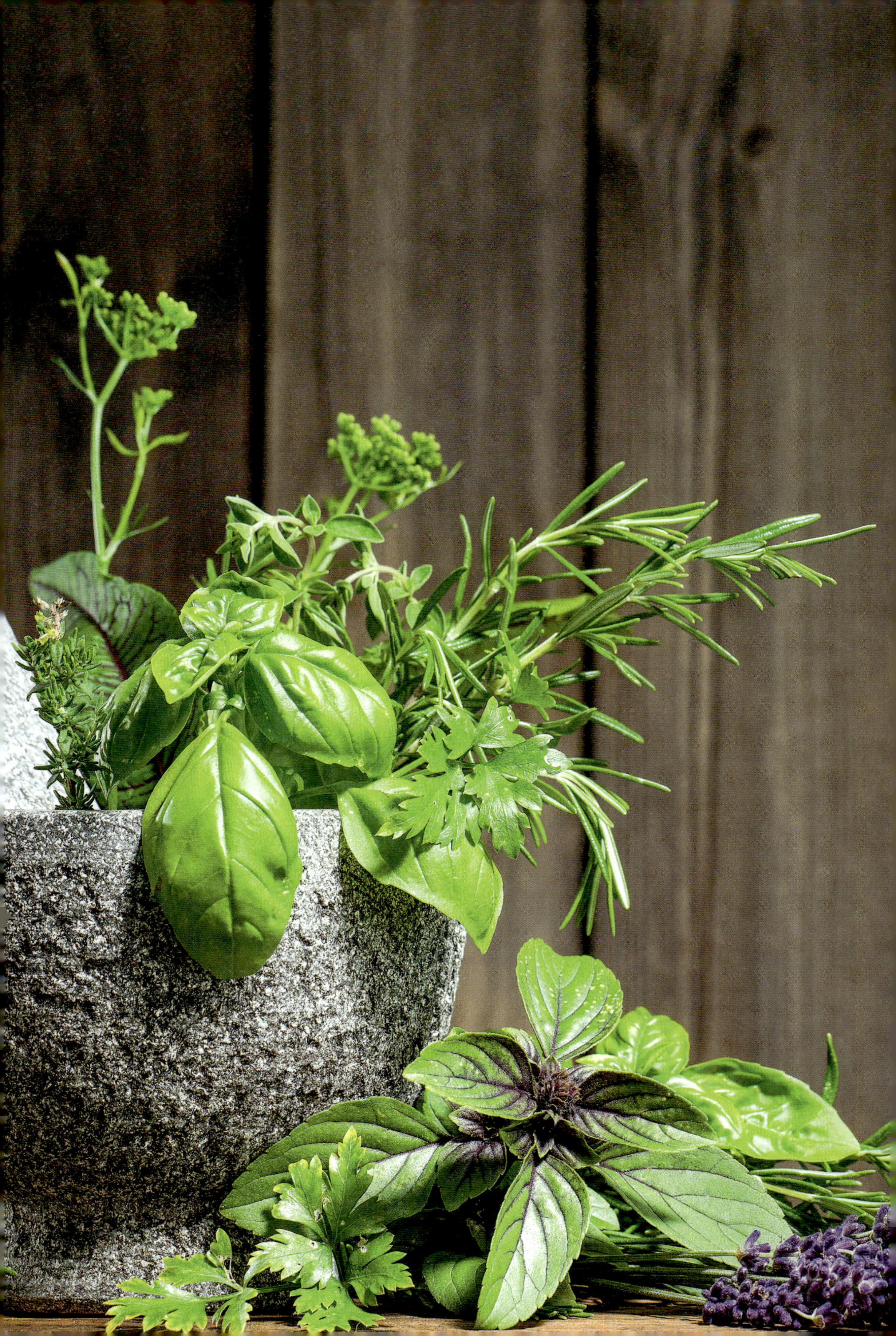

Vorwort

Das Wissen um die Vorgänge des weiblichen Körpers war schon immer die Domäne von uns Frauen. Im Mittelalter waren es die weisen Frauen, die sich um alle Belange rund um die Frauengesundheit kümmerten, einschließlich der Geburtshilfe. Durch mündliche Überlieferung und eigene praktische Erfahrungen kannten sie sich in der Welt der heimischen Heilkräuter aus, wussten genau, welches Kraut bei welcher Beschwerde anzuwenden ist. Als Hebammen halfen sie den Frauen während der Schwangerschaft, unter der Geburt und im Wochenbett, als Heilerinnen begleiteten sie die Frauen auf ihrem gesamten Lebensweg und verhalfen ihnen zu Gesundheit und Wohlbefinden. Auch später, in den bäuerlichen Gesellschaften, waren es in erster Linie Frauen, die sich mit Pflanzen und ihrer Heilwirkung beschäftigten. Die kleinen Mädchen gingen ihren Müttern und Großmüttern zur Hand und lernten so von klein auf den Umgang mit heimischen Kräutern. Das Wissen um Standort, Erntezeitpunkt und Anwendung wurde lange Zeit in der weiblichen Linie von Generation zu Generation weitergereicht. »Learning by doing« würden wir heute sagen. Auch Priesterinnen und Äbtissinnen waren oft Heilerinnen, die über ein umfassendes botanisches Wissen verfügten, Heilkräuter anbauten und nach eigenen oder tradierten Rezepten hochwirksame Tinkturen herstellten. Die bekannteste unter ihnen war wohl Hildegard von Bingen (1098–1179). Viele heilkundige Frauen waren zur damaligen Zeit Pflegerin, Ärztin, Ratgeberin und Hebamme in einer Person. Sie wurden bei sämtlichen Krankheiten, aber auch bei Entbindungen gerufen, um zu heilen oder zumindest zu helfen und zu lindern. Diese unbestrittene Macht der Frauen wurde den Männern, allen voran den Klerikern, nach und nach suspekt, und sie setzten alles daran, den Frauen dieses »geheime« Wissen streitig zu machen, sie in ihre Grenzen zu verweisen. Unter dem Vorwand, die Frauen machten gemeinsame Sache mit dem Teufel, wurden viele von ihnen als Hexen verbrannt – und damit auch ein Großteil des alten tradierten Wissens um die Heilkraft heimischer Kräuter. Zwar wurde vor allem in den Klöstern vieles niedergeschrieben und für die Nachwelt festgehalten, was an Pflanzenwissen bekannt war, doch die Stellung der Frau als Expertin in Gesundheitsfragen war erst einmal gebrochen.

Heute ist es schon etwas Besonderes, wenn eine Frau über ein umfassendes Kräuterwissen verfügt, sich selbst und andere mit heimischen Pflanzen heilen kann. In unserer modernen Gesellschaft ist es üblich, bei Beschwerden körperlicher oder seelischer Art den studierten Mediziner aufzusuchen, der sein Wissen weder von seinen Vorfahren noch aus der Natur gelernt hat, sondern an der Universität. Statt uns vorrangig mit Kräutern zu kurieren, greifen wir zu Medikamenten, die in der Regel synthetisch hergestellt werden. Ihre Wirksamkeit muss durch sogenannte Doppelblindstudien belegt werden, ihre Unbedenklichkeit von der Arzneimittelbehörde zweifelsfrei bescheinigt sein. Die akademische Medizin hat uns viele Vorteile eingebracht: Wir leben heute länger, bleiben bis ins hohe Alter fit, müssen in der Regel nicht an Infektionskrankheiten sterben, und unsere Schmerzen können weitestgehend gelindert werden. Sie hat aber auch Nachteile: Wir haben uns sehr weit von den inneren Vorgängen unseres Körpers entfernt. Statt in uns hineinzuhorchen, suchen wir einen medizinischen Experten auf, der nicht selten mithilfe einer Apparatur oder Maschine feststellt, was uns fehlt. Schließlich werden wir nach wenigen Minuten mit einem Rezept entlassen, auf dem der Name eines Medikaments steht, von dem wir die rasche Beseitigung unserer Beschwerden erwarten. Intuition und Geduld sind nicht unbedingt die Tugenden des 21. Jahrhunderts.

Interessanterweise sind es oft Frauen, die mit dieser Art der Behandlung unzufrieden sind. Sie wünschen sich eine ganzheitliche Betrachtung ihrer Leiden, möchten als Mensch wahrgenommen werden und nicht als Niere, Brust oder Gebärmutter. Auch wenn viele Frauen heute nicht mehr ausschließlich im häuslichen Rahmen aktiv sind, sondern einem Beruf nachgehen, sind sie es doch nach wie vor in erster Linie, die sich um die Versorgung der Familie kümmern und damit auch um deren Gesundheit und Wohlbefinden. Spätestens wenn das erste Kind geboren ist, spüren viele Frauen den Impuls, mehr über die körperlichen Vorgänge herauszufinden und selbst heilerisch tätig zu werden. So war es auch bei mir. Unsere Wurzeln lassen sich eben doch nicht verleugnen.

Es ist ein ganz anderes Umgehen mit dem eigenen Körper und dem unserer Liebsten, wenn wir in die Natur gehen, uns mit den Pflanzen beschäftigen, die uns dort begegnen, und aus selbst gesammelten Kräutern Arzneien herstellen, mit denen wir leichtere Beschwerden unserer Familie spürbar lindern können. Kindern ein Fieberzäpfchen zu verabreichen ist eine ganz andere Qualität als die liebevolle Fürsorge, die wir unserem Nachwuchs angedeihen lassen, wenn wir ihn mit selbst hergestellten Arzneien aus der Natur versorgen. Die ganze Kraft und Vitalität der Pflanze steckt in den Tinkturen, Urtinkturen, Ölauszügen und Teemischungen, die wir mit Achtsamkeit und Liebe zubereitet haben. Dabei kommen wir nicht nur der Natur näher, sondern auch den Vorgängen in unserem Körper. Wir lernen wieder, bewusst wahrzunehmen, auf kleinste Signale zu achten, aber auch Vertrauen in die Selbstheilungskräfte unseres Organismus zu entwickeln. Es geht in der Pflanzenheilkunde und vor allem in der Homöopathie nicht darum, körperliche Symptome zu unterdrücken, sondern diese als Botschaft des Körpers wahrzunehmen und sich mit ihnen zu beschäftigen. Was will mir mein Körper damit sagen? Was braucht er? Was muss ich ändern? Da Pflanzen in der Regel sanfter und langsamer wirken als schulmedizinische Präparate, ist auch mehr Geduld erforderlich. Das gilt vor allem für chronische Beschwerden. Im Fall akuter Probleme werden wir auch bei der Anwendung von Heilkräutern rasche Besserungen erleben, z.B. bei Erkältungskrankheiten, Magen-Darm-Beschwerden, Periodenschmerzen, Blutungen und Kopfschmerzen.

Mit diesem Buch möchte ich Ihnen die Arbeit in der Natur mit der Natur schmackhaft machen. Trauen Sie sich und lassen Sie sich auf die bunte Welt heimischer Heilkräuter ein. Es ist unglaublich spannend, was diese alles können. Wenn Sie Neuling auf dem Gebiet der Kräuterheilkunde sind und sich noch nicht mit den Pflanzen beschäftigt haben, empfehle ich Ihnen, sich ein handliches Bestimmungsbuch anzuschaffen, das Sie zurate ziehen können, wenn Sie sich nicht sicher sind, ob die Pflanze zu Ihren Füßen ein Heilkraut ist oder nicht. Auch eine entsprechende App für Ihr Smartphone kann dabei sehr nützlich sein, vor allem haben Sie es immer zur Hand. Ideal ist ein Bestimmungsbuch, das nach Farben geordnet ist, so finden Sie sich auch als Anfängerin schnell zurecht.

Viel Freude in der Natur wünscht Ihnen

Dorit Zimmermann

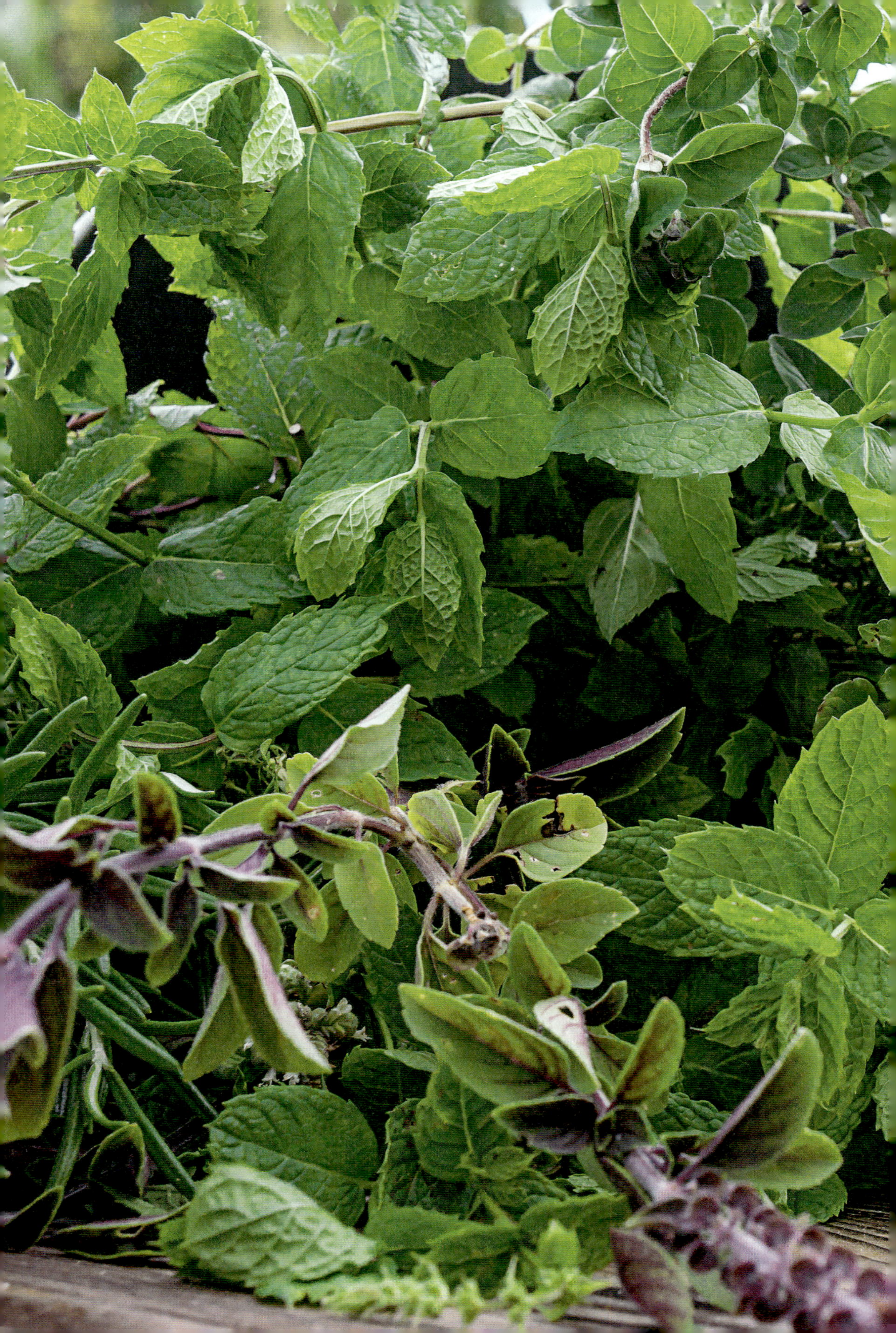

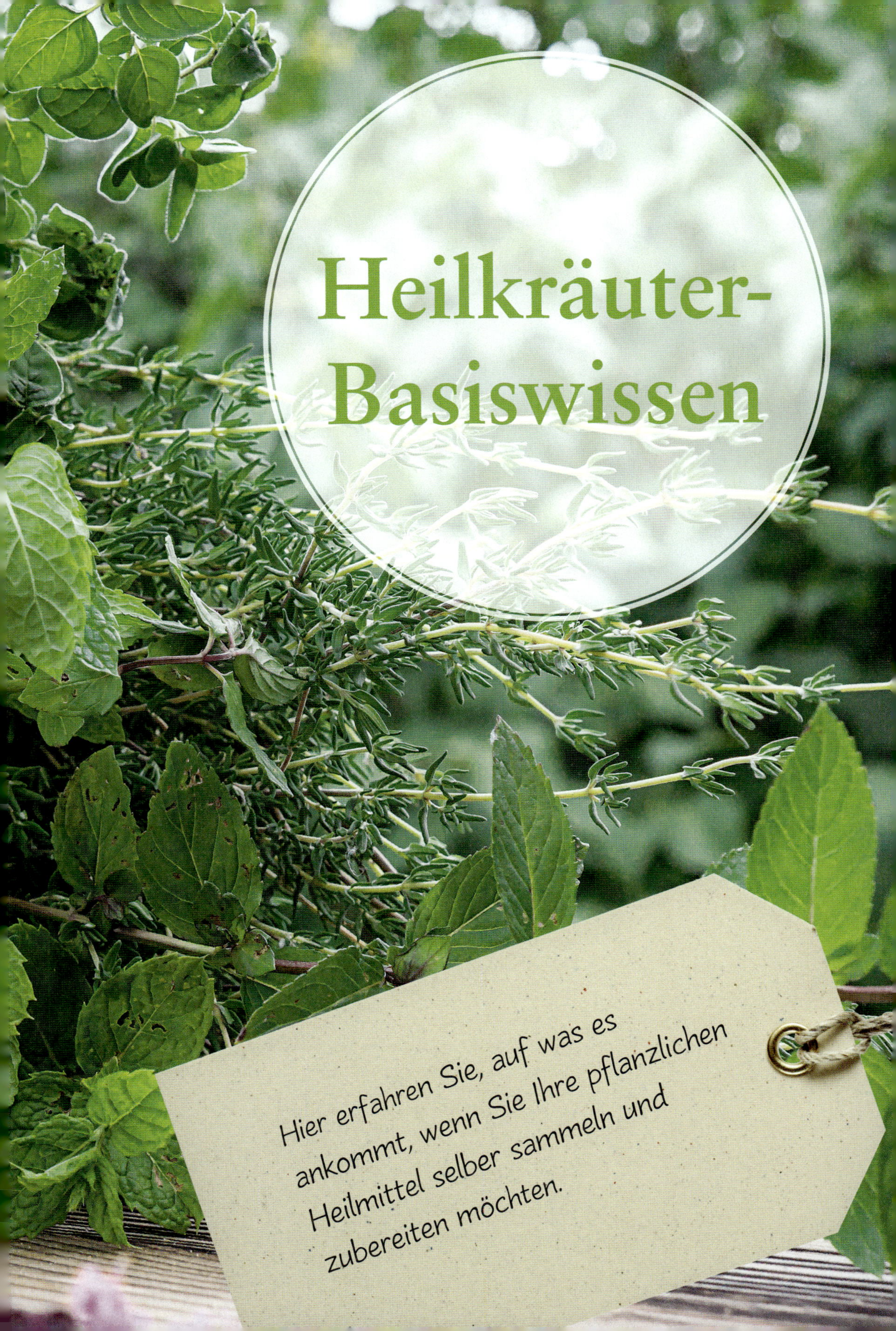

Heilkräuter-Basiswissen

Hier erfahren Sie, auf was es ankommt, wenn Sie Ihre pflanzlichen Heilmittel selber sammeln und zubereiten möchten.

Das sollten Sie beim Sammeln von Wildkräutern beachten

Mein persönlicher Tipp
Wenn ich wandern gehe oder eine Radtour unternehme, habe ich immer einen sauberen Stoffbeutel und ein kleines Messer im Gepäck, um stets erntebereit zu sein. Allerdings sollten die Kräuter nicht zu lange transportiert und möglichst zeitnah verarbeitet werden.

Pflanzen aus derselben Familie sehen sich mitunter zum Verwechseln ähnlich. Greifen Sie daher nur zu Exemplaren, die Sie zuverlässig kennen oder zweifelsfrei zuordnen können. Und ernten Sie nur dort, wo weder gespritzt noch gedüngt wird und wo keine Hunde ausgeführt werden. Auch sollten die Kräuter nicht neben einer befahrenen Straße wachsen. Am gesündesten sind Wildkräuter von naturbelassenen Wiesen oder aus dem eigenen Garten. Ich gebe zu, dass das nicht immer ganz leicht zu bewerkstelligen ist. Doch selbst im Einzugsgebiet von Großstädten werden Sie Areale finden, die sich zum Sammeln eignen, z. B. in lichten Wäldern oder im Bereich naturbelassener Flüsse und Seen.

Achten Sie bitte darauf, nicht in ausgewiesenen Naturschutzgebieten zu ernten, das ist in Deutschland verboten. Auch sollten Sie nur völlig intakte, gesund aussehende Pflanzen auswählen, die keine braunen Stellen oder Löcher aufweisen. Wichtig ist es außerdem, der Natur mit Achtung und Ehrfurcht zu begegnen, das heißt, nur so viel zu sammeln, wie Sie tatsächlich verarbeiten können oder wollen. Derjenige, der nach Ihnen an die betreffende Stelle kommt, sollte nicht merken, dass Sie dort gesammelt haben. Manche Kräuter lassen sich schlecht abpflücken. Um sie nicht mit »Stumpf und Stiel« auszureißen, empfehle ich, immer ein scharfes Taschenmesser parat zu haben – für alle Fälle. Pflanzen, die unter Naturschutz stehen wie Arnika oder Bärentraube, dürfen selbstverständlich nicht gesammelt werden. Hier müssen Sie auf Trockenware aus kontrolliertem Anbau zurückgreifen.

Für oberirdische Pflanzenteile wie Blüten oder Blätter ist der ideale Erntezeitpunkt die Phase des aufgehenden Mondes, denn dann strotzen die Pflanzen vor Vitalität. Bei den unterirdischen Bestandteilen wie Wurzeln, Rhizomen oder Knollen ist es genau umgekehrt: Diese graben Sie am besten bei abnehmendem Mond aus. Bei Vollmond sollten Sie nicht sammeln, das »verwässert« die Pflanzen. Optimal ist es, Wildkräuter unter Berücksichtigung des Mondstandes an einem Sonnentag am Vormittag zu sammeln, wenn sie nicht mehr feucht von der Nacht sind, aber auch noch nicht aufgeheizt von der Sonne. Transportieren Sie die Kräuter möglichst in einem Körbchen oder Stoffbeutel und reinigen Sie sie vor dem Verarbeiten gründlich.

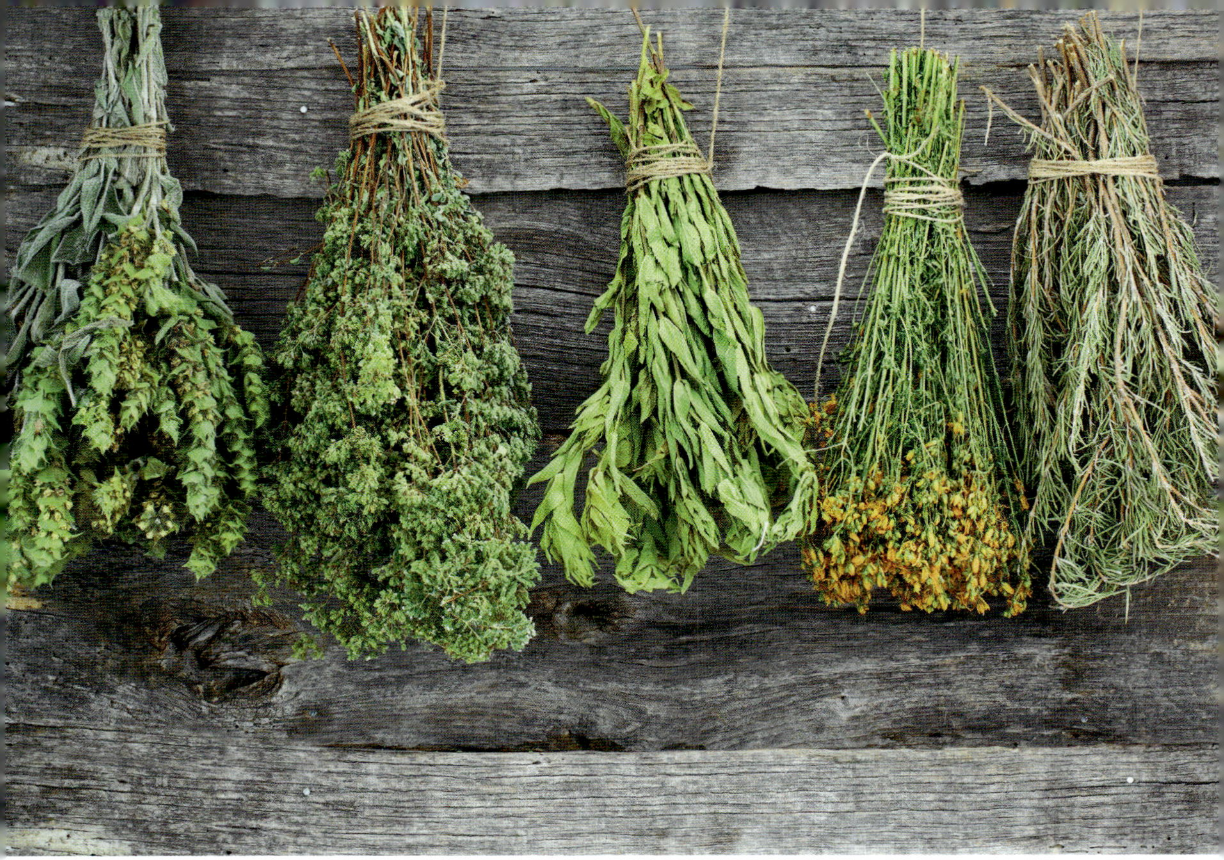

So trocknen und lagern Sie Ihre Kräuter

Wenn Sie die gesammelten Kräuter nicht frisch verarbeiten, sondern zunächst trocknen möchten, gilt es Folgendes zu beachten: Hängen Sie die gereinigten Kräuter in Büscheln kopfüber an einem luftigen Ort ohne direkte Sonneneinwirkung auf. Kleine Pflanzenbestandteile wie Blätter oder Blüten breiten Sie auf einem sauberen Tuch oder Butterbrotpapier aus und wenden diese täglich. Wurzeln und Rhizome müssen ebenfalls an einem luftigen Ort liegend getrocknet werden und sollten währenddessen mehrfach gewendet werden. Ist das Sammelgut getrocknet, können Sie die Kräuter bei Bedarf mit der Hand zerkleinern, in Braungläser oder gut schließende Dosen füllen und an einem trockenen, kühlen und lichtgeschützten Ort aufbewahren. Sorgfältig getrocknete Kräuter halten in der Regel ein Jahr, Wurzeln und Rhizome sogar mehrere Jahre.

Mein persönlicher Tipp
Solange die Kräuter angenehm duften und appetitlich aussehen, sind sie in Ordnung und können ruhigen Gewissens verwendet werden.

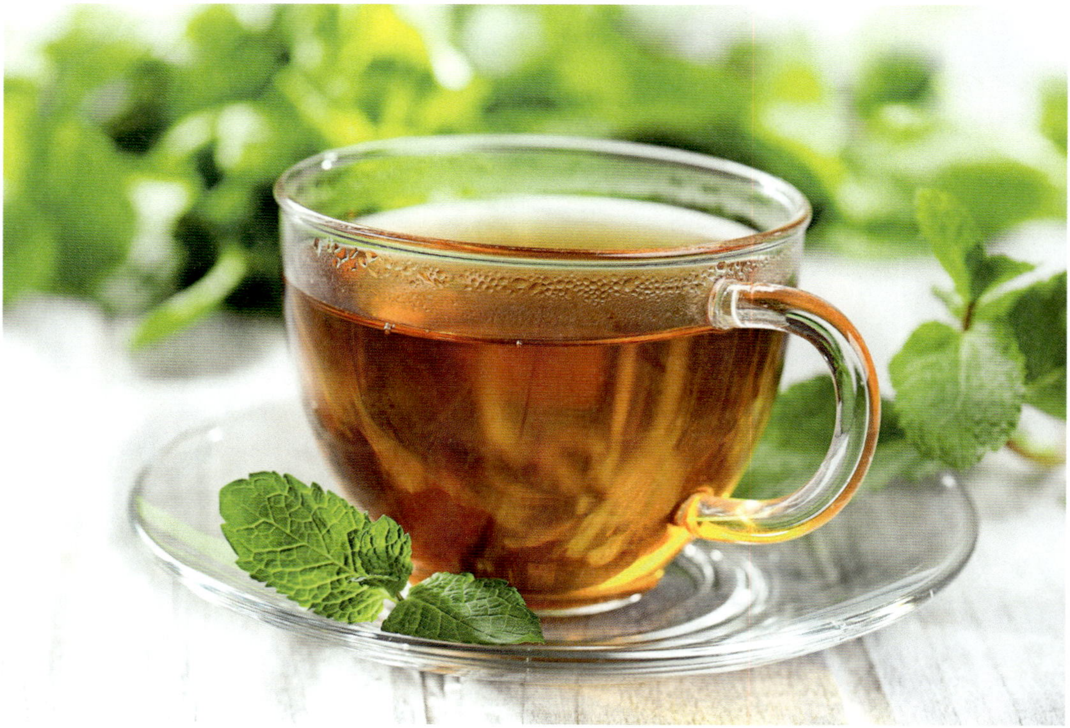

So bereiten Sie Ihren Kräutertee zu

Die gängigste Art, einen Kräutertee zuzubereiten, ist der Aufguss, auch Infus genannt. Dazu übergießen Sie die frischen oder getrockneten Pflanzenteile mit kochendem Wasser. Anschließend 5 bis 10 Minuten ziehen lassen und abseihen. Kräuter, die ätherische Öle enthalten, wie Minze, Kamille oder Melisse, sollten Sie mit Deckel ziehen lassen, sonst entweichen die ätherischen Öle mit dem Wasserdampf. Diese Art der Zubereitung eignet sich für Blätter und Blüten.

Bei einem Tee aus Rinden- oder Wurzelstücken wie Weiden- oder Eichen(rinden)tee stellen Sie eine Abkochung her, ein Dekokt. Dazu werden die Pflanzenteile in kaltem Wasser angesetzt und zum Sieden gebracht.

In der Regel rechnet man 1 bis 2 Teelöffel getrocknete Droge auf 200 ml Wasser. Wenn Sie frische Kräuter verwenden, darf es ruhig etwas mehr sein.

So stellen Sie Tinkturen und Essenzen her

Zur Herstellung einer Pflanzentinktur oder -essenz verwenden Sie idealerweise das erntefrische Kraut – dann spricht man von einer Urtinktur. Wenn nicht anders möglich, können Sie auch getrocknete Pflanzenteile verarbeiten, in diesem Fall brauchen Sie deutlich weniger Material, da die Trockenware im Alkohol aufquillt. So wird's gemacht:

- Zunächst werden die Pflanzen gründlich gereinigt und zerkleinert. Je mehr Pflanzenzellen aufgeschlossen sind, desto höher ist der Wirkstoffgehalt in der fertigen Tinktur, also die Kräuter mit dem Wiegemesser möglichst fein hacken.
- Nun werden die klein gehackten Kräuter locker in ein sauberes Schraubglas gefüllt, nicht gestopft!
- Anschließend wird das Glas bis zum Rand mit einem Alkohol-Wasser-Gemisch aufgefüllt. Zur Herstellung von Tinkturen aus zarten Blättern und Blüten ist ein Alkoholgehalt von 40 % ausreichend, bei kräftigeren Blättern sind 50 % erforderlich, bei Rinden- oder Wurzelstückchen 60 %. Dazu eignen sich geschmacksneutrale Schnäpse wie Wodka, aber auch Grappa oder Weinbrand, die entsprechend mit Wasser verdünnt werden.
- Das gut verschlossene Glas wird über einen Zeitraum von mindestens 4 bis 6 Wochen an einen kühlen, dunklen Ort gestellt und von Zeit zu Zeit geschüttelt.
- Nach dieser Zeit wird der gesamte Inhalt des Glases durch ein Küchensieb gegossen, sodass die ausgezogenen Kräuter in dem Sieb verbleiben. Die fertige Tinktur in Braunfläschchen (aus der Apotheke) abfüllen, gut verschließen und beschriften. Vergessen Sie nicht, neben dem Pflanzennamen auch das Herstellungsdatum zu vermerken.
- Die Haltbarkeit der Kräutertropfen richtet sich nach dem jeweiligen Alkoholgehalt. Je höher dieser ist, desto länger können Sie die Tropfen verwenden. Tinkturen mit einem Alkoholgehalt von 40 % halten ein bis zwei Jahre, höherprozentige entsprechend länger. Als Faustregel gilt: Solange die Tropfen gut riechen und nicht schlecht schmecken, können Sie sie bedenkenlos verwenden.

Was ist was?

Damit Sie sich im Dschungel der Begrifflichkeiten nicht verirren, möchte ich Ihnen die wesentlichen Unterschiede und Charakteristika der einzelnen Zubereitungsarten hier kurz erläutern.

Abkochung: Eine Abkochung, auch Dekokt genannt, ist ein wässriger Auszug, wobei die Pflanze über einen Zeitraum von 20 bis 30 Minuten leicht köcheln muss. Harte Pflanzenbestandteile wie Wurzel- oder Rindenstücke werden auf diese Weise verarbeitet.

Aufguss: Unter einem Aufguss oder Infus, wie der wissenschaftliche Name lautet, versteht man einen wässrigen Auszug mit kochendem Wasser, wobei die Pflanzen 5 bis 10 Minuten ziehen müssen. Ein Tee wird auf diese Weise zubereitet.

Essenz: Der Begriff Essenz bedeutet Auszug oder konzentrierte Lösung und wird in der Pflanzenheilkunde als Synonym für den Begriff Tinktur verwendet. Es handelt sich hier folglich um einen alkoholischen Kräuterauszug.

Extrakt: Hier unterscheidet man zwischen flüssigen (Fluidextrakt), zähflüssigen und Trockenextrakten. Extrakte sind konzentrierter als Tinkturen und enthalten eine größere Wirkstoffdichte. Daher besteht hier im Gegensatz zur Urtinktur die Gefahr der Überdosierung. Trockenextrakte werden zu Tabletten, Kapseln oder Dragees verarbeitet.

Kompresse: Eine Kompresse ist eine feuchte Auflage. Dazu verwenden Sie ein Stück Verbandsmull (auch Kompresse genannt) und tränken dieses mit einer bestimmten Tinktur oder Urtinktur, eventuell verdünnt mit Wasser.

Mazerat: Unter dem Begriff Mazeration (Einweichen) versteht man ein physikalisches Verfahren, bei dem die frischen oder getrockneten Pflanzen für gewisse Zeit in Wasser, Öl oder Alkohol eingeweicht und damit ausgezogen werden.

Ölextrakt: Hierbei handelt es sich um einen Pflanzenauszug, bei dem das Öl als Extraktionsmittel eingesetzt wird, um fettlösliche Wirkstoffe zu gewinnen. Johanniskrautöl (Rotöl) wird auf diese Weise hergestellt.

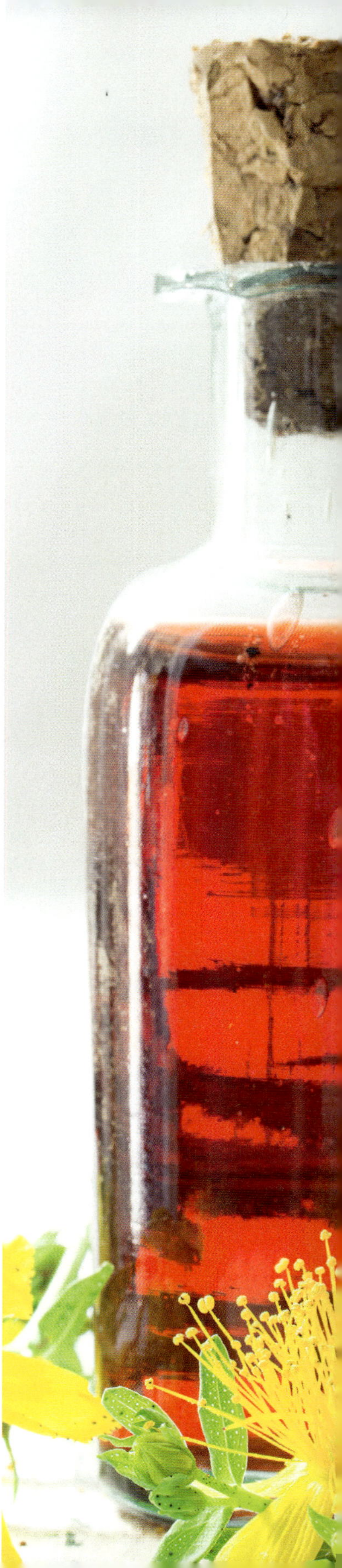

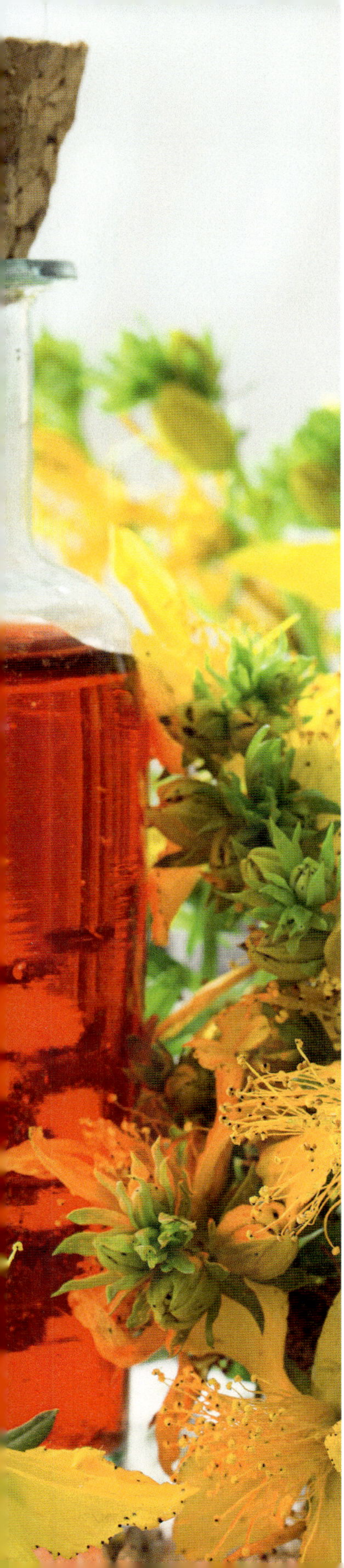

Tinktur: Eine pflanzliche Tinktur ist ein alkoholischer Auszug aus einer (Tinctura simplex) oder mehreren (Tinctura composita) getrockneten Pflanzen.

Urtinktur: Unter einer Urtinktur versteht man einen alkoholischen Auszug aus frischen Pflanzen. Urtinkturen werden mit dem Symbol Ø gekennzeichnet. Sie sind weniger konzentriert als Tinkturen, dafür aber oft wirksamer, wenn Pflanzen höchster Qualität zur Herstellung verwendet werden. Sie dienen als Ausgangsstoff homöopathischer Arzneien.

Tonikum: Hierbei handelt es sich um ein Stärkungsmittel.

Die wichtigsten Pflanzeninhaltsstoffe

Es gibt unzählige Pflanzeninhaltsstoffe, von denen viele noch gar nicht erforscht sind. Im Wesentlichen dienen sie der Pflanze zum Schutz vor Krankheit, sie stellen gewissermaßen ihr Immunsystem dar. Eine weitere Aufgabe der Pflanzeninhaltsstoffe ist es, über Farbe und Geruch Insekten zur Bestäubung anzulocken. Einige Pflanzen, zu denen die Nachtschattengewächse wie Tomate oder Tabak gehören, bilden bestimmte Inhaltsstoffe, die Fressfeinde abschrecken und sich stattdessen eine andere Pflanze suchen, die weniger »giftig« ist. Nicht nur die jeweilige Pflanze selbst, sondern auch wir Menschen profitieren von der Vielfalt und dem Zusammenspiel der einzelnen Inhaltsstoffe. Die gängigsten, in diesem Buch häufig genannten, möchte ich Ihnen an dieser Stelle kurz vorstellen, um Ihnen einen Einblick in die Wirkmechanismen der einzelnen Heilkräuter zu geben.

Ätherische Öle: Das sind flüchtige Aromastoffe, die dazu dienen, bestäubende Insekten anzulocken, Schädlinge auf Abstand zu halten oder sich wirksam gegen Krankheiten zu schützen, die durch Bakterien oder Pilze hervorgerufen werden. In der Naturheilkunde macht man sich ihre antimikrobielle, sprich keimabtötende Wirkung zunutze. Da ätherische Öle leicht flüchtig sind, müssen Tees aus entsprechenden

Kräutern wie Minze, Melisse, Fenchel oder Schafgarbe zum Ziehen mit einem Deckel versehen werden.

Alkaloide: Dabei handelt es sich um stickstoffhaltige Pflanzeninhaltsstoffe, die die Pflanzen wirksam vor Pilz-, Viren- und Bakterienbefall schützen. Dazu zählen auch die Pyrrolizidinalkaloide (siehe Anhang), die in höherer Dosierung die Leber schädigen können. Homöopathisch sind sie dagegen völlig unbedenklich. Die bekanntesten Beispiele sind die homöopathischen Mittel Belladonna oder Stramonium.

Bitterstoffe: Wie der Name bereits sagt, handelt es sich um bitter schmeckende Inhaltsstoffe, die die Fähigkeit besitzen, die Verdauungssäfte zum Fließen zu bringen. Bitterstoffhaltige Heilkräuter wie Enzian oder Angelika sind Bestandteil vieler Magenbitter, die nach einem schweren Essen empfohlen werden, um die Verdauungstätigkeit anzukurbeln. Vor der Mahlzeit wirken Bitterstoffe appetitanregend, nach dem Essen verdauungsfördernd. Naturheilkundlich werden sie vor allem bei Beschwerden im Magen-Darm-Trakt eingesetzt.

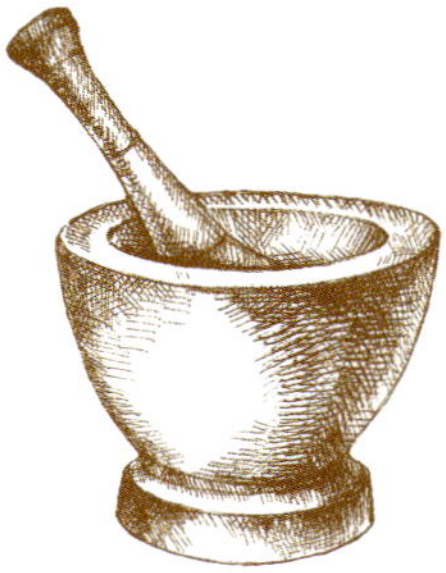

Carotinoide: Carotinoide sind fettlösliche Farbpigmente, die zu den sekundären Pflanzenstoffen gehören. Sie werden ausschließlich von Pflanzen gebildet und sind für deren gelbe bis rötliche Farbe verantwortlich. In der Phytotherapie machen wir uns ihre antioxidativen Eigenschaften zunutze. Damit wirken sie krebsfeindlich. Ein Teil der bislang bekannten Carotinoide wird im Körper zu Vitamin A verstoffwechselt.

Cumarine: In der frischen Pflanze liegen Cumarine meist als geruchsneutrale Vorstufe vor. Sie entwickeln ihren charakteristischen Duft erst während des Trocknungsvorgangs. Jeder von Ihnen kennt das Aroma frisch getrockneten Heus. Zu den cumarinhaltigen Pflanzen zählen Steinklee und Waldmeister. In höherer Dosierung können sie die Blutgerinnung hemmen. Wenn Sie unter einer Gerinnungsstörung leiden oder blutverdünnende Medikamente einnehmen, sollten Sie daher auf cumarinhaltige Heilkräuter verzichten.

Flavonoide: Dabei handelt es sich um sekundäre Pflanzeninhaltsstoffe, die vor allem in gelben oder orangen Blüten enthalten sind. Sie dienen der Pflanze als Sonnenschutz und locken bestäubende Insekten an. Das ist auch der Grund, warum diese Tierchen von gelben Sonnenschirmen oder gelben Wänden magisch angezogen werden. Naturheilkundlich werden flavonoidhaltige Kräuter vor allem aufgrund ihrer antioxidativen Wirkung eingesetzt. Sie unterstützen uns beim Kampf gegen freie Radikale und gehören daher zu den Pflanzen, die uns vor einer Krebserkrankung schützen können.

Gerbstoffe: Durch ihre zusammenziehenden und austrocknenden Eigenschaften sind Gerbstoffe dazu in der Lage, Bakterien oder Pilzen den Nährboden zu entziehen. Sie besitzen eine antimikrobielle Wirkung, sind also keimabtötend. Damit bieten sie den Pflanzen Schutz vor Krankheitserregern – ebenso wie unserer Haut und Schleimhaut. Naturheilkundlich werden Gerbstoffe bei Magen-Darm-Infekten, leichten Durchfällen, Entzündungen im Mund- und Rachenraum, Scheidenpilz sowie zur Wundheilung und als Blutstiller verwendet.

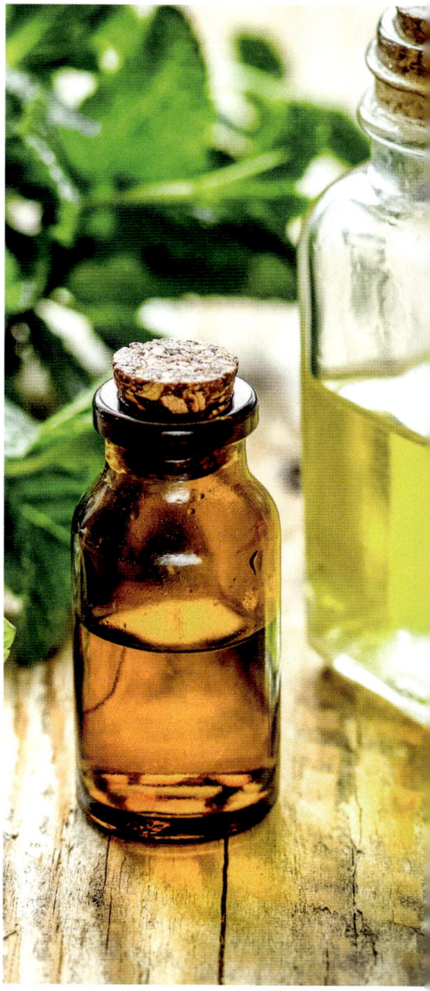

Saponine: Das Wort »Saponine« leitet sich vom lateinischen »sapo« (Seife) ab, was daher kommt, dass Saponine schäumen, wenn sie mit Wasser in Kontakt kommen. Den Pflanzen dienen sie höchstwahrscheinlich zum Schutz vor Pilzbefall. Naturheilkundlich angewandt wirken Saponine verflüssigend auf das Bronchialsekret. Sie erleichtern damit das Abhusten. Zudem wirken sie antimikrobiell.

Schleimstoffe: Bei den Schleimstoffen handelt es sich um Heteropolysaccharide, also Mehrfachzucker, die in Wasser quellen und dann eine gelartige, zähflüssige Konsistenz aufweisen. In der Naturheilkunde werden Schleimstoffe in erster Linie bei Entzündungen im Mund- und Rachenraum sowie bei trockenem Husten, aber auch bei Störungen im Verdauungs- und weiblichen Genitaltrakt eingesetzt. Indem sie einen Film auf der angegriffenen Schleimhaut bilden, schützen sie diese und fördern so die schnellere Heilung.

Nach diesem theoretischen Einstieg ins Thema möchte ich Sie nun mitnehmen in die Welt der heimischen Heilkräuter. Sie werden überrascht und fasziniert sein von der Vielfalt der Natur. Wie der berühmte Schweizer Arzt, Naturheilkundler und Philosoph Theophrastus Bombast von Hohenheim, genannt Paracelsus (1493–1541), bereits so treffend bemerkte: *»Alle Wiesen und Matten, alle Berge und Hügel sind Apotheken Gottes.«*

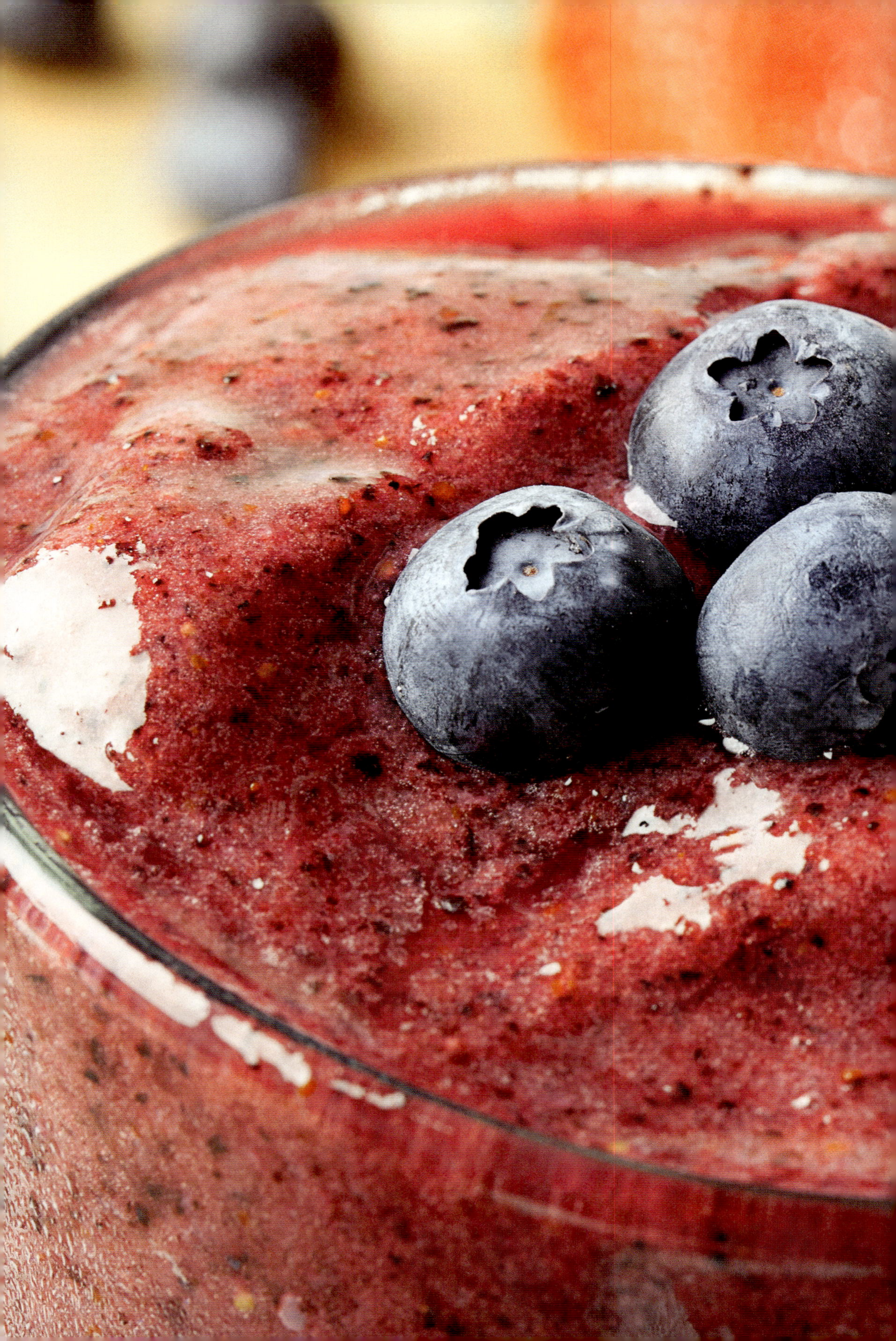

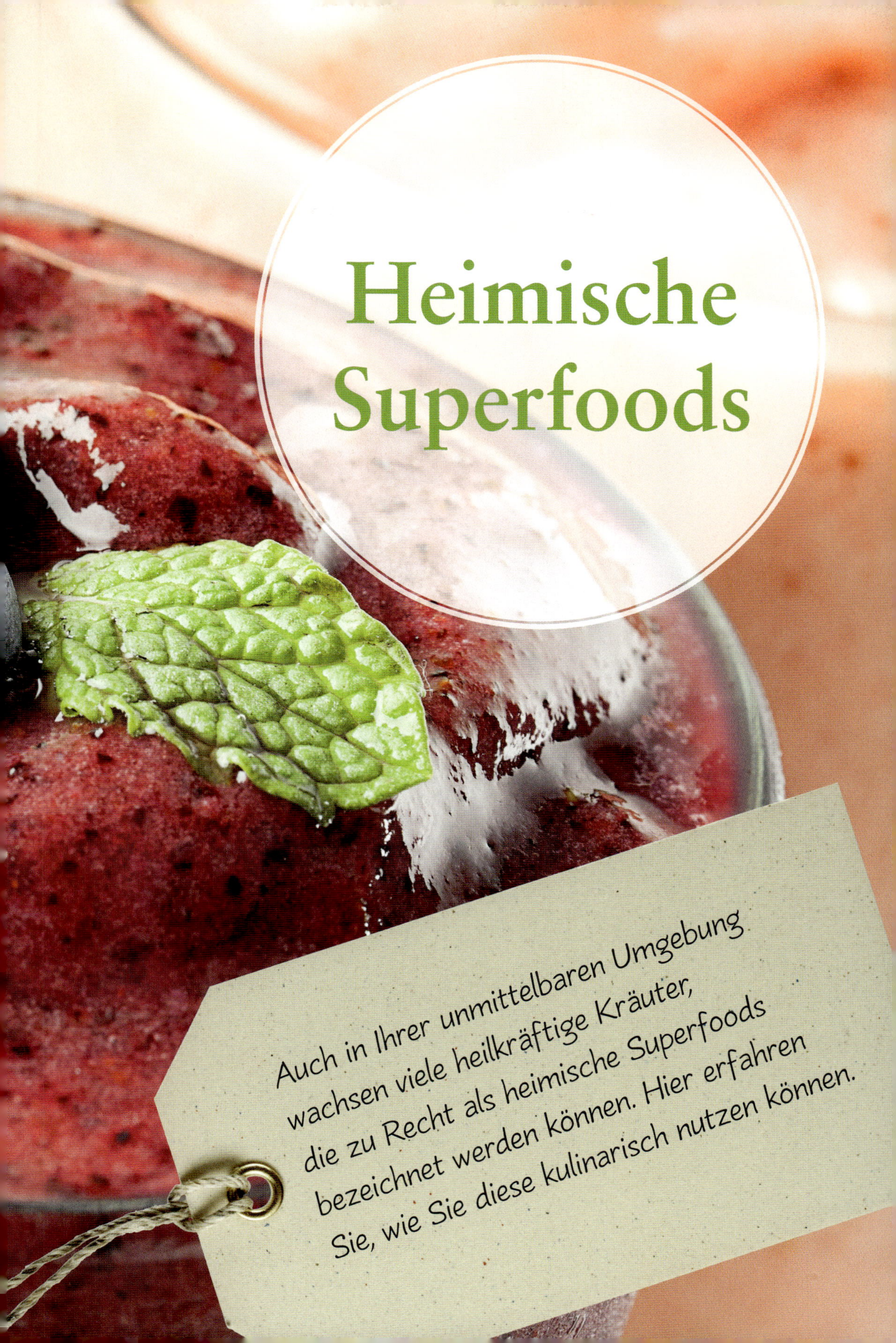

Heimische Superfoods

Auch in Ihrer unmittelbaren Umgebung wachsen viele heilkräftige Kräuter, die zu Recht als heimische Superfoods bezeichnet werden können. Hier erfahren Sie, wie Sie diese kulinarisch nutzen können.

Was sind überhaupt Superfoods?

»Der Mensch ist, was er isst.«
Paracelsus

Superfoods sind naturbelassene Lebensmittel, die einen hohen Gehalt an Vitaminen, pflanzlichen Proteinen, Mineralstoffen, Spurenelementen und sekundären Pflanzenstoffen aufweisen. Zu Letzteren zählen ätherische Öle, Flavonoide, Carotinoide, Saponine und Aminosäuren. Aufgrund ihrer außergewöhnlichen Nährstoffdichte wirken sich Superfoods besonders positiv auf Gesundheit und Wohlbefinden aus. Manche von ihnen haben zudem noch entgiftende oder entzündungshemmende Eigenschaften. Super- oder auch Powerfoods sind zurzeit in aller Munde, unwillkürlich fallen einem Exoten aus weit entfernten Regionen dieser Erde ein wie Açai-, Goji- oder Aroniabeeren sowie Chia, Quinoa und Matcha, die erst den halben Globus umrunden müssen, bevor sie auf unseren Tellern landen.

Doch auch vor unserer eigenen Haustür wachsen potente Pflanzen, die den Superexoten an Nährstoffreichtum und Heilwirkung in nichts nachstehen. Ein Beispiel ist die Versorgung mit einem der wichtigsten Vitamine, dem Vitamin C. Es ist ein wasserlösliches Vitamin, das der menschliche Körper nicht selbst herstellen kann, das also über die tägliche Nahrung aufgenommen werden muss. Ernährungsexperten empfehlen eine Tagesdosis von 100 mg, für Menschen mit hoher Stressbelastung sogar die doppelte Menge. Heimische Wildkräuter enthalten besonders viel Vitamin C und sind daher gerade für Frauen wertvoll, die im Berufsleben stehen und dazu noch Familie und Haushalt stemmen müssen.

Diese Wildkräuter führen die Top 20 der heimischen Superfoods an:

- Reichlich Vitamin C enthalten: Gänseblümchen, Vogelmiere, Löwenzahn, Sauerampfer, Knopfkraut, Scharbockskraut, Gartenmelde, Wilde Malve, Wiesenkerbel, Guter Heinrich, Giersch, Weißer Gänsefuß, Winterkresse, Brennnessel, Großer Wiesenknopf und Gänsefingerkraut.
- Besonders viel Vitamin A findet sich in: Gänseblümchen, Sauerampfer, Vogelmiere, Scharbockskraut, Weißer Taubnessel, Knopfkraut, Weg-Malve, Giersch, Wiesenkerbel, Brennnessel, Gutem Heinrich sowie Rotklee.
- Große Mengen an pflanzlichem Protein bieten: Vogelmiere, Gänseblümchen, Sauerampfer, Löwenzahn, Winterkresse, Bittere Kresse, Weiße Taubnessel, Weißer Gänsefuß, Guter Heinrich, Wilde Malve, Brennnessel, Moschus-Malve, Giersch und die Weg-Malve.

Möglichst erntefrisch genießen

Vitamine, aber auch andere wertvolle Inhaltsstoffe werden durch das Lagern und Verarbeiten relativ schnell abgebaut. Das gilt vor allem fürs Erhitzen und Garen. Ein großer Vorteil heimischer Superfoods besteht deshalb gerade darin, dass sie vor unserer Haustür wachsen. Wir brauchen sie nur zu pflücken, und schon stehen uns ihre zahlreichen Vitalstoffe uneingeschränkt zur Verfügung. Voraussetzung ist allerdings, dass wir die Möglichkeit haben, an unbelastete Ware heranzukommen – für Großstädter ohne Auto ist das nicht immer einfach. Manches lässt sich auch auf dem Balkon anbauen wie Petersilie, Kapuzinerkresse und Sauerampfer oder auf dem Wochenmarkt relativ frisch erstehen. Wer am Stadtrand oder auf dem Land lebt, ist natürlich fein heraus. Doch auch als Stadtmensch werden Sie die Gelegenheit finden, am Wochenende rauszufahren und sich die Zutaten für einen leckeren Wildkräuter-Smoothie oder die schmackhaften Bärlauchkapern selbst zu sammeln.

Allgemeiner Hinweis

Egal, ob selbst gesammelt oder gekauft: Bitte achten Sie sowohl bei den Kräutern als auch bei den ätherischen Ölen und den sonstigen in den Rezepten genannten Zutaten darauf, dass sie Bioqualität haben bzw. aus kontrolliertem Anbau stammen. Nur so können die hier vorgestellten Pflanzen zuverlässig ihre positiven Wirkungen auf Ihre Gesundheit und Ihr Wohlergehen entfalten.

In den folgenden Pflanzenporträts erfahren Sie alles Wissenswerte über die besten heimischen Superfoods.

Bärlauch

Mein persönlicher Tipp
Ein oder zwei junge Bärlauchpflänzchen in den eigenen Garten gesetzt, z. B. unter eine Buchenhecke, und Sie können bereits wenige Jahre später reichlich ernten. Wenn er sich wohlfühlt, vermehrt sich der wilde Knoblauch in Windeseile. Der Vorteil: Es besteht keine Verwechslungsgefahr mit Maiglöckchen & Co.

Wie Schnittlauch, Zwiebel, Porree und Knoblauch gehört auch der Bärlauch *(Allium ursinum)* zu den Lauchgewächsen (Allioideae). Im zeitigen Frühjahr spitzen die ersten grünen Blättchen aus dem vertrockneten Laub des Vorjahres hervor und verströmen ihren typisch knofeligen Geruch, der von den reichlich enthaltenen ätherischen Ölen herrührt. Der Bärlauch, auch Wild- oder Waldknoblauch genannt, zählt zu den ersten Wildkräutern, die im Frühjahr geerntet und verarbeitet werden können. Er liebt feuchte, schattige, humusreiche Böden und findet sich vor allem in Süddeutschland in lichten Laubwäldern und an Bachläufen. Der Waldknoblauch ist eine alte Gemüse-, Gewürz- und Heilpflanze. In erster Linie werden seine Blätter samt Stängel roh als Gewürz, in Dipsoßen, Kräuterbutter, als Pesto oder Salat gegessen. Weniger bekannt, aber ebenfalls schmackhaft und sehr gesund ist die Verwendung der frischen Knospen zur Herstellung von Bärlauchkapern.

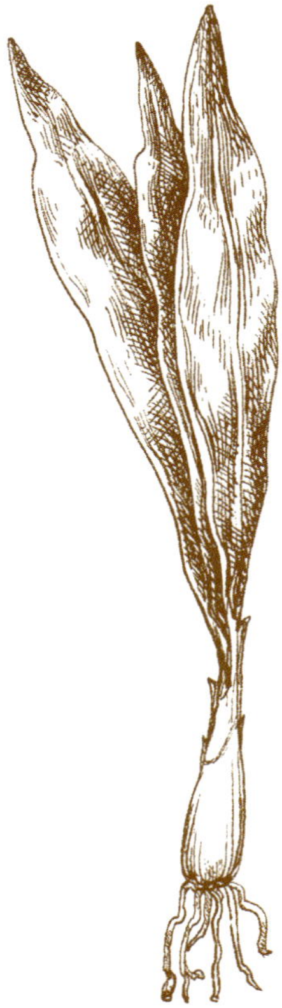

Inhaltsstoffe und ihre Wirkung

Wie sein prominenter Vetter, der Knoblauch, ist auch der Bärlauch reich an schwefelhaltigen ätherischen Ölen. Diese wirken befreiend und desinfizierend auf die Atemwege und schützen die Blutgefäße vor Ablagerungen, wodurch sie der Entstehung von Arteriosklerose vorbeugen. Zudem enthält die Pflanze scharfe Senfölglykoside, die verdauungsfördernd sind und den Stoffwechsel anregen. Gegen Frühjahrsmüdigkeit und Infektanfälligkeit hilft das reichlich enthaltende Vitamin C. Hier entpuppt sich der wilde Knoblauch als wahre Vitaminbombe: 100 g Bärlauch liefern rund 150 mg des lebenswichtigen Vitamins, damit schlägt er die Zitrone mit 53 mg pro 100 g um Längen. Überdies ist Bärlauch ein wertvoller Eisenlieferant. Mit 2,87 mg auf 100 g enthält er sogar etwas mehr von dem Spurenelement als Spinat, der als Eisenlieferant par excellence gilt. Wie die Brennnessel kann Bärlauch zur Blutbildung bei Eisenmangel, z. B. infolge starker Menstruationsblutungen eingesetzt werden. An weiteren Mineralstoffen enthält der Wildknoblauch Magnesium, Schwefel und Mangan. Dem Radikalfänger Alliin verdankt er seine antioxidative Wirkung. Aufgrund seiner antibakteriellen Eigenschaften wird der Bärlauch bei Magen-Darm-Infekten empfohlen. Im Verdauungstrakt wirkt er entblähend, reinigend und entgiftend. Um den Körper nach den langen Wintermonaten wieder auf Vordermann zu bringen, ist der Waldknoblauch unverzichtbar und sollte daher in keiner Frühjahrskur fehlen.

So lagern und verarbeiten Sie Bärlauch

Wie viele andere Wildkräuter hält sich frischer Bärlauch, eingewickelt in ein feuchtes Tuch, maximal zwei bis drei Tage im Kühlschrank. Am gesündesten und aromatischsten ist er jedoch, wenn Sie ihn erntefrisch und roh verzehren. Durch Erhitzen werden die schwefelhaltigen Stoffe verändert, wodurch der wilde Knoblauch viel von seinem charakteristischen Geschmack einbüßt. Ähnliches gilt fürs Trocknen oder Einfrieren.

Geerntet wird vor der Blüte von März bis Ende Mai.

Verwechslungsgefahr!
In der Natur kann der Bärlauch mit den Blättern von Herbstzeitlosen oder Maiglöckchen verwechselt werden, beide sind giftig. Erkennbar ist der Bärlauch an seinem charakteristischen knoblauchartigen Geruch. Um ganz sicherzugehen, können Sie ihn im eigenen Garten anbauen, oder Sie kaufen ihn erntefrisch auf dem Markt. Auch viele Naturkostläden haben ihn im Frühling im Sortiment.

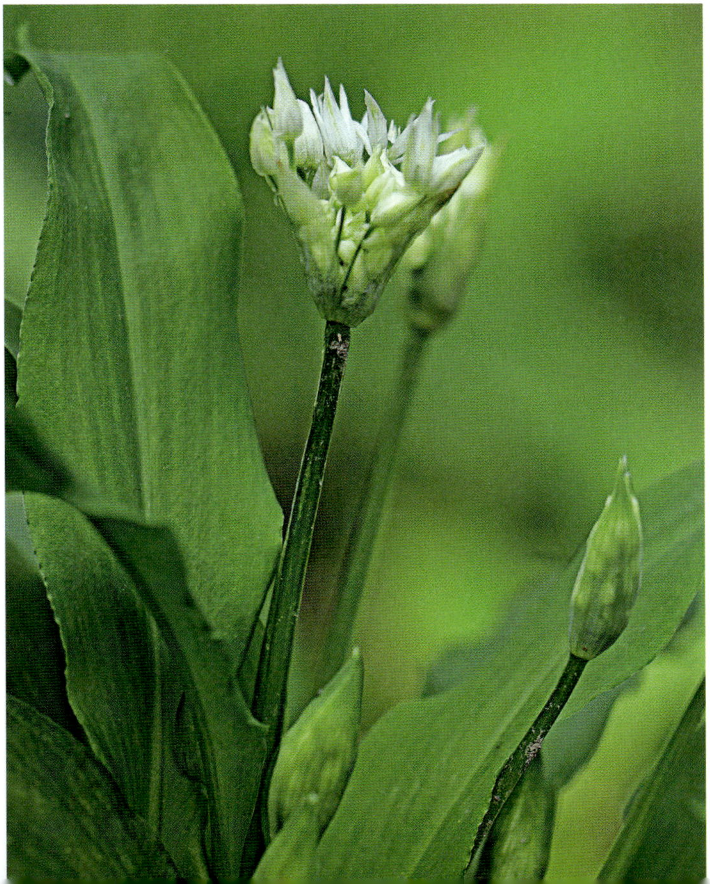

*** Rezepte ***

Bärlauchkapern

Die Bärlauchkapern machen sich besonders gut auf einem gemischten Vorspeisenteller, sie eignen sich aber auch als Beigabe zu Kräuterquark, zu Tomatensoße oder als Salatzutat.

Das brauchen Sie:

1 Handvoll Bärlauchknospen
125 ml hochwertigen Essig
1 TL Agavendicksaft
½ TL Kräutersalz
¼ milde Chilischote, entkernt

So wird's gemacht:

1 Die Bärlauchknospen waschen, trocken tupfen und in ein sauberes Schraubglas füllen.
2 Den Essig mit Agavendicksaft, Kräutersalz und in feine Streifen geschnittener Chilischote ein paar Minuten köcheln lassen und zu den Knospen ins Glas füllen, dieses sofort verschließen.
3 Das Glas an einem kühlen Ort aufbewahren, und den Inhalt etwa 2 Wochen ziehen lassen, dann sind die Kapern essfertig. Den Bärlauch-Essig können Sie wunderbar als Salatdressing verwenden.

Mein persönlicher Tipp
Sie können die Bärlauchknospen nach Belieben auch mit Gänseblümchenknospen kombinieren. Oder Sie probieren das gleiche Rezept einmal mit Schnittlauchknospen.

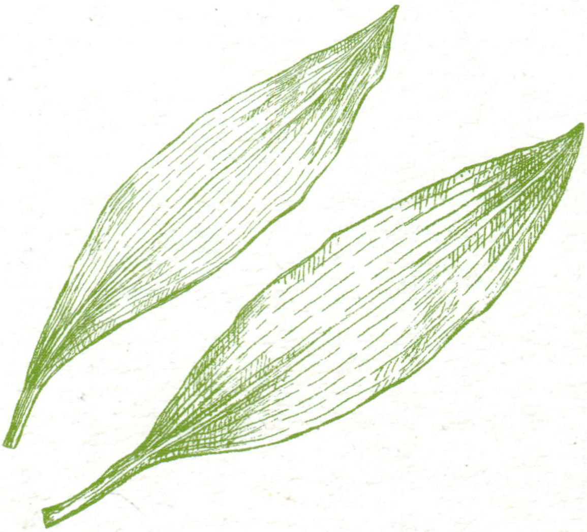

Bärlauchdip

Dieser Dip passt hervorragend zu Rohkost, Grillgemüse oder Blechkartoffeln.

Das brauchen Sie:

1 Handvoll frischen Bärlauch
125 g Magerquark
75 g Crème fraîche
Saft von ½ Zitrone
Kräutersalz, Pfeffer aus der Mühle

So wird's gemacht:

1 Den Bärlauch waschen, trocken tupfen und in feine Streifen schneiden.
2 Magerquark und Crème fraîche miteinander glatt rühren.
3 Bärlauchstreifen und Zitronensaft unter die Quarkmasse geben, mit Kräutersalz und Pfeffer abschmecken.

Bärlauchpesto

Das brauchen Sie:

2 Handvoll frischen Bärlauch
50 g Pinienkerne
50 g geriebenen Parmesan
125 ml hochwertiges Olivenöl
Kräutersalz, Pfeffer aus der Mühle

So wird's gemacht:

1 Den Bärlauch waschen, trocken tupfen und in feine Streifen schneiden.
2 Die Pinienkerne mit dem Mixer oder der Küchenmaschine zerkleinern.
3 Anschließend alle Zutaten in einer Schüssel vermischen, mit Kräutersalz und Pfeffer abschmecken.
4 In saubere Gläser abfüllen und an einem kühlen, dunklen Ort aufbewahren.
5 Wenn Sie das Pesto mit einer Schicht Olivenöl bedecken, ist es mehrere Monate im Kühlschrank haltbar.

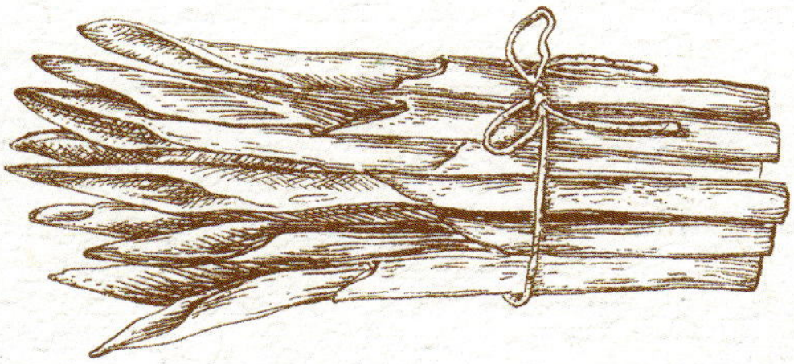

Brennnessel

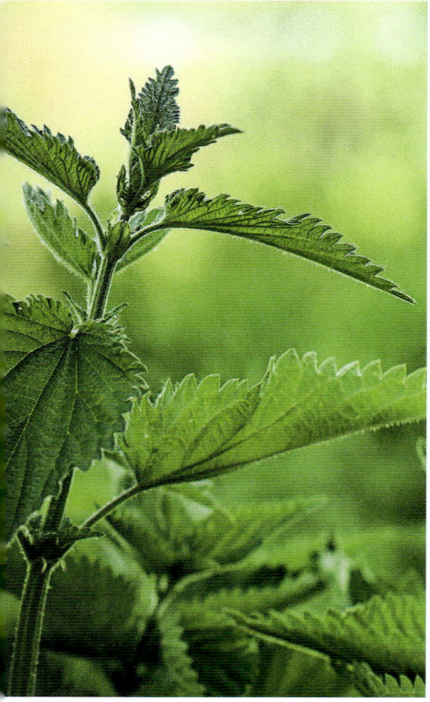

Die Brennnessel aus der Familie der Brennnesselgewächse (Urticaceae) ist eine alte Heilpflanze, die bereits in der Antike geschätzt und gepriesen wurde. Botanisch werden zwei Arten unterschieden: die große Brennnessel *(Urtica dioica)* und die kleine *(Urtica urens)*. Letztere verfügt über deutlich mehr Feuer. Der Name »Urtica« leitet sich vom lateinischen Verb »urere« (brennen) ab. »Dioica« bedeutet zweihäusig, »urens« einhäusig, das heißt, bei der großen Brennnessel sind an der Pflanze entweder nur weibliche oder nur männliche Blüten zu finden, bei der kleinen sind stets beide vorhanden. Die Brennnessel gedeiht überall dort, wo der Boden feucht und nährstoffreich ist. Sie zählt zu den ersten Pflanzen, die im Frühling zu sprießen beginnen. In den meisten nördlichen Ländern ist sie weitverbreitet und gilt wegen ihrer Wucherleidenschaft und den zahlreichen Brennhaaren als wenig beliebtes und massiv bekämpftes Unkraut – sehr zum Leidwesen vieler Schmetterlingsarten, die sich an ihnen laben. Bereits unsere Vorfahren kannten die heilende und vitalisierende Wirkung der Brennnesselsamen. Sie galten als aphrodisierend und wurden Frauen im Wochenbett als Kräftigungsmittel verabreicht.

Inhaltsstoffe und ihre Wirkung

Die Brennnessel enthält zahlreiche wertvolle Inhaltsstoffe wie die Vitamin A, E und C, Eisen, Magnesium, Kieselsäure (Silicium), Natrium, Phosphor, Kalium, Calcium, Gerb- und Schleimstoffe, Hormone sowie hochwertige pflanzliche Proteine. Der Vitamin-C-Gehalt liegt mit 333 mg auf 100 g Pflanze weit über dem empfohlenen Tagesbedarf von 100 mg. Auch ihr Eisenanteil kann sich sehen lassen: Mit 4,12 mg pro 100 g Pflanze gehört die Brennnessel neben der Petersilie und dem Sauerampfer zu den Top 10 der pflanzlichen Eisenlieferanten. Während und nach der Periode hilft die kurmäßige Anwendung von Brennnesseltee oder -samen vor allem Frauen mit starken Menses, ihre Eisenspeicher wieder aufzufüllen. Das pflanzliche Eisen aus der Brennnessel zeichnet sich überdies durch eine besonders günstige Bioverfügbarkeit aus, das heißt, es wird vom Organismus gut aufgenommen und verwertet. Im Rahmen einer Frühjahrskur bietet sich die Brennnessel aufgrund ihrer entwässernden Wirkung zur Entgiftung und Entschlackung an. Brennnesselsamen enthalten vitalisierende Pflanzenhormone. Frisch gesammelt und getrocknet, machen sie müde Geister wieder munter. Doch damit nicht genug: Das Superkraut unterstützt die Vermehrung körpereigener Abwehrzellen, fördert die Antikörperbildung und spornt Fresszellen zu vermehrter Aktivität an. In Zeiten erhöhter Ansteckungsgefahr dient eine Kur aus Brennnesseltee oder -samen dazu, das Immunsystem auf Trab zu bringen. Indem sie den Östrogenspiegel erhöhen, wirken Brennnesselsamen mild ausgleichend auf den Hormonspiegel.

Darauf sollten Sie achten
Brennnesseln enthalten Histamin, das bei besonders empfindlichen Menschen zu allergischen Reaktionen oder Magenreizungen führen kann.

So lagern und verarbeiten Sie Brennnesseln

Mit ihren Brennhaaren verfügen vor allem ältere Pflanzen zumindest im rohen Zustand über eine äußerst effektive Abwehr. Als junges Pflänzchen können Sie die Brennnessel jedoch gefahrlos auch roh verarbeiten. Im Zweifelsfall mit Handschuhen pflücken und die Blätter mit dem Wiegemesser zerkleinern. Beim Blanchieren oder Garen verflüchtigt sich das Nesselgift, ebenso im Smoothie oder Salat – der Kontakt mit Mixer oder Dressing reicht dafür schon aus. Auch das mehrfache Überrollen der gewaschenen, in ein Küchentuch eingeschlagenen Blättchen mit dem Nudelholz macht die Brennhaare unschädlich.

Geerntet werden entweder die jungen Pflanzen oder die zarten neuen Triebe. Je größer die Blätter, desto faseriger sind sie. Damit die wertvollen Inhaltsstoffe erhalten bleiben, dürfen Brennnesselblätter nicht gekocht werden. Auch sollten Sie sie möglichst erntefrisch verarbeiten und verzehren.

Während Brennnesselblätter ab dem zeitigen Frühjahr gepflückt werden können, sind die Samen frühestens im Juli erntereif. Erst wenn sie ihre gelbe Färbung angenommen haben, weisen sie den optimalen Wirkstoffgehalt auf und können mit der Hand abgestreift werden. Anschließend waschen und zum Trocknen auf einem saubereren Tuch ausbreiten. Aufbewahren sollten Sie die getrockneten Samen in einem Schraubglas und möglichst lichtgeschützt.

Mein persönlicher Tipp
Brennnesselsamen sind klein, aber oho! Sie sind in Bioqualität pur oder in Form von Tee, Pulver oder Öl im gut sortierten Fachhandel (Reformhaus, Naturkostladen, Apotheke) erhältlich. Getrocknete Brennnesselsamen schmecken auch im Frühstücksmüsli, in Suppen, Smoothies, Quarkspeisen, Dips und Salatdressings oder einfach pur aufs Butterbrot gestreut.

*** Rezepte ***

Brennnessel-Smoothie

Das brauchen Sie für 2 Gläser:
1 Handvoll Brennnesselblätter
1 säuerlichen Apfel
Saft von 1 Zitrone
1 Handvoll Beeren nach Wahl (z. B. Erdbeeren, Himbeeren, Heidelbeeren)
1 Banane
getrocknete Brennnesselsamen

So wird's gemacht:

1 Die Brennnesselblätter waschen und mit 150 ml Wasser in der Küchenmaschine oder im Mixer pürieren.
2 Anschließend das Brennnessel-Wasser-Gemisch durch ein Sieb gießen und den Brennnesselsaft auffangen (siehe auch Tipp).
3 Den Apfel entkernen und achteln.
4 Brennnessel- und Zitronensaft mit den Apfelvierteln, den gewaschenen Beeren und der Banane in den Mixer geben und alles zusammen kurz pürieren.
5 Auf 2 Gläser aufteilen und mit den Brennnesselsamen bestreuen.
6 Bei Bedarf können Sie die Smoothies mit Wasser verdünnen.

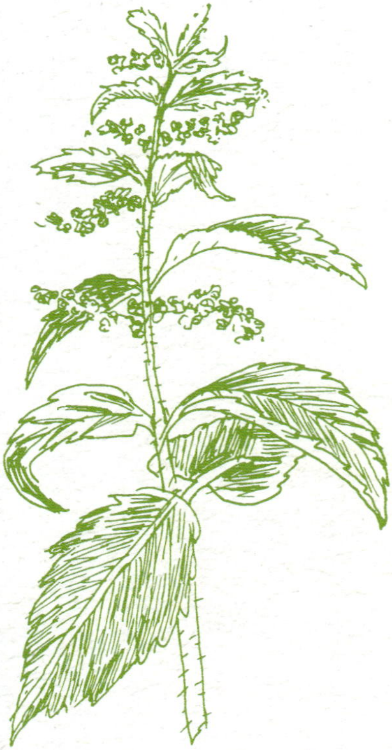

Mein persönlicher Tipp
Der Pflanzenbrei, der nach dem Abseihen des Brennnesselsafts übrig bleibt, ist ein hochwertiger Dünger und kann im Garten oder auf dem Balkon in die Pflanzerde eingearbeitet werden. So haben Ihre Pflanzen auch etwas davon!

Brennnesselspinat

Das brauchen Sie für 4 Personen:

ca. 500 g frische Brennnesselblätter (siehe Zubereitung)
1 kleine Zwiebel
etwas hochwertiges Olivenöl
125 ml Gemüsebrühe
Kräutersalz, Pfeffer aus der Mühle, Muskat

So wird's gemacht:

1 Die Brennnesselblätter waschen und trocken tupfen.
2 Die Zwiebel abziehen, klein schneiden und in Olivenöl andünsten, bis sie glasig ist.
3 Die Brennnesselblätter dazugeben, mit der Gemüsebrühe aufgießen und im geschlossenen Topf kurz köcheln lassen, bis die Blätter zusammengefallen sind.
4 Mit Kräutersalz, Pfeffer und Muskat abschmecken.
5 Als Beilage zu Fleisch, Fisch, Spiegeleiern oder in Form von Spinatlasagne oder Risotto servieren.

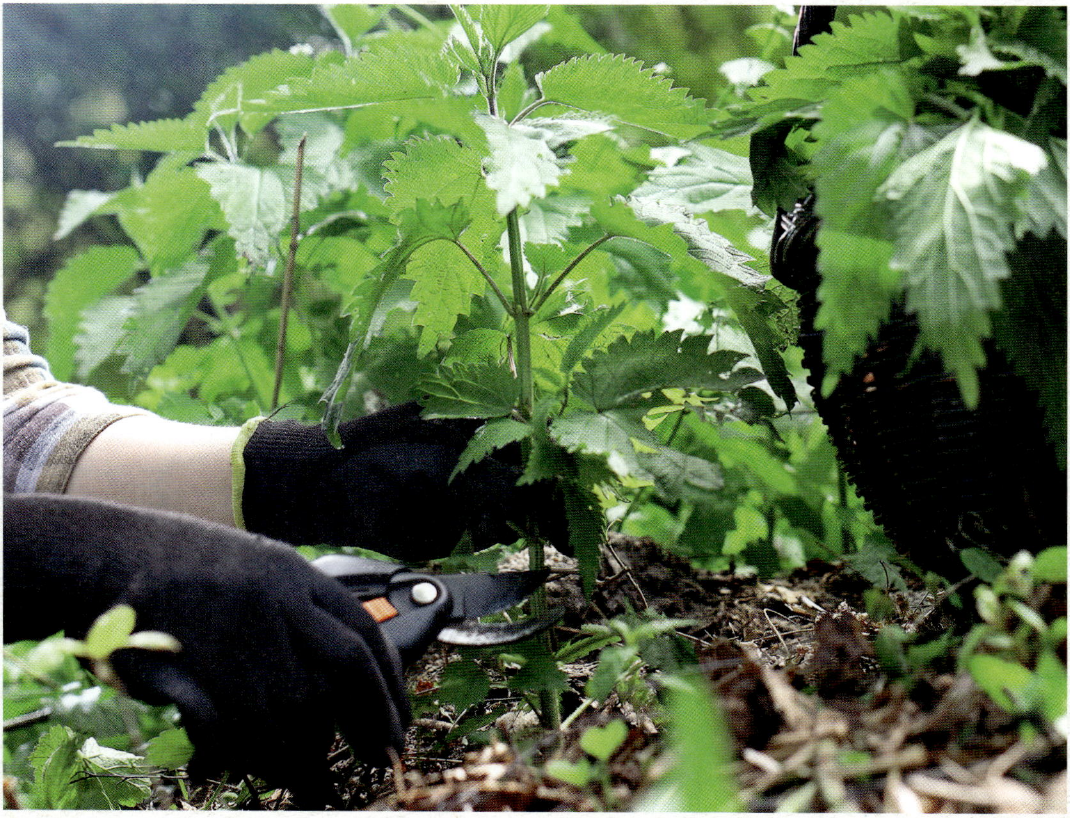

Gänsefingerkraut

Verwechslungsgefahr!
Das Gänsefingerkraut kann leicht mit nahen Verwandten verwechselt werden, vor allem mit dem Kriechenden Fingerkraut *(Potentilla reptans)*, auch Fünffingerkraut genannt, und dem Frühlingsfingerkraut *(Potentilla verna)*. Ein klares Unterscheidungskriterium sind die Blätter: Das Gänsefingerkraut ist an den langen, gegenständigen Blättern mit der silberweiß behaarten Unterseite eindeutig zu identifizieren. Verwandte Arten haben grüne Blätter, die wie Finger angeordnet sind.

Das Gänsefingerkraut *(Potentilla anserina)* aus der Familie der Rosengewächse (Rosaceae) wird wegen seiner krampflösenden Eigenschaften auch Krampfkraut genannt. Der Volksmund kennt noch weitere Namen wie Silberkraut, der auf die silberweiße Behaarung an der Blattunterseite Bezug nimmt. Wie bei vielen Rosengewächsen sind auch bei der Potentilla die Blättchen fein gesägt. Die lieblichen gelben Blüten erscheinen von Mai bis August. Charakteristisch sind die bewurzelten Ausläufer, die bis zu einem halben Meter lang werden können. Das Gänsefingerkraut, das vor allem Gänse gerne fressen, ist weitverbreitet, bevorzugt aber feuchte, tonige Böden und gedeiht daher besonders üppig in Gräben, auf feuchten Wiesen, mitunter aber auch an Wegrändern oder auf Ödland. Gesammelt werden Blätter und Blüten, idealerweise bei zunehmendem Mond. Das Kraut enthält reichlich Gerbstoffe sowie Bitterstoffe, Flavonoide und einen noch nicht näher untersuchten spasmolytischen, also krampflösenden Inhaltsstoff. Aufgrund der zusammenziehenden, entkrampfenden Wirkung auf die glatte Muskulatur z. B. von Magen oder Darm wird das Gänsefingerkraut in der Naturheilkunde vor allem bei Magen-Darm-Beschwerden mit Koliken und Durchfall eingesetzt. Sein hoher Gerbstoffgehalt macht es außerdem zu einem wertvollen Heilmittel bei leichten Entzündungen im Mund- und Rachenraum, hier können Sie es für Mundspülungen oder zum Gurgeln verwenden. Bereits Sebastian Kneipp und der Mediziner Gerhard Madaus schätzten und rühmten die krampflösende Wirkung des Krautes. Der biblische König Salomon soll es bei inneren Blutungen eingesetzt haben.

Inhaltsstoffe und ihre Wirkung

Das Gänsefingerkraut ist besonders reich an Vitamin C: Mit rund 400 mg auf 100 g frischen Krauts nimmt es einen Spitzenplatz unter den heimischen Wildkräutern ein. Zudem begünstigt es die Aufnahme von Mineralstoffen aus der Nahrung. Als Vegetarier und Veganer können Sie Ihren Calciumbedarf decken, indem Sie calciumreiche Pflanzen wie grünes Blattgemüse mit den Blättern und Blüten der Potentilla kombinieren. Wer seinen Mischsalat zusätzlich mit jungen Löwenzahnblättchen, Brennnesselsamen und -blättchen bestückt, der ist auf der sicheren Seite, was die Calciumversorgung angeht. Das Gänsefingerkraut sollte daher auch bei Veranlagung zu Osteoporose regelmäßig mit calciumreichen Speisen verzehrt werden. Die in den Blättern der Potentilla enthaltenen Flavonoide wirken gegen Bakterien, Viren und Pilze, schützen das Herz-Kreislauf-System und üben aufgrund ihrer antioxidativen, entzündungshemmenden Eigenschaften einen rundum positiven Einfluss auf den gesamten Organismus aus.

So lagern und verarbeiten Sie Gänsefingerkraut

Wegen des hohen Vitamin-C-Gehalts bietet es sich an, die gewaschenen Blätter und Blüten erntefrisch und roh in Form von Salaten, aufs Butterbrot, in Kräuterquark oder als Smoothie zu genießen. Sie sind leicht säuerlich, haben aber sonst keinen herausragenden Eigengeschmack, lassen sich also wunderbar mit anderen Speisen kombinieren, z. B. indem man sie über das fertige Gemüse streut. Die hübschen gelben Blüten schmücken jeden Salat. Sogar die süßlich bis nussig schmeckenden Wurzeln können Sie in der Küche verwenden: Rohe Wurzeln sind besonders lecker, wenn man sie über den Salat oder in eine Suppe raspelt. Gekocht eignen sie sich als Beigabe zu Wurzelgemüse, Eintöpfen und Gemüsesuppen. Wie Kartoffeln enthalten sie viel Stärke, weshalb sie früher getrocknet und gemahlen als Mehlersatz verwendet wurden.

Blätter und Blüten werden während der Blütezeit (Juni bis August) bei zunehmendem Mond gesammelt, die Wurzeln im Herbst und Winter bei abnehmendem Mond.

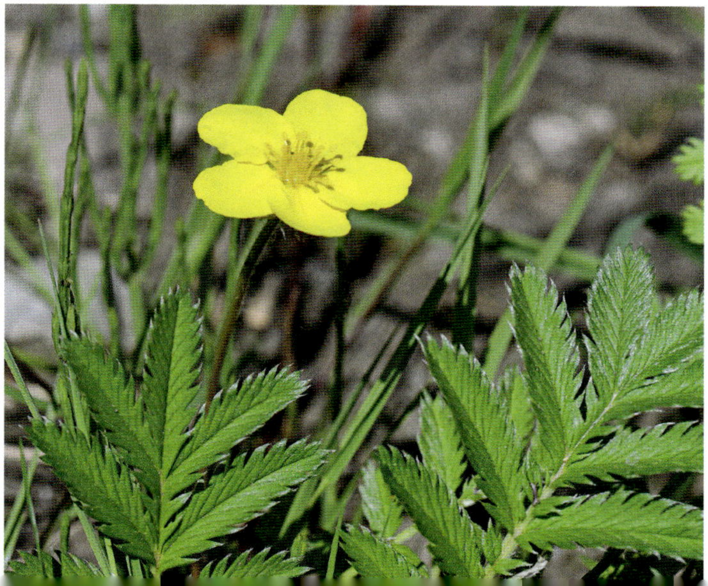

Darauf sollten Sie achten
Wegen des hohen Gerbstoffgehalts im Gänsefingerkraut können Menschen mit empfindlicher Magenschleimhaut Probleme bekommen. Auch wenn Sie zu Verstopfung neigen, sollten Sie davon nicht zu viel auf einmal zu sich nehmen.

Eine Bitte an Sie
Selbst wenn *Potentilla anserina* in großen Mengen in der Natur vorkommt, möchte ich Sie herzlich bitten, beim Ausgraben der Wurzeln schonend und nachhaltig vorzugehen.

*** Rezept ***

Detox-Smoothie

Das brauchen Sie
für 2 Gläser:

1 Handvoll junge Brennnesselblätter
½ Handvoll Gänsefingerkrautblätter
einige Blättchen frische Minze
1 Scheibe frischen Ingwer
Saft von ½ Zitrone
250 ml naturtrüben Apfelsaft ohne Zucker

So wird's gemacht:

1 Die Brennnesselblätter waschen und mit 150 ml Wasser in der Küchenmaschine oder im Mixer pürieren.
2 Anschließend das Brennnessel-Wasser-Gemisch durch ein Sieb gießen und den Saft auffangen.
3 Den Brennnesselsaft zusammen mit den in feine Streifen geschnittenen Gänsefingerkraut- und Minzblättchen, klein gehacktem Ingwer, Zitronen- und Apfelsaft nochmals in den Mixer geben und kurz pürieren.

Mein persönlicher Tipp
Selbstverständlich können Sie auch die pürierten Brennnesselblätter für Ihren Smoothie verwenden. Mich persönlich kratzen die rohen Blätter im Hals, weshalb ich nur den Saft verwende und den Pflanzenbrei zum Düngen im Garten nutze. Probieren Sie aus, was für Sie stimmiger und bekömmlicher ist.

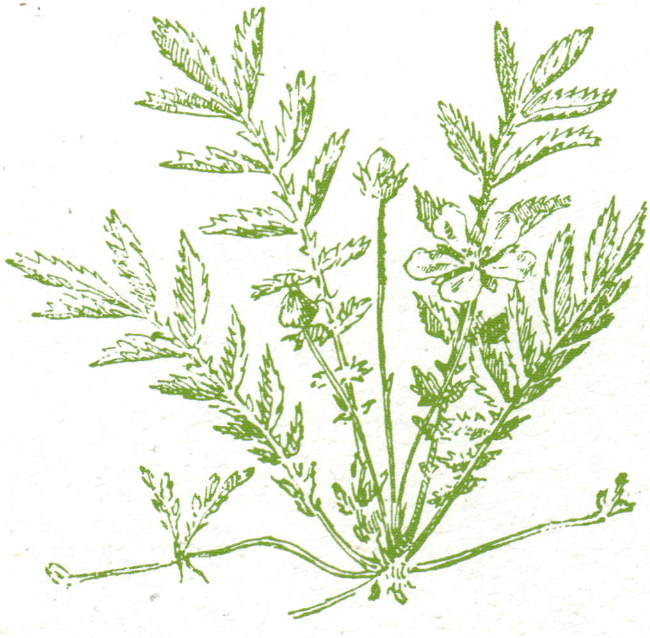

Giersch

Der Gewöhnliche Giersch *(Aegopodium podagraria)*, auch Dreiblatt genannt, aus der Familie der Doldenblütler (Apiaceae) genießt vor allem bei Gartenbesitzern keinen allzu guten Ruf. Obwohl er in der Volksmedizin seit Jahrhunderten zur Schmerzlinderung bei Rheuma und Gicht eingesetzt wird, halten ihn viele Gärtner für ein äußerst lästiges Unkraut, dessen sie kaum Herr werden können, da es sich mittels unterirdischer Triebe nahezu ungehemmt ausbreitet. Kaum jemand weiß, dass der Giersch ein wohlschmeckendes, nährstoffreiches Wildkraut ist. Er ist in fast ganz Europa beheimatet und liebt stickstoffreiche Böden. Gehäuft tritt er in alten Gärten, im feuchten Schatten von Gebüschen und in lichten Laubwäldern auf. Wo er sich einmal angesiedelt hat, da »wächst kein Kraut mehr« außer ihm selbst, seine Vitalität und Widerstandskraft sorgen dafür, dass der Giersch nie vereinzelt, sondern stets in Form eines üppigen grünen Teppichs vorkommt. Typische Kennzeichen sind der dreikantige Querschnitt seiner Blattstiele, die länglichen, leicht gezackten Blätter und die weißen Blütendolden, die an Holunder erinnern. Wer eine feine Nase hat, erkennt den Geißfuß, wie der Giersch aufgrund seiner Blattform auch genannt wird, an seinem würzigen petersilienartigen Geruch.

Im Mittelalter hatte der Giersch noch einen besseren Ruf, er wurde sogar als Heilpflanze angebaut. Volkstümliche Ausdrücke wie Podagra- oder Zipperleinskraut weisen darauf hin, dass der Giersch einst als wirksames Mittel gegen die Gicht (Podagra) galt. Er soll auch bei Arthritis hilfreich sein, krampflösend, entgiftend, entsäuernd, entzündungshemmend

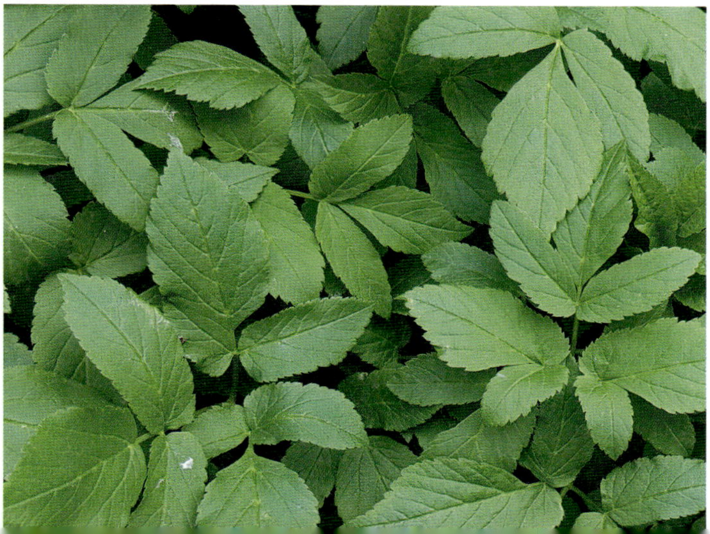

und blutreinigend wirken. Da keine eindeutigen wissenschaftlichen Belege für die genannten Anwendungsgebiete gefunden werden konnten, wird das Dreiblatt in neueren Arzneibüchern nicht mehr erwähnt. Es darf aber mit Fug und Recht als heimisches Superfood bezeichnet werden.

Verwechslungsgefahr
Beim Sammeln besteht die Gefahr, den Giersch mit dem Gefleckten Schierling oder dem Breitblättrigen Merk zu verwechseln, die aus der gleichen Pflanzenfamilie stammen. Beide sind ungenießbar bzw. giftig. Der Giersch lässt sich gut an seinem dreikantigen Blattstiel erkennen, wobei eine Kante abgerundet und die gegenüberliegende Seite nach innen gewölbt ist, sowie an seinem petersilienartigen Aroma, das entsteht, wenn man die Blätter zwischen den Fingern zerreibt.

Inhaltsstoffe und ihre Wirkung

Giersch enthält wertvolle Mineralstoffe und Spurenelemente wie Eisen, Mangan, Kalium, Magnesium, Calcium, Zink und Kieselsäure sowie Vitamin C, Carotin und pflanzliche Proteine. Da er über viele Monate als Nahrungsmittel zur Verfügung steht und nur geringe Ansprüche an Boden, Wasser und Lichtversorgung stellt, versorgte der Giersch während der beiden Weltkriege zahlreiche Menschen mit Vitamin C. Bezüglich dieses lebenswichtigen Vitamins ist er eine wahre Powerdroge. Mit 201 mg pro 100 g enthält das lästige Unkraut viermal so viel Vitamin C wie Zitronen (53 mg) und doppelt so viel wie Grünkohl (120 mg). Seine Blätter bergen zweimal so viel Provitamin A wie rote Paprikaschoten. Sein Proteingehalt ist deshalb so wertvoll, weil er im Gegensatz zu tierischen Eiweißen nicht übersäuert und damit den Säure-Basen-Haushalt günstig beeinflusst. Mit seiner Nährstoffdichte schlägt der Giersch einen Großteil unserer Kulturpflanzen um Längen. Zudem wirkt er entwässernd und verdauungsfördernd.

So lagern und verarbeiten Sie Giersch

Giersch kann als Salat, Gemüse oder Smoothie zubereitet werden. Als Salat eignen sich vor allem die jungen, kaum entfalteten Blätter. Geerntet wird idealerweise im April und Mai vor der Blüte. Die frischen Blätter können in Aufstriche oder Suppen gegeben werden. Nach der Blüte wird der Geschmack kräftiger. Zudem kann eine leicht abführende Wirkung eintreten, was durch Entfernen der Blüten zum Teil verhindert wird. Ältere Blätter eignen sich als Tee oder zum Kochen bzw. Dünsten. Die bitteren Stiele sind zäh und sollten daher entfernt werden. Die getrockneten Blätter können Sie als harntreibenden Tee trinken, beispielsweise bei wiederkehrenden Blasenentzündungen oder im Zuge einer jährlichen Frühjahrskur.

* * * Rezepte * * *

Blütensalat mit frischen Wildkräutern

Dieser Salat ist schmackhaft und hilft gegen rheumatische Beschwerden. Er wirkt leicht harntreibend und entsäuernd, löst Krämpfe und hemmt Entzündungen.

Das brauchen Sie für 4 Personen:

je 1 Handvoll frischen Giersch, junge Brennnessel- und Löwenzahnblätter sowie Feldsalat nach Bedarf
Gänseblümchen nach Belieben
1 EL Bärlauchkapern
½ Salatgurke
Himbeeressig, Olivenöl
1 TL Agavendicksaft
Kräutersalz, Pfeffer aus der Mühle
1 EL Bärlauchkapern
getrocknete Brennnesselsamen

So wird's gemacht:

1. Blätter und Gänseblümchen gut waschen und trocken tupfen.
2. Die Salatgurke waschen und in dünne Scheiben schneiden.
3. Ein Dressing aus je 3 Esslöffeln Essig und Öl, dem Agavendicksaft, Kräutersalz und Pfeffer herstellen.
4. Alle Salatzutaten in eine große Schüssel geben und erst kurz vor dem Servieren mit dem Dressing mischen.
5. Nach Belieben mit den getrockneten Brennnesselsamen bestreuen.

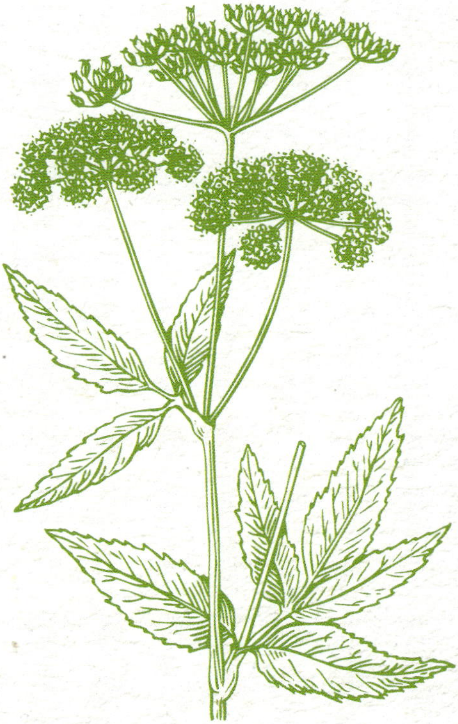

Wildkräuterpesto

Das Wildkräuterpesto passt hervorragend zu Spaghetti oder auch zu einem knusprigen italienischen Weißbrot.

Das brauchen Sie für 4 Personen:

1 Handvoll Giersch
1 Handvoll gemischte Wildkräuter (junge Brennnessel, junger Löwenzahn, Knoblauchsrauke, Gundermann)
50 g Walnüsse
1 Knoblauchzehe
50 g geriebenen Parmesan
100 ml hochwertiges Olivenöl
¼ milde Chilischote, entkernt
Kräutersalz

So wird's gemacht:

1 Die Kräuter waschen, trocken tupfen und in feine Streifen schneiden.
2 Die Walnüsse knacken, von der Schale befreien, zusammen mit Knoblauchzehe, Parmesan und Olivenöl im Mixer pürieren, anschließend die Kräuter unterrühren.
3 Die Chilischote in feine Streifen schneiden und zu dem Pesto geben.
4 Mit Kräutersalz abschmecken.

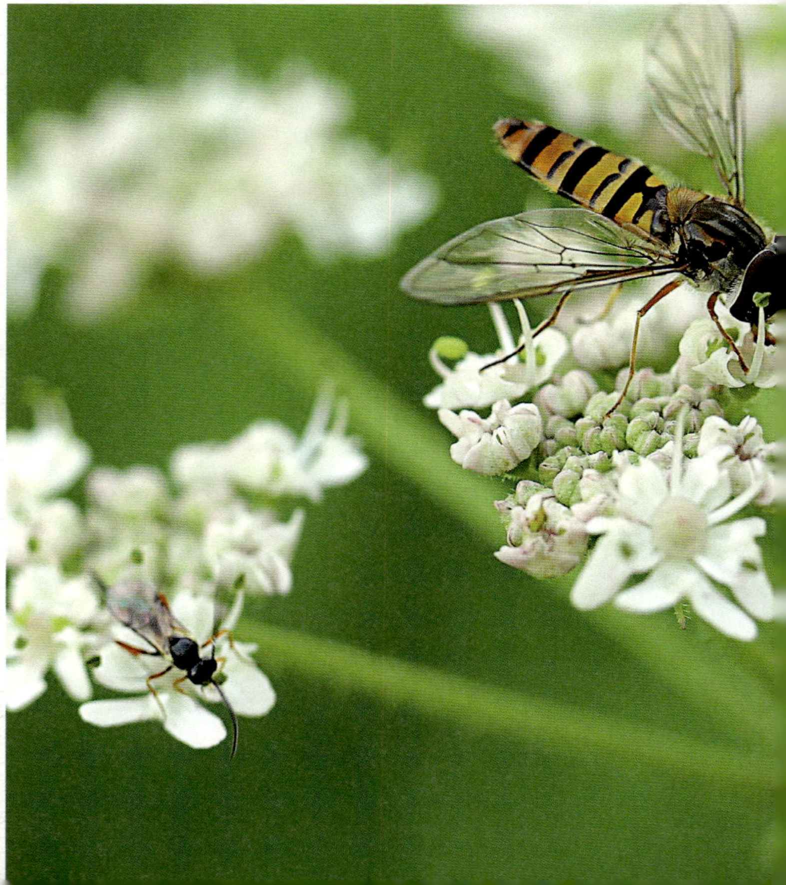

Neunkräutersuppe

Das brauchen Sie für 4 Personen:

je 1 Handvoll Brennnessel-, Bärlauch-, Löwenzahn-, Knoblauchsrauken-, Wegerich-, Vogelmieren- und Gierschblätter
10 Gundelrebenblätter
einige Gänseblümchenblüten
2 EL Butter
1 Zwiebel, fein gehackt
2 EL frisch gemahlenes Dinkelmehl
1 l Gemüsebrühe
125 g süße Sahne
Pfeffer und Kräutersalz

So wird's gemacht:

1 Die Kräuter und Blüten waschen und trocken tupfen. Die Kräuter in feine Streifen schneiden, die Blüten beiseitestellen.
2 Die Butter in einem Suppentopf schmelzen lassen und die Zwiebelstückchen darin glasig dünsten.
3 Das Mehl darüberstäuben und unter ständigem Rühren die Gemüsebrühe langsam angießen, sodass sich keine Klumpen bilden.
4 Die Suppe kurz aufkochen lassen und für etwa 5 Minuten leicht köcheln lassen. In der Zwischenzeit die Sahne schlagen.
5 Die in Streifen geschnittenen Kräuter in die Suppe geben und die geschlagene Sahne vorsichtig unterheben.
6 Vor dem Servieren mit Salz und Pfeffer abschmecken und die Gänseblümchen darüberstreuen.

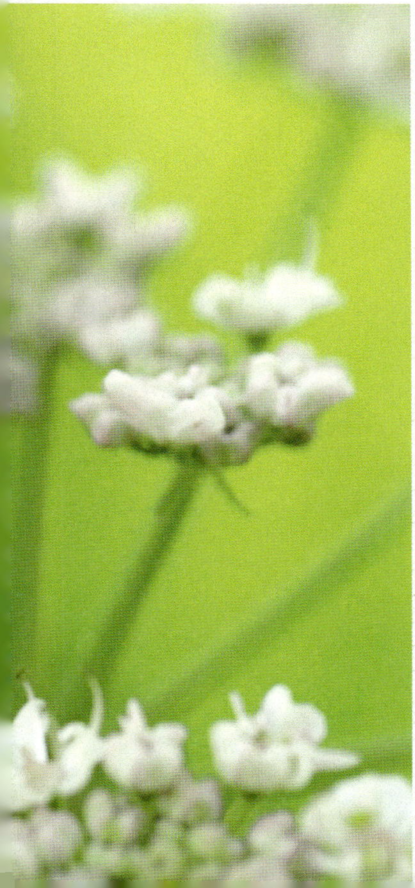

Hätten Sie's gewusst?

Bereits die Kelten bereiteten sich im Frühjahr eine Suppe aus neun Kräutern zu. Nach den langen Wintermonaten sollte sie dem Körper Gesundheit und Energie spenden. Tatsächlich hat die Kräutersuppe eine entschlackende und immunstärkende Wirkung. Im Mittelalter übernahmen die Christen diesen Brauch, allerdings gaben sie ihm eine andere Bedeutung: Die leicht bitter schmeckende Suppe, die seither am Gründonnerstag zubereitet wird, sollte an das Leiden Christi erinnern.

Knoblauchsrauke

Die Knoblauchsrauke *(Alliaria petiolata),* volkstümlich auch Knoblauchsenf, Knoblauchkraut, Lauchkraut oder Knoblauchhederich genannt, ist eine in Europa heimische Pflanze aus der Familie der Kreuzblütengewächse (Brassicaceae). Sie ist eine nahe Verwandte von *Sinapis alba,* dem Weißen Senf, und bevorzugt halbschattige Standorte mit nährstoffreichen, durchlässigen, humosen Böden. Je nach Standort erreicht die zweijährige Pflanze eine Höhe von 50 bis 80 Zentimetern. Die einfachen, aufrechten Stängel sind beblättert, wobei die gekerbten und gestielt wachsenden Blätter im unteren Bereich nierenförmig aussehen, im oberen dagegen herzförmig. Die weißen Blüten erscheinen von April bis Juli, geerntet wird von April bis September.

Nach der Blüte bilden sich grüne Schoten, die senfartig schmeckende Samen enthalten. Zerreibt man die frischen Blätter zwischen den Fingern, verströmen sie einen knoblauchartigen Geruch. Früher war die Knoblauchsrauke in vielen Bauerngärten vertreten und wurde als Salatpflanze sowie zum Würzen von Speisen benutzt. Heute wird sie kaum noch angebaut. Man findet sie allerdings wild in lichten Laubwäldern, am Rand von Gebüschen und Hecken sowie an Mauern und Wegrainen. Dabei sucht sie häufig die Gesellschaft der Brennnessel.

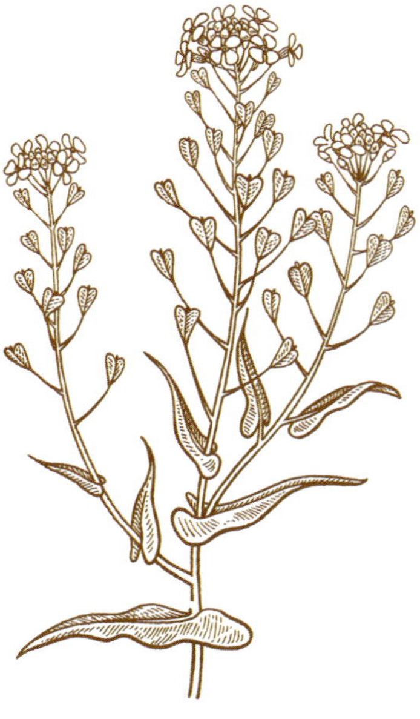

Inhaltsstoffe und ihre Wirkung

Aufgrund seiner zahlreichen wertvollen Inhaltsstoffe ist der Knoblauchsenf ein weiteres heimisches Superfood mit heilerischen Qualitäten. Im Kräuterbuch von P. A. Matthioli wurde die Knoblauchsrauke zur Behandlung von Hüftschmerzen und bei Seitenstechen empfohlen. Ferner wurde sie gegen Kurzatmigkeit, bei Epilepsie und Hypersomnie (Schlafsucht) eingesetzt. Ihre Heilwirkung beruht vor allem auf den enthaltenden Senfölglykosiden, Saponinen und ätherischen Ölen. Sie alle zusammen sorgen für die antiseptische, entwässernde, auswurfsfördernde, schleimlösende und leicht wundheilende Wirkung des Knoblauchsenfs. Vitamine, vor allem Vitamin A und C, sekundäre Pflanzenstoffe, Spurenelemente und Mineralstoffe machen das heimische Wildkraut doppelt attraktiv. Wegen ihres würzigen, pfeffrigen, an Knoblauch erinnernden

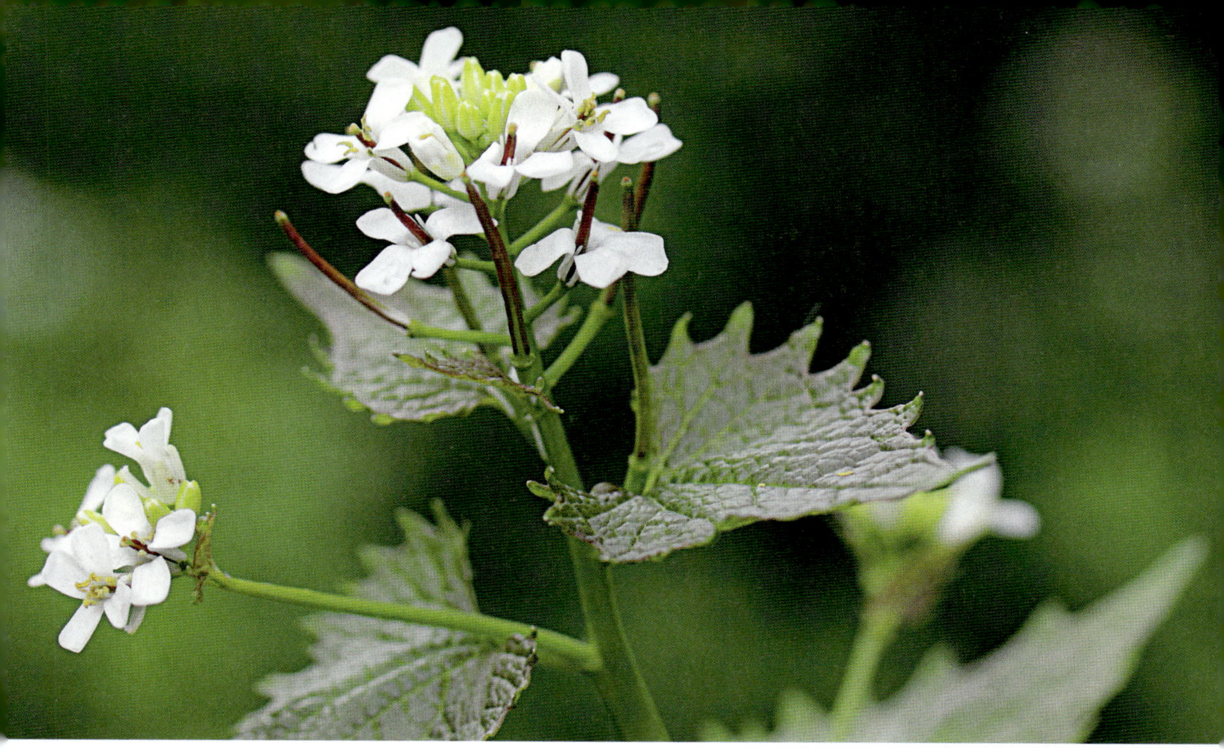

Geschmacks wurde die Knoblauchsrauke im Mittelalter gern als Pfefferersatz verwendet. Verglichen mit Knoblauch oder Bärlauch schmeckt die Knoblauchsrauke milder und hinterlässt nicht den für Zwiebelgewächse typischen schlechten Atem, ist also »sozialverträglicher«.

So lagern und verarbeiten Sie Knoblauchsrauke

Blüten und Blätter werden frisch geerntet und roh als Salat gegessen. Durch Erhitzen würde das charakteristische Aroma verloren gehen. Stattdessen wird das gewaschene, trocken getupfte, klein geschnittene Kraut vor dem Servieren über die fertigen Speisen gestreut. Knoblauchsrauke eignet sich hervorragend für die kalte Küche, z.B. in Kräuterbutter, Dips, Wildkräuterfrischkäse oder -quark und natürlich in Salat. Eine weitere Möglichkeit der Zubereitung ist die Herstellung eines Kräuterpestos. Die Blätter sollten nicht getrocknet werden, da sie dabei nahezu ihr gesamtes Aroma einbüßen. Eine Möglichkeit des Konservierens ist dagegen das Einfrieren.

Kräftiger im Geschmack als die Blätter sind die Samen und Wurzeln. Die Samen werden zu Wildkräutersenf verarbeitet, die jungen Wurzeln ähnlich der Meerrettichwurzel mit einer Küchenreibe fein gerieben und zu Gemüse, Fisch oder Suppenfleisch gereicht.

*** Rezepte ***

Wildkräutersenf

Das brauchen Sie:
Knoblauchsraukesamen
Essig, Kräutersalz

So wird's gemacht:

- Die schwarzen Samen zusammen mit etwas Essig und dem Kräutersalz in einem Mörser miteinander vermengen und zerreiben, bis eine streichfähige Masse entsteht.

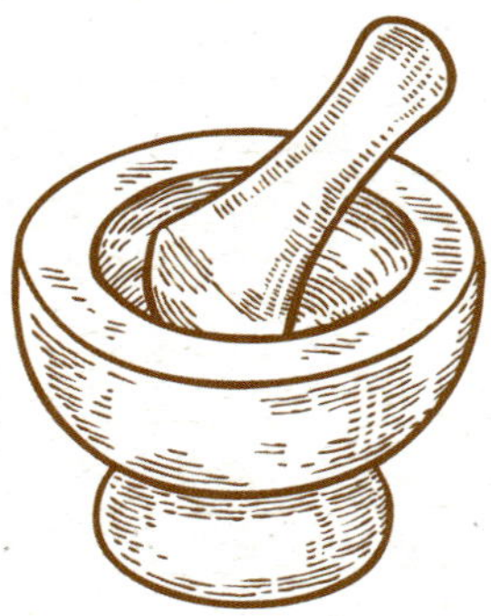

Kräuterpesto aus Knoblauchsrauke

Das brauchen Sie für 4 Personen:
1 Handvoll Knoblauchsraukeblätter
50 g Pinienkerne oder geschälte Walnüsse
50 g geriebenen Parmesan
100 ml hochwertiges Olivenöl
Kräutersalz, Pfeffer aus der Mühle

So wird's gemacht:

1 Die Blätter waschen, trocken tupfen und in feine Streifen schneiden.
2 Die Pinienkerne oder Walnusshälften zusammen mit dem Olivenöl und dem Parmesan mit dem Mixer pürieren, anschließend die Blätter unterrühren.
3 Mit Kräutersalz und Pfeffer abschmecken.

Wildkräuter-Tortilla

Das brauchen Sie
für 4 Personen:
1 kg festkochende Kartoffeln
1 kleine Zwiebel
etwas Öl zum Braten
2 Handvoll Knoblauchsraukeblätter und andere Wildkräuter (Brennnessel, Bärlauch, junger Löwenzahn, Giersch)
6 Eier
4 EL Milch
Kräutersalz und Pfeffer aus der Mühle

So wird's gemacht:

1 Die Kartoffeln abziehen und in kleine Würfelchen schneiden. Die Zwiebel ebenfalls würfeln.
2 Das Öl in der Pfanne erhitzen, Kartoffelwürfel und Zwiebel anbraten, bis sie gar sind.
3 Die Kräuter waschen, trocken tupfen und in feine Streifen schneiden.
4 Die Eier mit Milch und Kräutern verrühren, anschließend über die Kartoffeln geben (ein paar Kräuter aufheben zum Garnieren).
5 Mit Salz und Pfeffer abschmecken.
6 Mit einem Deckel oder großen Teller die Pfanne zudecken und die Eimasse stocken lassen. Mithilfe eines großen Tellers wenden und auch von der anderen Seite bräunen.
7 Vor dem Servieren mit den restlichen rohen Kräutern bestreuen.
8 Dazu passt ein bunter Wildkräutersalat.

Kräuterbutter mit Knoblauchsrauke

Das brauchen Sie:
1 Handvoll Knoblauchsraukeblätter
Saft und Abrieb von ½ Zitrone
125 g weiche Butter
Kräutersalz, Pfeffer aus der Mühle

So wird's gemacht:

1 Die Knoblauchsraukeblätter waschen, trocken tupfen und fein wiegen.
2 Die Kräuter mit dem Zitronenabrieb unter die Butter rühren.
3 Mit etwas Zitronensaft, Kräutersalz und Pfeffer abschmecken.

Löwenzahn

Neben der Brennnessel zählt der Löwenzahn *(Taraxacum officinale)* aus der Familie der Korbblütler (Asteraceae, Compositae) zu den bekanntesten heimischen Wildkräutern. Er ist uns so vertraut, dass vermutlich viele von Ihnen gar nicht auf die Idee kommen, hinter dem ordinären Unkraut mit den üppigen gelben Blüten könnte sich ein wahrer Gesundbrunnen verbergen. Dabei ist der Löwenzahn äußerst genügsam und anspruchslos, er wächst und gedeiht nahezu überall. Selbst aus den schmalsten Ritzen sprießen seine typischen sägezahnartigen Blättchen.

Auch wenn das Schmalzblümlein, wie der Löwenzahn auch liebevoll genannt wird, das ganze Jahr über anzutreffen ist, so ist der ideale Erntezeitpunkt das Frühjahr zwischen April und Mai. Verwendet werden Blüten, Blätter und Wurzeln.

Inhaltsstoffe und ihre Wirkung

Wie fast alle Wildkräuter ist auch der Löwenzahn reich an Vitamin C: Mit 68 mg auf 100 g des frischen Krauts übertrifft er die Zitrone deutlich. Bemerkenswert ist auch sein Kalium-, Magnesium- und Calciumgehalt – ein Muss für Veganer und Vegetarier. 100 g Löwenzahn enthalten mehr Calcium als 100 ml Milch, hinzu kommt, dass Calcium aus pflanzlichen Quellen vom Organismus besser verwertet wird als Milch und Milchprodukte. Daneben liefert Löwenzahn wertvolle Spurenelemente, allein 3,38 mg Eisen auf 100 g der Pflanze, womit er zwischen Spinat und Brennnessel liegt, sowie Gerb- und Bitterstoffe. Insgesamt regt der Löwenzahn Nieren und Leber, die zwei wichtigsten Entgiftungsorgane, zu vermehrter Aktivität an. Löwenzahn-Presssaft hilft nachweislich gegen trockene Haut, erhöht ihre Elastizität und sorgt für ein entspanntes Hautgefühl, was sich langfristig auch im äußeren Erscheinungsbild bemerkbar macht. Daher sollte der junge Löwenzahn in keiner Frühjahrskur fehlen, er bringt den Organismus nach den langen Monaten der Winterruhe wieder auf Trab – das ideale Kraut für den alljährlichen inneren Frühjahrputz. Auch chronische Schmerzen im Bereich des Bewegungsapparates können Sie mithilfe des Löwenzahns deutlich lindern. Zudem verhindert er die Bildung von Gallensteinen und vermeidet schmerzhafte Koliken, sofern Sie konsequent zweimal jährlich für mindestens vier Wochen eine Kur mit der Pflanze durchführen. Das Gleiche gilt für die Entstehung von Nierensteinen, auch hier kann der Löwenzahn vorbeugend eingesetzt werden. Durch seine entwässernde Wirkung werden kleine Steine ausgeschwemmt, bevor sie schmerzhafte Beschwerden verursachen können.

Die gesundheitliche Wirkung der Löwenzahnwurzel geht in erster Linie auf die enthaltenen Bitterstoffe zurück. Diese locken die Magensäfte und regen die Verdauung an. Gleichzeitig trägt die Löwenzahnwurzel zur Verbesserung der Leber- und Gallenfunktion bei und ist ein hervorragender Blut- und Nierenreiniger. Mit Fug und Recht kann der Löwenzahn als wahres Tonikum für den gesamten Organismus bezeichnet werden.

So lagern und verarbeiten Sie Löwenzahn

Als Vitamin-C-reiche Salatbeigabe eignen sich die jungen, zarten Blättchen, sie schmecken weniger bitter als die älteren. Zusammen mit anderen Wildkräutern ist der Löwenzahn eine wertvolle Zutat für Smoothies, Kräuterquark, Wildkräuteromelette oder -quiche, Suppen und Püree. Sowohl Wurzeln als auch Blätter können Sie auch getrocknet lagern und verarbeiten.

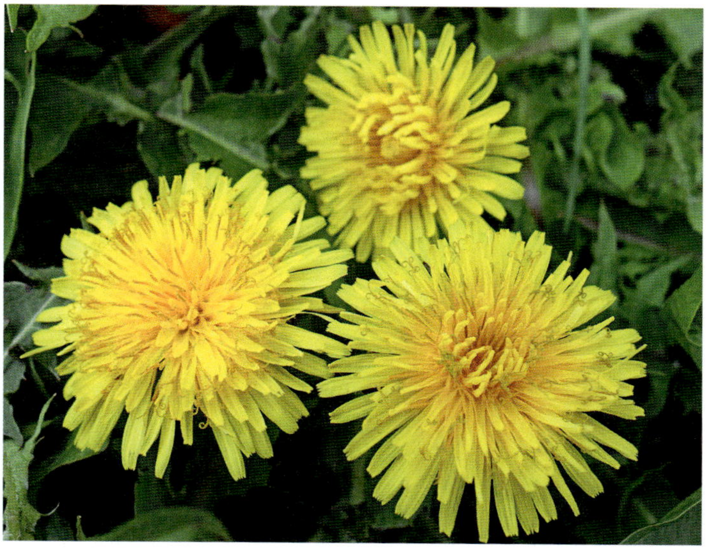

Rezepte

Löwenzahngemüse

Das brauchen Sie für 4 Personen:
450 g junge Löwenzahnblätter
1 kleine Zwiebel
¼ milde Chilischote, entkernt
2 EL hochwertiges Olivenöl
1 Knoblauchzehe, gehackt
Kräutersalz
1 EL Parmesan

So wird's gemacht:

1 Die Löwenzahnblätter waschen und trocken tupfen. Anschließend in etwas kochendem Salzwasser 3 bis 4 Minuten blanchieren, dann unter kaltem Wasser abschrecken.
2 Die Zwiebel abziehen und in kleine Stückchen schneiden; die Chilischote fein würfeln.
3 Das Olivenöl in einer Pfanne erhitzen, Zwiebel- und Chilistückchen hineingeben und 5 Minuten anbraten, bis die Zwiebel glasig ist. Den Knoblauch dazugeben und kurz mitbraten, bis er duftet.
4 Den Löwenzahn hinzugeben und 3 bis 4 Minuten dünsten.
5 Mit Kräutersalz abschmecken.
6 Vor dem Servieren den Parmesan grob über das fertige Gemüse raspeln.

Löwenzahn-Möhren-Salat mit Blüten

Das brauchen Sie für 4 Personen:
1 Handvoll junge frische Löwenzahnblätter
einige Gänseblümchen- und Kapuzinerkresseblüten
500 g Möhren
Saft von ½ Zitrone
saure Sahne
2 EL Walnussöl
1 TL Agavendicksaft
Kräutersalz, Pfeffer aus der Mühle

So wird's gemacht:

1 Löwenzahnblätter, Gänseblümchen- und Kapuzinerkresseblüten waschen und trocken tupfen.
2 Die Möhren bei Bedarf schälen und fein raspeln. In eine Schüssel geben und mit dem Zitronensaft beträufeln. Die Löwenzahnblätter dazugeben.
3 Aus saurer Sahne, Walnussöl, Agavendicksaft, Kräutersalz und Pfeffer ein Dressing herstellen und mit dem Salat vermischen.
4 Mit Gänseblümchen- und Kapuzinerkresseblüten garnieren.

Frühlings-Smoothie

Das brauchen Sie für 4 Gläser:
je 1 Handvoll junge Sauerampfer- und Löwenzahnblätter
einige junge Brennnessel- und Gierschblätter
2 säuerliche Äpfel
400 ml Wasser

So wird's gemacht:

1 Die Kräuter waschen, trocken tupfen und in feine Streifen schneiden.
2 Die Äpfel waschen, entkernen, achteln und mit dem Mixer pürieren. Anschließend die Kräuter dazugeben und alles zusammen noch einmal kurz pürieren.
3 Zum Schluss das Wasser dazugeben und nochmals kurz pürieren, bis eine cremige Konsistenz entsteht.
4 In 4 Gläser abfüllen und nach Belieben mit Kräutern dekorieren.

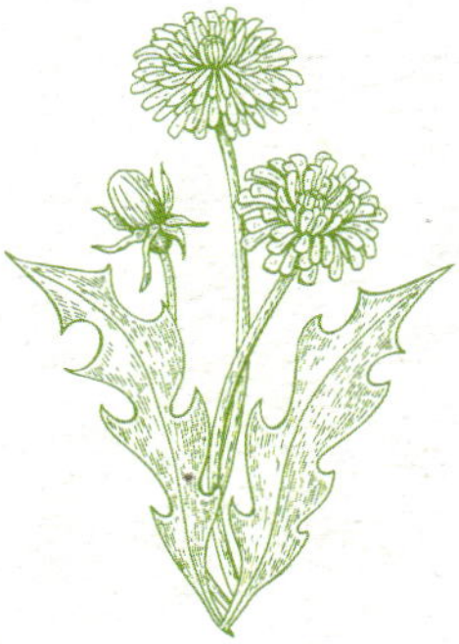

Frühlingssalat mit Löwenzahn und Erdrauch

Das brauchen Sie für 4 Portionen:
100 g Feldsalat
insgesamt 1 Handvoll junge, zarte Löwenzahnblätter, junge Schafgarbenblätter, Johanniskraut- und Erdrauchblätter (zur Blutreinigung)
½ Bund Schnittlauch

So wird's gemacht:

1 Alle Zutaten gründlich waschen und trocken tupfen.
2 Den Schnittlauch in kleine Röllchen schneiden.
3 Die Salatzutaten zusammen in eine Schüssel geben, mischen und nach Belieben anmachen.
4 Die Schnittlauchröllchen darüberstreuen.
5 Den Salat nach Belieben mit Gänseblümchen- und/oder Kapuzinerkresseblüten garnieren.

Petersilie

Neben dem Schnittlauch ist die Petersilie wohl das beliebteste heimische Küchenkraut. Man findet sie auf Balkonen, Fensterbänken und in Kräuterbeeten. Dass die Petersilie ein Superfood mit heilerischen Qualitäten ist, wird wohl viele von Ihnen überraschen. *Petroselinum crispum* aus der Familie der Doldengewächse (Umbelliferae) kommt ursprünglich aus dem östlichen Mittelmeerraum. In unseren Breiten gedeiht die Petersilie selten wild, wird aber in ganz Mitteleuropa angebaut. Ihren Namen verdankt sie einer Abwandlung der griechischen Begriffe »patros« und »selinon«, was so viel heißt wie »auf dem Fels wachsender Doldenblütler«. Sie war bereits in der Antike bekannt, wurde damals aber nicht als Gewürzpflanze verwendet, sondern als heiliges Symbol der Nymphe Kalypso verehrt, die den griechischen Helden Odysseus jahrelang auf ihrer Insel gefangen gehalten haben soll. Zur Nutzpflanze wurde die Petersilie erst im Mittelalter. Sowohl die glatte als auch die krause Petersilie wächst aus einer rübenartigen Wurzel, die im Geschmack an die Möhre erinnert und ebenso zubereitet werden kann.

Inhaltsstoffe und ihre Wirkung

Ihre bunte Palette an gesundheitsfördernden Inhaltsstoffen macht die Petersilie zu einem wahren Superfood. Sie enthält nicht nur zahlreiche Vitamine wie A, B_1 bis B_6, C, K, Folsäure, eventuell sogar B_{12}, das sie als besonders wertvoll für Vegetarier oder Veganer macht, sondern auch Mineralstoffe und Spurenelemente wie Calcium, Magnesium, Phosphor, Eisen, Mangan, Kalium, Schwefel und Zink. Aufgrund ihres hohen Vitamin-C-Gehalts wirkt die Petersilie antioxidativ und hilft gegen Frühjahrsmüdigkeit. Sie ist reich an Chlorophyll, das blutreinigend wirkt und den Organismus bei der Entgiftung unterstützt. Gemeinsam mit den ätherischen Ölen ist Chlorophyll für die geruchsbindenden Eigenschaften der Petersilie verantwortlich. Petersilienblätter, nach dem Verzehr von frischem Knoblauch gekaut, sorgen daher wieder für frischen Atem. Darüber hinaus regt die Petersilie die Verdauung an, lindert Sodbrennen, ist harntreibend und entwässernd. Als homöopathisches Mittel wird Petroselinum vor allem bei Beschwerden von Nieren und Harnwegen eingesetzt, z.B. bei

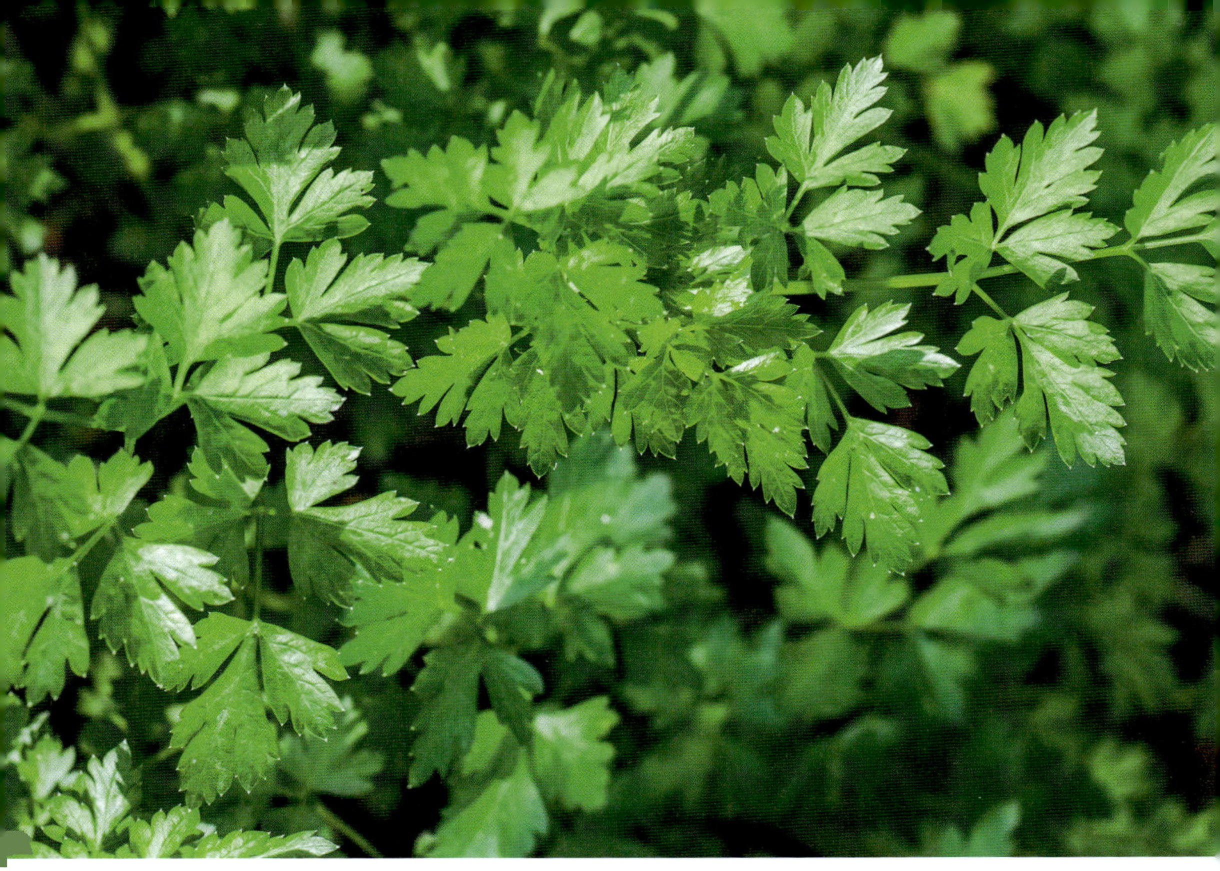

der Reizblase oder bei Entzündungen von Blase und Harnröhre.

Eine ausgeprägte Wirkung hat die Petersilie auch auf die weiblichen Fortpflanzungsorgane. Sie fördert die Monatsblutung und lindert Menstruationskrämpfe. Bis ins 19. Jahrhundert wurde die Petersilie eingesetzt, um ungewollte Schwangerschaften vorzeitig zu beenden.

Darauf sollten Sie achten
Da die Petersilie abortiv wirken kann, sollten Schwangere nicht zu viel davon essen. Kleine Mengen sind jedoch unbedenklich. Bei schwerwiegenden Nierenfunktionsstörungen, die eine kaliumarme Ernährung erfordern, ist ebenfalls von dem Verzehr der Petersilie abzuraten.

So lagern und verarbeiten Sie Petersilie

Geerntet werden die Blätter vor der Blüte. Achtung, mit Einsetzen der Blüte sollte die Petersilie nicht mehr verzehrt werden, denn dann bildet sich in den Blättern und Samen das giftige Apiol. Zwar können Sie die Petersilie sowohl trocknen als auch einfrieren, am besten verarbeiten Sie sie jedoch möglichst frisch.

*** Rezepte ***

Tabouleh (Bulgur-Petersilien-Salat)

Das brauchen Sie
für 4 Personen:
1 Tasse Bulgur
2 Tassen Gemüsebrühe
2 Bund glatte Petersilie
einige frische Minzeblättchen
6 aromatische Tomaten
½ Bund Frühlingszwiebeln
Saft von 1 Zitrone
hochwertiges Olivenöl
Kräutersalz, Pfeffer aus der Mühle

So wird's gemacht:

1 Den Bulgur in Gemüsebrühe im Verhältnis 1:2 ca. 10 Minuten leicht köcheln lassen, bis er bissfest ist.

2 Petersilie und Minze waschen, trocken tupfen und möglichst klein hacken.

3 Die Tomaten waschen und klein würfeln, die Frühlingszwiebeln putzen und in feine Ringe schneiden.

4 Alles zusammen unter den gegarten, abgekühlten Bulgur mischen. Mit Zitronensaft, Olivenöl, Kräutersalz und Pfeffer abschmecken.

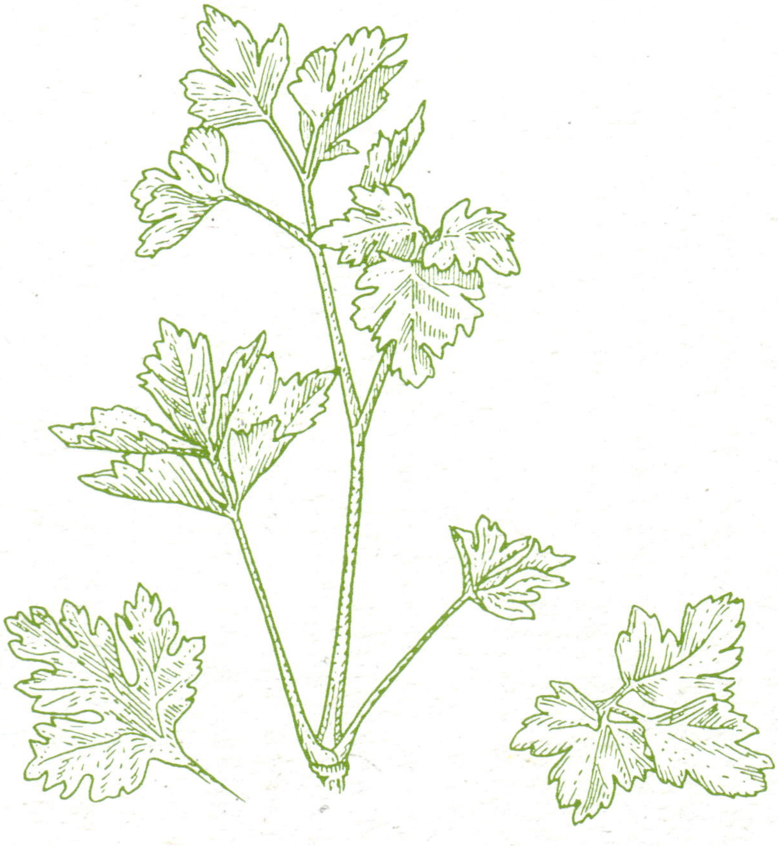

Petersilien-Kartoffel-Gratin

Das brauchen Sie
für 4 Personen:
1 kg festkochende Kartoffeln
2 Bund glatte Petersilie
1 Knoblauchzehe
125 g süße Sahne
Muskat, Kräutersalz, feffer aus der Mühle

So wird's gemacht:

1 Die Kartoffeln schälen und mit der Küchenmaschine in feine Scheiben hobeln.

2 Die Petersilie waschen und fein hacken.

3 Den Knoblauch abziehen und klein würfeln.

4 Die Sahne zusammen mit Knoblauch, etwas Muskat, Kräutersalz und Pfeffer zum Köcheln bringen und sofort vom Herd nehmen.

5 Ein tiefes Blech fetten und die Kartoffelscheiben darauf dachziegelartig übereinanderschichten.

6 Die erste Kartoffellage mit der Hälfte der Petersilie bestreuen und mit der halben Sahnemenge übergießen. Dann eine zweite Lage aus Kartoffeln, Petersilie und Sahne darüberschichten.

7 Im Ofen bei ca. 200 °C (Umluft 175 °C) ungefähr 30 Minuten backen, bis die Kartoffeln gar und knusprig sind.

8 Dazu passt ein bunter Wildkräutersalat.

Mein persönlicher Tipp

Achten Sie darauf, dass die Petersilie gut von der Sahne bedeckt ist, andernfalls verbrennt sie bei den hohen Temperaturen und verliert ihr fein würziges Aroma.

Sauerampfer

Darauf sollten Sie achten
Pflücken Sie nur Pflanzen mit makellosen Blättern. Rostbraune Löcher sind ein deutlicher Hinweis auf besonders hohen Oxalsäuregehalt.

Der Wiesen-Sauerampfer *(Rumex acetosa)* aus der Familie der Knöterichgewächse (Polygonaceae), auch Großer Ampfer, Salatampfer, Sauergras und Sauerknöterich genannt, liebt feuchte Wiesen, dort gedeiht er besonders prächtig. Man erkennt ihn an seinen hoch aufragenden Stängeln mit den länglichen Blättern und den roten Blütenrispen. Charakteristisch ist der saure Geschmack seiner Blätter. Der Sauerampfer ist ein beliebtes Wildkraut, das vor allem als Salatzutat verwendet wird. Geerntet wird im Frühjahr und Sommer. Unsere westlichen Nachbarn schätzen den Sauerampfer so sehr, dass sie ihn anbauen, um ihn jederzeit zur Verfügung zu haben. Doch nicht nur in Frankreich, auch bei uns findet man Sauerampfer in gut sortierten Gartencentern und auf dem Wochenmarkt. Sie können ihn aber auch selber sammeln.

Sauerampfer schmeckt nicht nur roh, sondern ist auch eine ideale Beigabe zu Suppen oder Soßen. Wie sein Verwandter, der Rhabarber, enthält der Sauerampfer Oxalsäure, die im Übermaß konsumiert zu Unverträglichkeiten führen kann. Das gilt vor allem für Menschen mit empfindlichem Magen sowie für Nieren- oder Gichtkranke. Am besten verträglich und am wohlschmeckendsten sind die kleinen, zarten Blättchen.

Inhaltsstoffe und ihre Wirkung

Da der Sauerampfer viel Vitamin C enthält, erfrischt er und hilft gegen Frühjahrsmüdigkeit. Weitere wertvolle Inhaltsstoffe sind Vitamin A, Calcium, Kalium, Magnesium, Natrium und Eisen. Naturheilkundlich werden die Blätter des Sauerampfers gegen Hautbeschwerden, Vitamin-C-Mangel, zur Anregung der Verdauung, bei Menstruationsbeschwerden und Anämie sowie im Rahmen von Frühjahrskuren zur Blutreinigung eingesetzt. Aufgrund seiner adstringierenden, sprich zusammenziehenden, und entzündungshemmenden Qualitäten wird der Ampfer auch äußerlich zur Behandlung von Wunden angewendet.

So lagern und verarbeiten Sie Sauerampfer

Am gesündesten ist der Verzehr von erntefrischem Sauerampfer. Die Blätter können zwar getrocknet werden, doch dadurch verlieren sie einen Großteil ihres Aromas. Die jungen, zarten Blättchen können Sie entweder roh als Salatzutat verwenden oder klein geschnitten in Kräuterquark bzw. grüner Soße. Besonders wohlschmeckend ist es auch, die Blätter wie Blattspinat zuzubereiten.

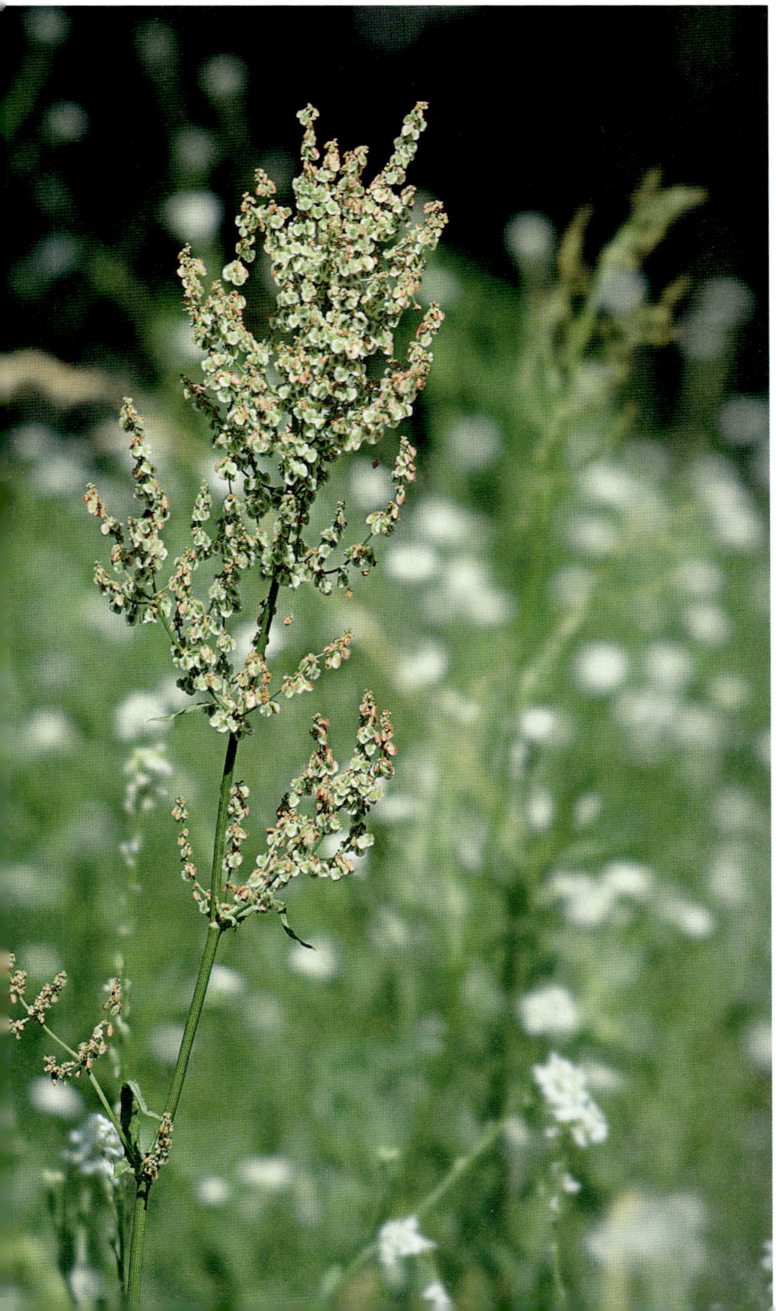

*** Rezepte ***

Wildkräuter-Smoothie

Das brauchen Sie
für 2 Gläser:
2 Handvoll Wildkräuter je nach Jahreszeit, z.B. Sauerampfer, Brennnessel, Löwenzahn, Kapuzinerkresse, Gundermann, Giersch, Melisse oder Pfefferminze
200 g Naturjoghurt
Saft von ½ Zitrone
Kräutersalz

So wird's gemacht:

1 Die Kräuter waschen, trocken tupfen und im Mixer pürieren.
2 Naturjoghurt und Zitronensaft dazugeben.
3 Mit Kräutersalz abschmecken.
4 Nach Bedarf mit Wasser verdünnen.

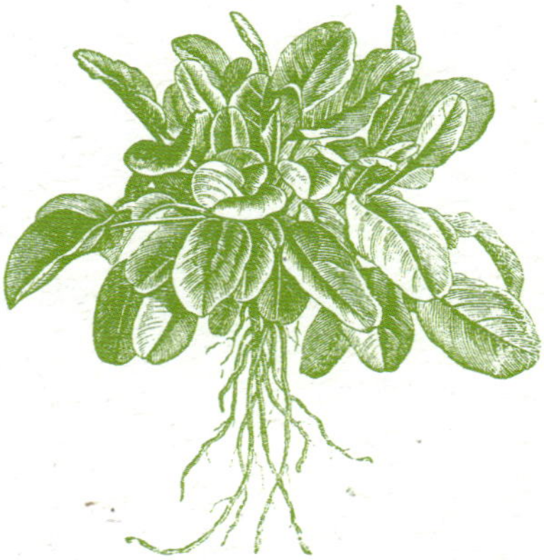

Mein persönlicher Tipp
Noch erfrischender schmeckt der Wildkräuter-Smoothie, wenn Sie den Naturjoghurt durch Buttermilch ersetzen – vor allem an heißen Sommertagen (Rezept oben).

Mein persönlicher Tipp
Wenn Sie es einmal besonders eilig haben, empfehle ich Ihnen, den Mürbeteig durch Blätterteig zu ersetzen. Den können Sie im Naturkostladen backfertig kaufen. Dadurch wird die Quiche leichter und luftiger, und Sie sparen sich einen Arbeitsgang (Rezept rechts).

Sauerampfer-Buttermilch

Das brauchen Sie für 2 Gläser:

½ Handvoll frische, zarte Sauerampferblätter
Saft von ½ Zitrone
400 ml Buttermilch
Agavendicksaft

So wird's gemacht:

1 Die Sauerampferblätter waschen und trocken tupfen, im Mixer pürieren.
2 Zitronensaft und Buttermilch dazugeben.
3 Nach Belieben mit Agavendicksaft süßen und kalt servieren.

Grüne Quiche

Das brauchen Sie für den Teig:

250 g Dinkelmehl
1 Prise Salz
125 g kalte Butter
1 Ei

Und für den Belag:

je 1 Bund Basilikum, Petersilie und Dill
1 Handvoll junge Sauerampferblätter
3 Eier
400 g Frischkäse
Saft von ½ Zitrone
Kräutersalz, Pfeffer aus der Mühle, Muskat
Blüten und Kräuter zum Garnieren

So wird's gemacht:

1 Für den Teig das Mehl auf die Arbeitsfläche häufeln, mit dem Salz mischen und in die Mitte des Mehls eine Mulde drücken. Die kalte Butter in kleine Stücke schneiden, um die Mulde herum verteilen, das Ei in die Mitte geben und sämtliche Zutaten mit dem Messer gut durchhacken, sodass kleine Teigkrümel entstehen. Diese mit den Händen rasch zu einem Teig verkneten, zu einer Kugel formen, in Frischhaltefolie wickeln und ca. 30 Minuten kühlstellen.
2 In der Zwischenzeit die Kräuter waschen und trocken tupfen.
3 Die Eier trennen und das Eiweiß steif schlagen.
4 Den Frischkäse mit Zitronensaft und Eigelben verrühren. Kräuter und Eischnee unterheben, mit Kräutersalz, Pfeffer und Muskat abschmecken.
5 Den Teig auf etwas Mehl ausrollen und eine gefettete Springform etwas überhängend damit auskleiden. Die Kräuter-Käse-Masse darauf verteilen, den Teig einschlagen und die Quiche im vorgeheizten Backofen bei 180° ca. 30 Minuten backen.
6 Nach Belieben mit Blüten und Kräutern garnieren.
7 Dazu schmeckt ein Wildkräutersalat.

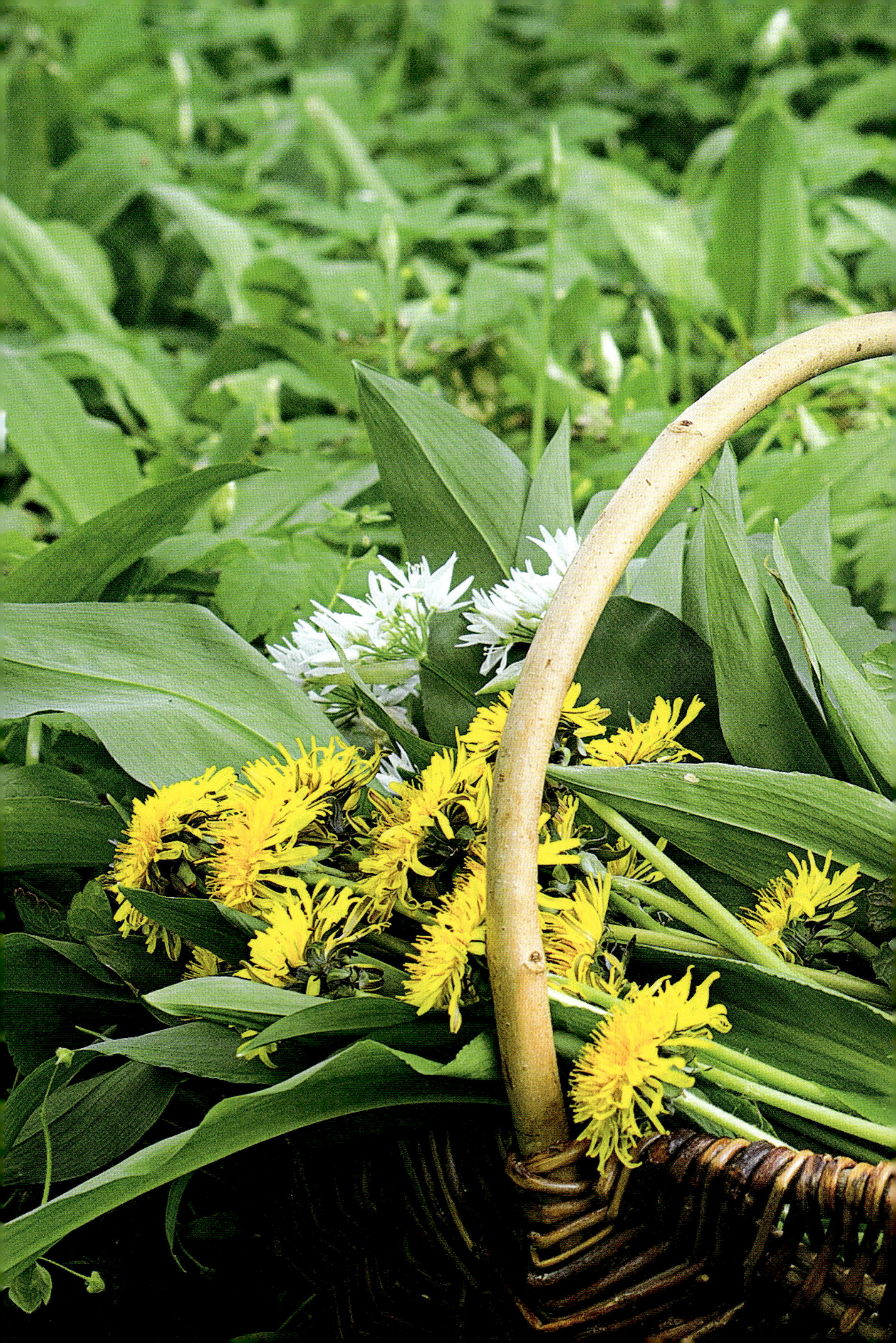

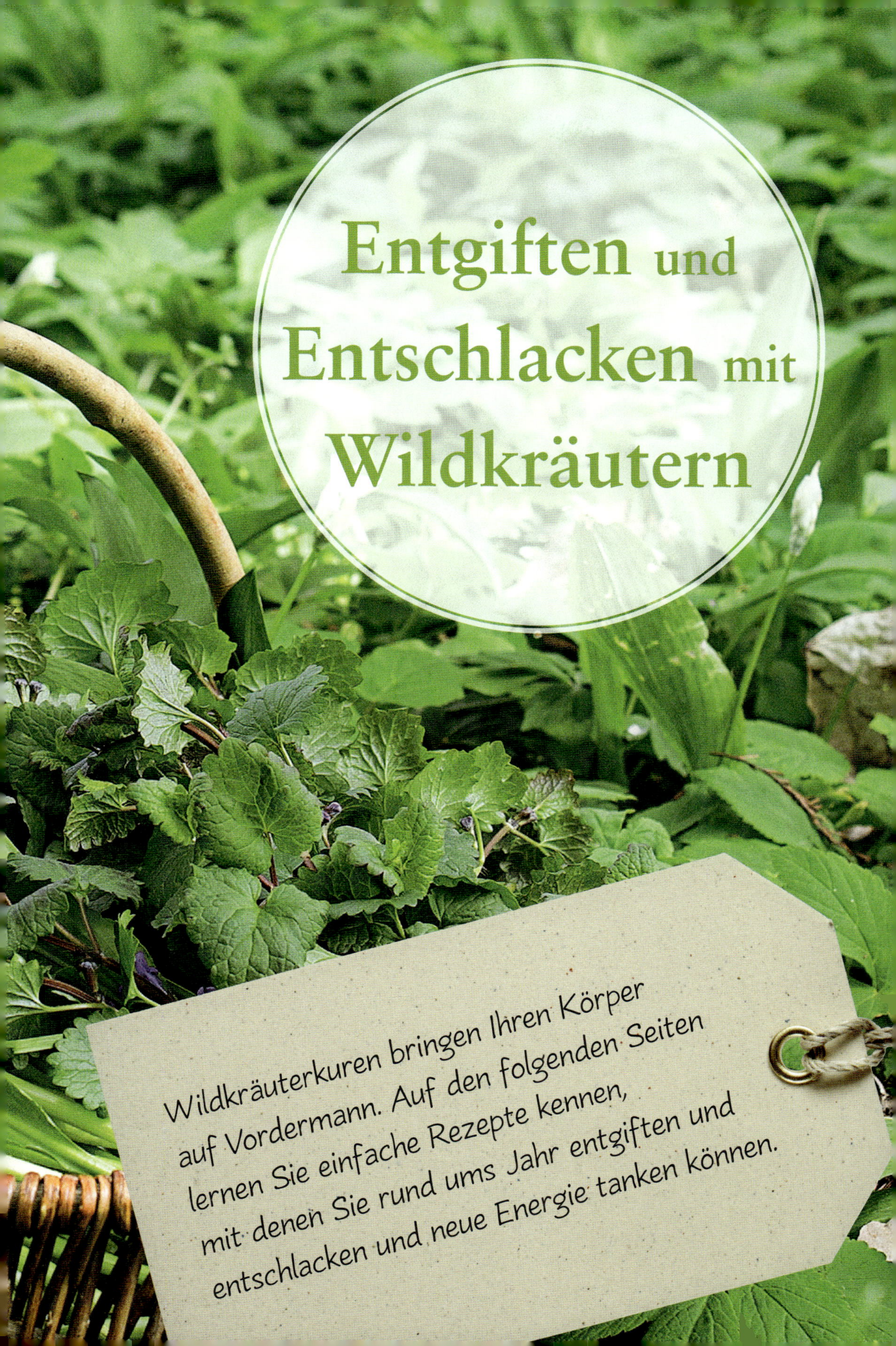

Entgiften und Entschlacken mit Wildkräutern

Wildkräuterkuren bringen Ihren Körper auf Vordermann. Auf den folgenden Seiten lernen Sie einfache Rezepte kennen, mit denen Sie rund ums Jahr entgiften und entschlacken und neue Energie tanken können.

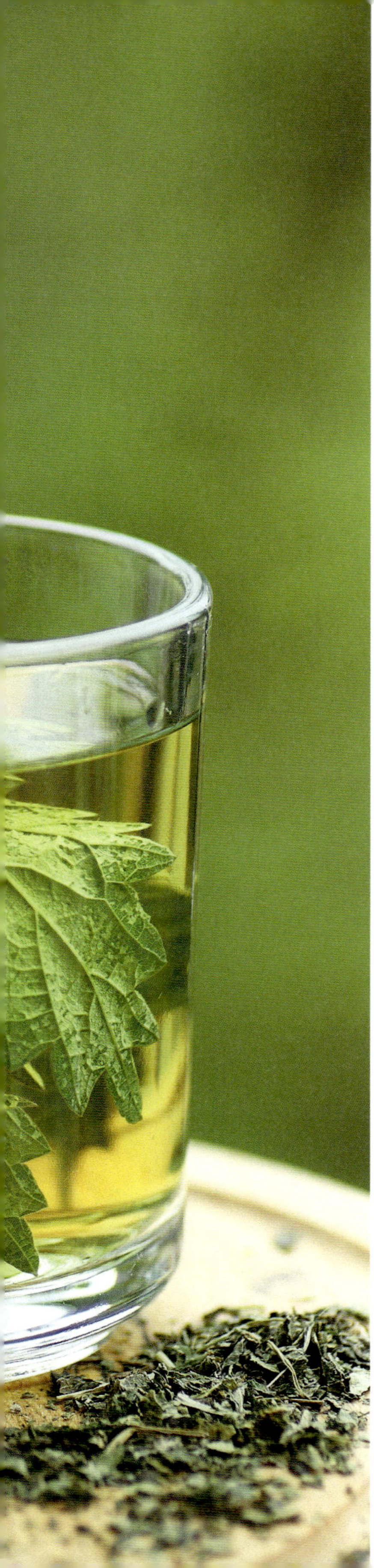

Warum entgiften und entschlacken?

»Die wichtigsten Dinge des Lebens spielen sich zwischen Anfang und Ende des Verdauungskanals ab.«
Paracelsus

Viele heimische Wildkräuter besitzen eine entwässernde und entschlackende Wirkung. Damit zielen sie auf die drei Entgiftungsorgane unseres Organismus: Niere, Leber und Haut. Vor allem im Frühjahr, wenn die Natur erwacht und das frische Grün aus dem Boden sprießt, sehnt sich unser Körper nach einer Runderneuerung. Die langen Wintermonate haben ihre Spuren hinterlassen, nicht nur optisch. Eine Frühjahrskur aus frischen Wildkräutern hilft dem Organismus, Altlasten loszuwerden sowie neue Energie und Vitalität aus den pflanzlichen Kraft- und Nährstoffpaketen heimischer Superfoods zu tanken. Hartnäckiges Übergewicht trotz gesunder Lebensweise und chronische Gelenkbeschwerden können durch regelmäßiges Entgiften und Entsäuern positiv beeinflusst werden. Hierzu eignen sich die folgenden Rezepte, die ich Ihnen wärmstens an Herz legen möchte. Vergessen Sie aber bitte nicht, reichlich stilles Wasser zu trinken, während Sie entgiften, damit die Stoffe, die sich durch Ihre Kur gelöst haben, auch tatsächlich ausgeschwemmt werden. Zwei Liter täglich sollten es mindestens sein.

Entgiften über die Nieren:

Frühjahrskur mit Brennnesseltee

Alternativ können Sie die Brennnesselkur auch mit Frischsaft (erhältlich in gut sortierten Naturkostläden oder Reformhäusern) oder mit einem erfrischenden Brennnessel-Giersch-Smoothie durchführen. Die Brennnessel stärkt die Nieren und füllt Ihre Eisenvorräte wieder auf. In jedem Fall müssen Sie die Kur 4 bis 6 Wochen durchhalten, damit sie ihre entgiftende Wirkung voll entfalten kann. Dazu trinken Sie täglich 3 Tassen Tee, 1 Esslöffel Brennnessel-Presssaft oder 1 Glas Smoothie (Rezept siehe Kapitel »Heimische Superfoods«).

Den entwässernden, entgiftenden Tee können Sie aus getrockneten oder frisch geernteten Blättern herstellen, das bleibt Ihnen überlassen.

So wird's gemacht:

1 2 Teelöffel getrocknete oder 1 Stängel frische, gewaschene Brennnessel mit 200 ml kochendem Wasser übergießen und 10 Minuten ziehen lassen.

2 Mit etwas frisch gepresstem Zitronensaft verfeinern (schmeckt erfrischender und verbessert die Eisenaufnahme).

3 3 Tassen täglich schluckweise trinken (wegen der entwässernden Wirkung nicht vor dem Zubettgehen!).

Brennnessel-Giersch-Smoothie

Das brauchen Sie für 1 Glas:
je 1 Handvoll frisch geerntete Brennnessel- und Gierschblätter
1 kleines Stück Ingwer
200 ml naturtrüben Apfelsaft ohne Zuckerzusatz
Saft von 1 Zitrone

So wird's gemacht:

1 Brennnessel- und Gierschblätter waschen, trocken tupfen und in feine Streifen schneiden. Den Ingwer fein hacken.

2 Klein geschnittene Blätter und Ingwer mit dem Apfelsaft in den Mixer geben und pürieren.

3 Die Blätter bei Bedarf abseihen und den Zitronensaft dazugeben.

Sommerkur mit Brennnesselsamen

Über einen Zeitraum von zwei bis drei Wochen angewandt, hilft die Brennnesselkur gegen Erschöpfung, Leistungs- und Gedächtnisschwäche. Als Tee getrunken, regen die Brennnesselsamen die Milchbildung bei stillenden Müttern an.

So wird's gemacht:

1 Getrocknete Brennnesselsamen im Mörser zerstoßen.

2 3-mal täglich 1 Teelöffel mit Honig oder in Wasser vor dem Essen einnehmen.

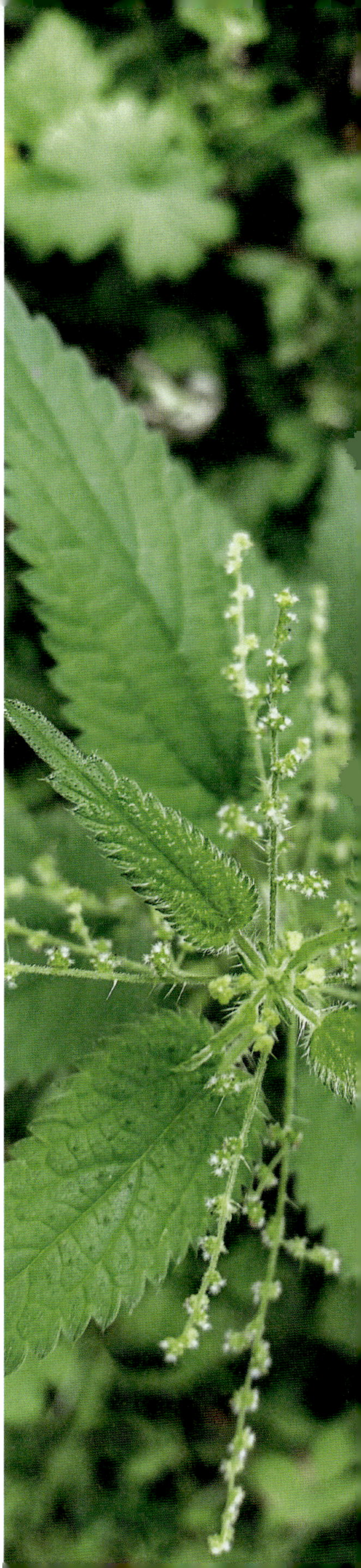

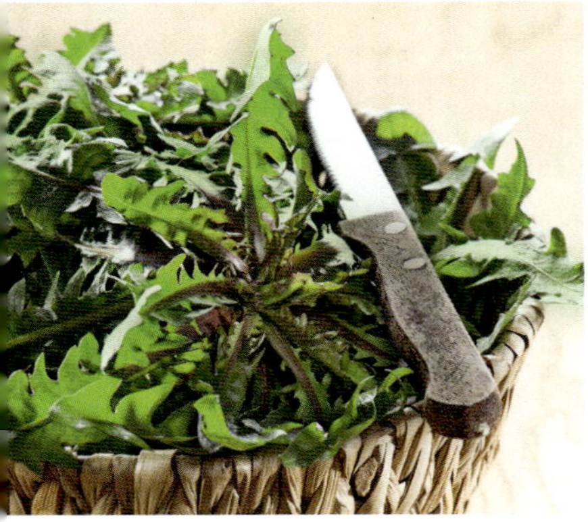

Frühjahrskur mit Löwenzahn

Die Löwenzahnkur können Sie entweder mit Frischsaft (erhältlich in gut sortierten Naturkostläden oder Reformhäusern) oder als Tee durchführen. In jedem Fall muss sie 4 bis 6 Wochen durchgehalten werden. Dazu trinken Sie täglich 3 Tassen Tee oder 1 Esslöffel Löwenzahn-Presssaft.

So wird's gemacht:

- 1 Teelöffel getrocknetes Löwenzahnkraut oder 1 Esslöffel frische, gewaschene und klein geschnittene Blätter mit 200 ml kochendem Wasser übergießen und zugedeckt 5 bis 10 Minuten ziehen lassen.

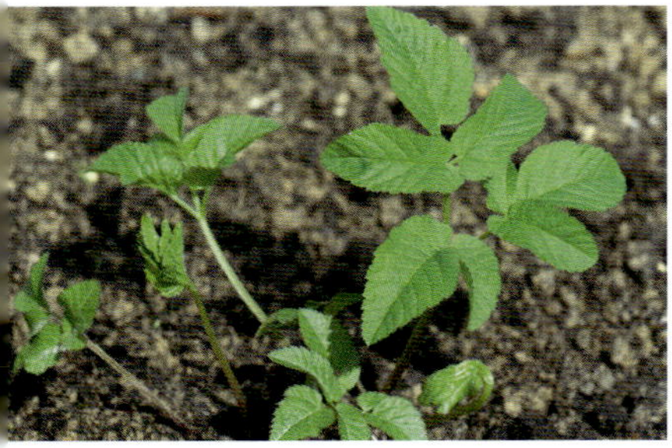

Frühjahrskur mit frischem Giersch

Zum Entwässern und Entgiften über die Nieren trinken Sie über einen Zeitraum von 4 bis 6 Wochen täglich 3 Tassen Gierschtee.

So wird's gemacht:

- 2 Esslöffel frisch zerkleinerten, gewaschenen Giersch mit 200 ml kochendem Wasser übergießen und 5 Minuten ziehen lassen.

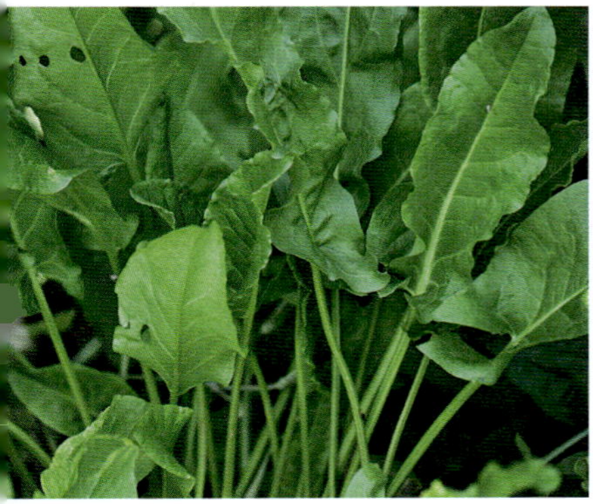

Frühjahrskur zur Blutreinigung

Den entwässernden, blutreinigenden Tee können Sie aus getrockneten oder frisch geernteten Sauerampferblättern herstellen.

So wird's gemacht:

1 2 Esslöffel frische oder 2 Teelöffel getrocknete Sauerampferblätter mit 200 ml kochendem Wasser übergießen und 5 Minuten ziehen lassen.

2 3 Tassen täglich schluckweise trinken (wegen der entwässernden Wirkung nicht vor dem Zubettgehen!).

Entgiften über die Leber:

Leberkur mit Mariendisteltee

Um Leber und Galle zu entlasten und zu stärken, empfiehlt es sich, 2-mal im Jahr – im Frühjahr und im Herbst – eine 4-wöchige Leberkur mit Mariendisteltee durchzuführen. Alternativ können Sie auch auf ein entsprechendes Fertigpräparat (z.B. Solunat Nr. 8 von der Fa. Soluna) zurückgreifen.

So wird's gemacht:

1 1 Teelöffel Mariendistelsamen mit 200 ml kochendem Wasser überbrühen, 10 Minuten ziehen lassen und abseihen.

2 3-mal täglich 1 Tasse heiß und schluckweise trinken (morgens nüchtern, 30 Minuten vor dem Mittagessen und vor dem Schlafengehen).

Mein persönlicher Tipp
Die Neigung zu Myomen geht häufig mit einer Leberschwäche einher. Daher empfehle ich Ihnen, bei entsprechender Disposition zweimal im Jahr eine mehrwöchige Leberkur durchzuführen.

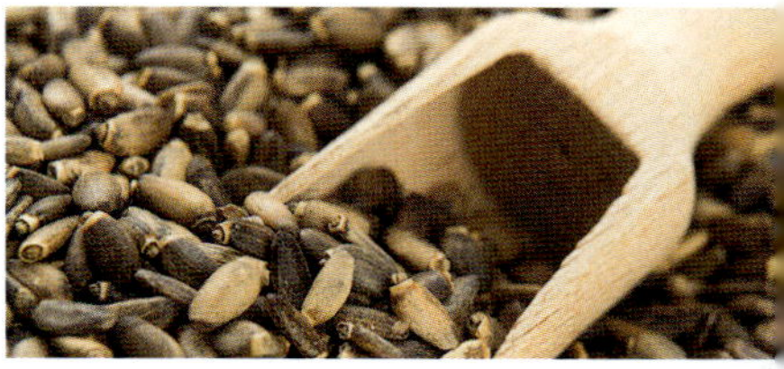

Entgiften über die Haut:

Sanfte Hautreinigung mit Stiefmütterchen-Gänseblümchen-Tee

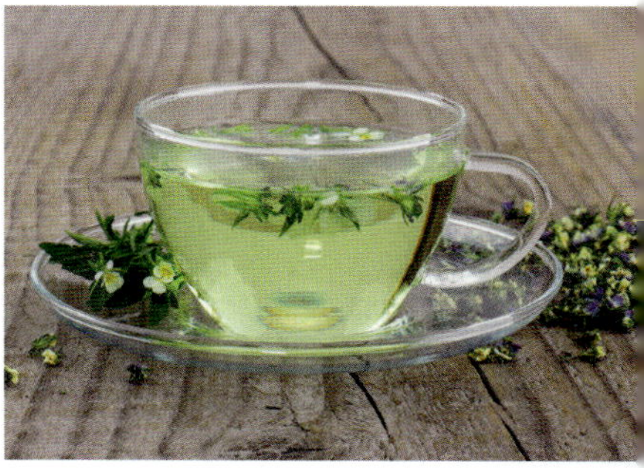

Unser drittes Entgiftungsorgan ist die Haut. Gerade bei Hautunreinheiten lohnt es sich, diesen Weg zu wählen und die Haut bei ihrer vielschichtigen Arbeit zu unterstützen. Dazu empfehle ich Ihnen eine 4- bis 6-wöchige Kur mit Stiefmütterchen-Gänseblümchen-Tee. Durch ihren Wirkstoffgehalt regen Gänseblümchen den gesamten Stoffwechsel an. Sowohl das Gänseblümchen als auch das Stiefmütterchen sind exzellente Hautheilpflanzen.

Das brauchen Sie (jeweils in getrockneter Form):
30 g Stiefmütterchenkraut
20 g Gänseblümchenblüten

So wird's gemacht:

1 Im Kräuterladen mischen lassen oder selber mischen.

2 2 Teelöffel der Mischung mit 200 ml kochendem Wasser überbrühen, 10 Minuten ziehen lassen und abseihen.

3 3-mal täglich 1 Tasse schluckweise trinken.

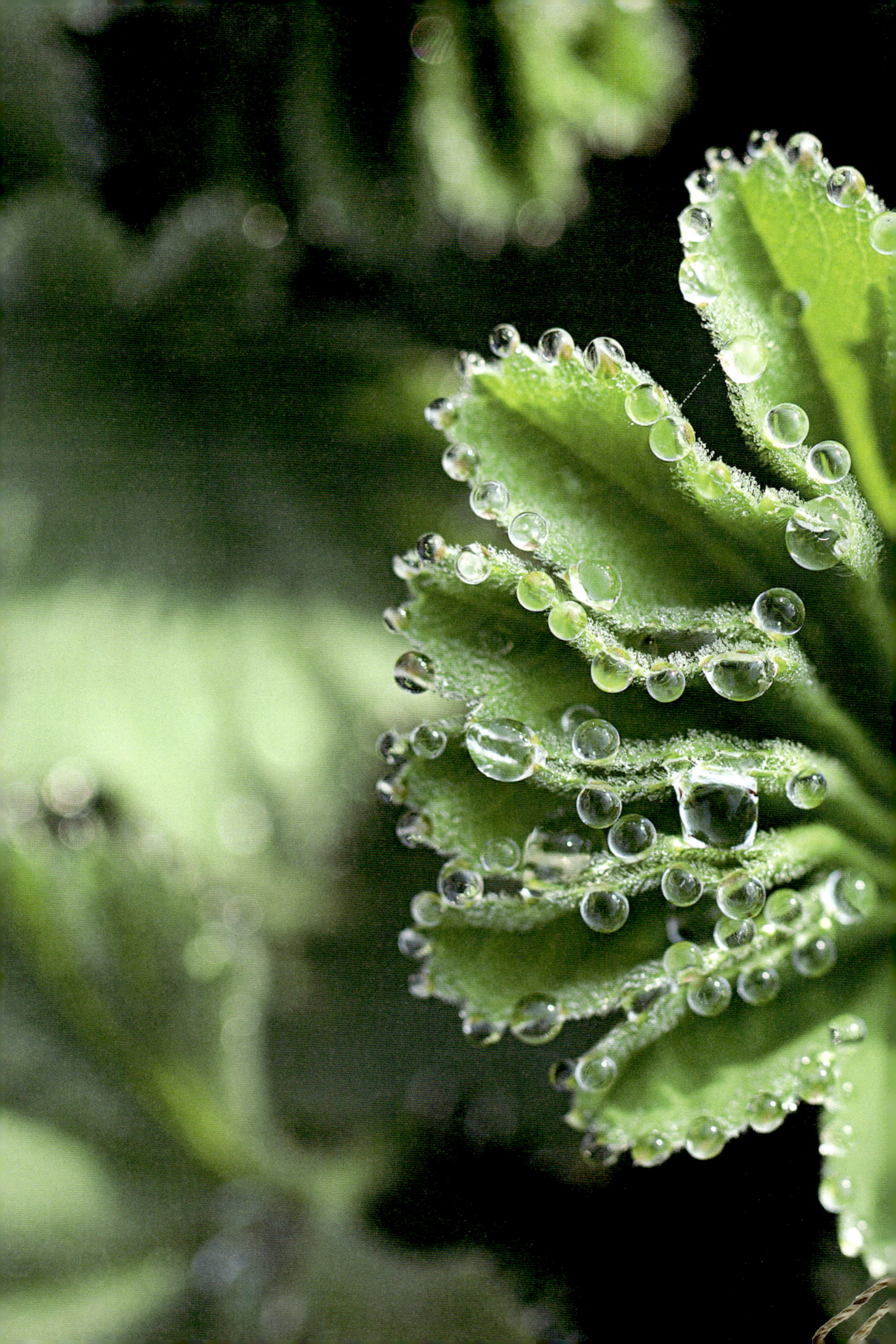

Hormonpflanzen für ein natürliches Gleichgewicht

Heimische Heilkräuter mit hormonähnlicher Wirkung unterstützen Ihren natürlichen Zyklus ohne unerwünschte Nebenwirkungen und helfen dem Körper, in Balance zu bleiben bzw. – z.B. bei Zyklusstörungen, nach der Geburt oder in den Wechseljahren – wieder ins Gleichgewicht zu kommen.

Welche Bedeutung haben Hormone?

»Die Medizin lässt sich nicht auf beide Geschöpfe gleich anwenden. Mit dem Mund kann man das vielleicht, aber nicht mit der Tat. Es gibt ja nur deshalb männliche und weibliche Kräuter in der Welt, weil es auch weibliche und männliche Krankheiten gibt. Man verschreibe also den Männern männliche Arzneien, den Frauen Arzneien, die ihrer Anatomie nach weiblich sind.«

Paracelsus

Der Begriff »Hormon« stammt aus dem Griechischen und heißt so viel wie antreiben, anregen oder in Bewegung setzen. Hormone sind körpereigene Informationsübermittler, sogenannte Botenstoffe, die in diversen Drüsen gebildet und anschließend ins Blut abgegeben werden. Von dort gelangen sie zu speziellen »Andockstellen« auf den Zellen, den Rezeptoren, wo ihre Nachricht gelesen und entsprechend weitergeleitet wird. Hormone sind an der Steuerung zahlreicher lebenswichtiger Körpervorgänge maßgeblich beteiligt, spielen also eine zentrale Rolle im menschlichen Organismus. Das gilt auch für den Zyklus der Frau: Während der fruchtbaren Jahre bereitet sich der weibliche Körper in einem monatlich wiederkehrenden Rhythmus auf die Befruchtung einer Eizelle und deren Einnistung in der Gebärmutter vor. Geregelt wird der Menstruationszyklus durch die weiblichen Geschlechtshormone Östrogen und Progesteron (auch bekannt als Gelbkörperhormon). Beide werden in den Eierstöcken produziert, angeregt durch das follikelstimulierende Hormon (FSH) und das luteinisierende Hormon (LH), die ihre Befehle von der Hirnanhangsdrüse, der Hypophyse, erhalten. Solange das Wechselspiel aller beteiligten Hormone reibungslos funktioniert, läuft der weibliche Zyklus weitestgehend unbemerkt ab. Einzig die monatliche Blutung zeugt von den geheimnisvollen Vorgängen, die sich im Inneren des weiblichen Körpers abspielen. Zwar handelt es sich bei dem Hormonsystem um einen Regelkreis, dessen einzelne Komponenten auf wunderbare Weise aufeinander abgestimmt sind. Dennoch kann es immer wieder zu Störungen kommen, die das Zusammenwirken der einzelnen Hormone betreffen. Die Ursachen können körperlicher oder seelischer Natur sein und ihre Auswirkungen sich durch unterschiedlichste Symptome bemerkbar

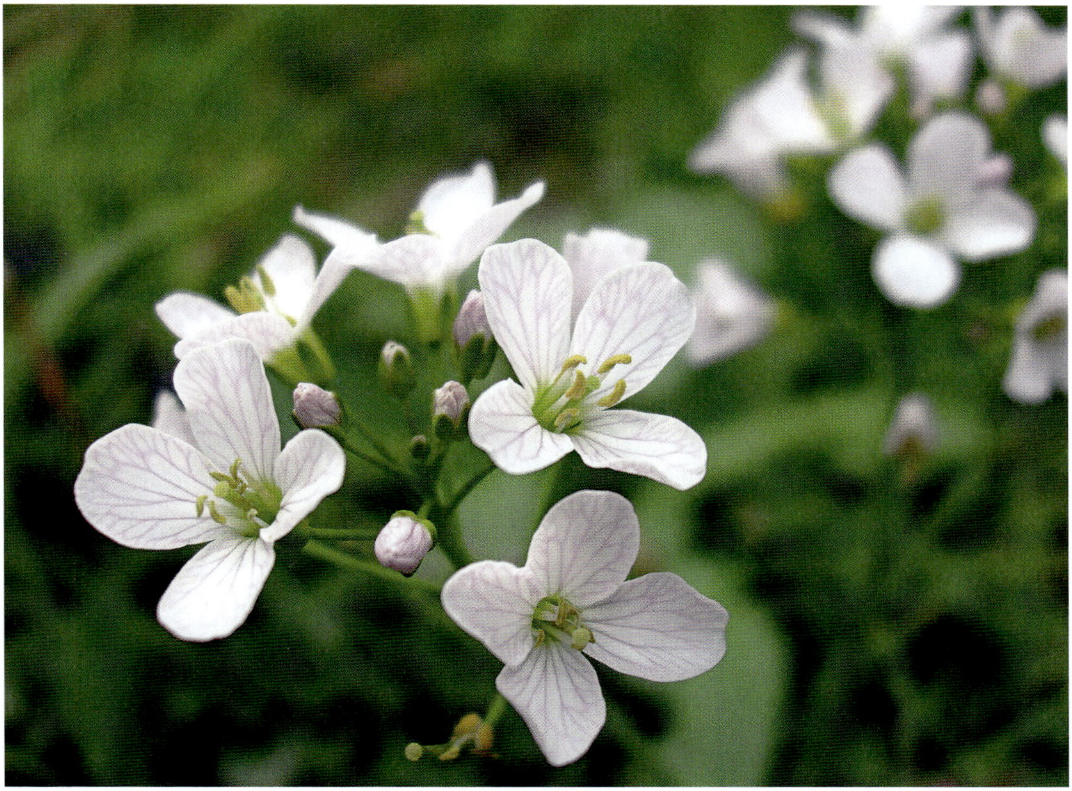

machen. Einige von ihnen werden Sie vielleicht aus eigener Erfahrung kennen oder bei Freundinnen beobachtet haben. Dazu zählen beispielsweise das Prämenstruelle Syndrom (PMS), Menstruationsbeschwerden, Zyklusstörungen, ungewollte Kinderlosigkeit, Beschwerden während Schwangerschaft, Geburt und Stillzeit sowie Wechseljahresbeschwerden. In all diesen Fällen bieten sich Pflanzen mit hormoneller Wirkung als sanfte Regulatoren an, um das gestörte hormonelle Gleichgewicht wieder ins Lot zu bringen. Im Gegensatz zur schulmedizinischen Hormonersatztherapie, die aufgrund ihres erhöhten Risikos für Herz-Kreislauf-Erkrankungen oder Brustkrebs stark in Verruf geraten ist, gehen von den Pflanzenhormonen keine gesundheitlichen Gefahren aus, zumal die meisten Pflanzen lediglich eine hormonähnliche Wirkung entfalten und milder sind als synthetisch hergestellte Hormone. Eine Ausnahme bildet der Granatapfel, dessen Samen reines Östron enthalten, ein schwach wirksames Östrogen, das aber keine Krebsgefahr darstellt – im Gegenteil: Neuere Studien belegen sein antioxidatives, krebsprotektives Potenzial. Sie können also bedenkenlos auch fertige Granatapfelpräparate gegen Wechseljahresbeschwerden einnehmen.

Was versteht man unter Phytohormonen?

Zu den Phyto-(Pflanzen-)Hormonen zählen sämtliche Pflanzeninhaltsstoffe, die eine hormonartige Wirkung haben, die meisten von ihnen sind östrogenartig, einige aber auch progesteronähnlich. Bei den Phytoöstrogenen handelt es sich um sekundäre Pflanzenstoffe, die den körpereigenen Östrogenen in ihrer Struktur ähneln und daher an den gleichen Zellrezeptoren andocken wie diese. Sie werden in drei Gruppen unterteilt: Isoflavone, Lignane und Coumestane. Zu den Pflanzen mit östrogenähnlicher Wirkung zählen Salbei, Rotklee, Traubensilberkerze und Muskatellersalbei, um nur einige Beispiele zu nennen. Pflanzen mit progesteronähnlicher Wirkung sind Frauenmantel, Mönchspfeffer, Nachtkerze, Tigerlilie und Yamswurzel.

Da Phytohormone in der Pflanze meist in einer inaktiven Vorstufe vorliegen, bedarf es einer intakten Darmflora, um diese aufzuschließen und Ihrem Organismus verfügbar zu machen. Pflanzliche Hormone wirken schwächer als körpereigene Hormone, weshalb sie eine mild ausgleichende Wirkung haben. Bei Beschwerden aufgrund eines manifesten Östrogen- oder Progesteronmangels reichen daher Phytohormone alleine oft nicht aus. Das gilt z. B. für anhaltende starke Blutungen in den Wechseljahren aufgrund eines relativen Östrogenüberschusses. In diesem Fall kann es erforderlich sein, vorübergehend ein Progesteronpräparat einzunehmen. Ihr Frauenarzt wird Sie entsprechend beraten. Als erste und unterstützende Maßnahme bei Zyklusstörungen oder hormonell bedingten Menstruationsbeschwerden sind Phytohormone allerdings eine gute Wahl, da sie Ihren Organismus nicht belasten.

Nun haben Sie alle wichtigen Hintergrundinformationen und können in die Praxis einsteigen. Sie werden sehen, dass die Natur für all Ihre kleineren oder größeren Beschwerden das richtige heimische Heilkraut bereithält. Falls Sie sich trotz sorgfältig ausgewählter Kräuter nicht deutlich besser fühlen, zögern Sie bitte nicht, einen Arzt oder Heilpraktiker aufzusuchen, der Sie auf Ihrem Weg in Richtung Heilung begleitet und unterstützt.

Echter Alant

Der Alant *(Inula helenium)* aus der Familie der Korbblütengewächse (Asteraceae, Compositae) wurde bereits in der Antike als Heil- und Gewürzpflanze verwendet. Schon der berühmte Arzt und Begründer der wissenschaftlichen Medizin Hippokrates (460–370 v. Chr.) lobte seine Wurzel als Arzneitrank für die Gebärmutter. Im Mittelalter wurde Alantwein gegen alle möglichen Beschwerden getrunken. Der Name »Inula« leitet sich vom griechischen Wort »hinaein« ab, was so viel heißt wie »reinigen«. Der Zusatz »helenium« ist ebenfalls griechischen Ursprungs und bedeutet »Sonne«, ein deutlicher Bezug zu den gelben Blüten, die wie kleine Sonnen aussehen. Der Sage nach soll die imposante Staude mit den leicht zerzausten Blüten aus den Tränen der griechischen Göttin Helena hervorgegangen sein, als diese bitterlich um ihren Geliebten weinen musste.

Inhaltsstoffe und ihre Wirkung

Beachtlich sind nicht nur ihre Ausmaße – die Sonnenstaude mit den großen, länglichen, an der Unterseite filzig behaarten Blättern erreicht eine Höhe von maximal drei Metern –,

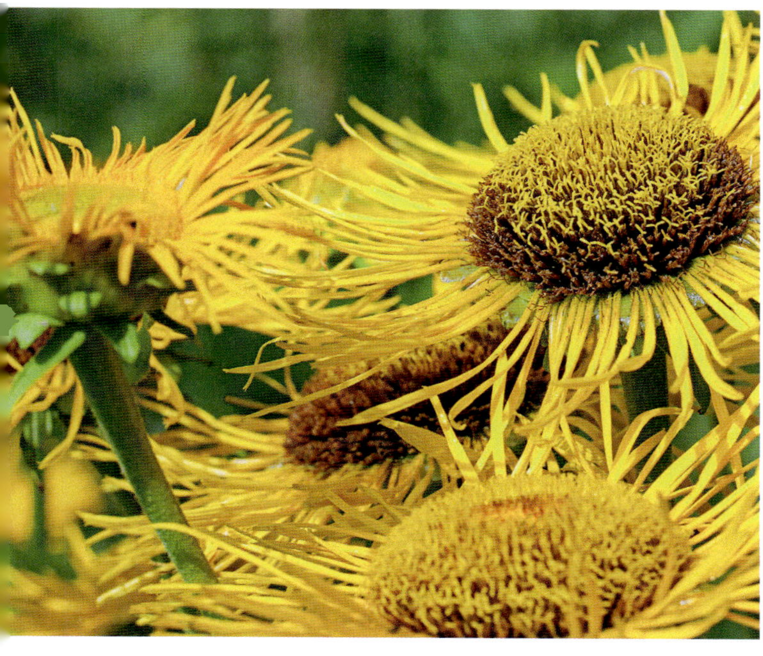

Eine Bitte an Sie

Da der Alant wild kaum noch vorkommt, sollten die verbleibenden Bestände möglichst geschont werden. Er lässt sich aber gut im eigenen Garten anbauen oder als Trockenware im Kräuterhandel und in der Apotheke beziehen. Das ätherische Öl oder die Urtinktur sind ebenfalls im Fachhandel erhältlich.

Darauf sollten Sie achten

Wenn Sie eine Allergie auf Korbblütler haben, sollten Sie den Alant phytotherapeutisch nicht anwenden. Homöopathisch ab C30 besteht dagegen keine Gefahr. Während einer Schwangerschaft sollten Sie auf die Einnahme von Alant ebenfalls verzichteen, da er vorzeitige Wehen auslösen kann. Das gilt auch für homöopathische Tiefpotenzen unter C30.

Auf einen Blick

Der Alant ist eine der wichtigsten heimischen Pflanzen bei vorzeitiger Menopause und den damit einhergehenden Beschwerden. Und er kann das Wachstum von Brustkrebs zumindest verlangsamen.

sondern auch ihre heilkräftige Wurzel. Diese enthält reichlich Inulin, eine schleimartige Substanz, die bei Husten lindernd und beruhigend wirkt. Sobald die Staude den Kinderschuhen entwachsen ist und ein Alter von mindestens drei Jahren erreicht hat, wird die Wurzel im Frühjahr oder Herbst bei abnehmendem Mond ausgegraben und getrocknet. Neben weiteren Inhaltsstoffen enthält sie auch Bitterstoffe, ein ätherisches Öl und Beta-Sitosterol – einen sekundären Pflanzenstoff mit hormonähnlicher Wirkung. Wie der volkstümliche Name »Brustalant« bereits nahelegt, wird *Inula helenium* in erster Linie als Heilmittel bei Lungen- und Bronchialbeschwerden genutzt. Aufgrund seiner Bitterstoffe findet der Alant aber auch Verwendung bei Verdauungsstörungen. Zudem wird ihm eine leicht antibiotische und desinfizierende Wirkung zugesprochen. Die enthaltenen Phytohormone machen ihn darüber hinaus interessant für die Frauenheilkunde. Als homöopathisches Mittel wird *Inula helenium* in erster Linie bei trockenem Husten mit heftigem Kitzeln im Kehlkopf oder bei Husten mit reichlich dickem Auswurf verordnet.

So hilft der Alant Ihnen als Frau

Die enthaltenen Phytohormone machen den Alant zu einem wertvollen Begleiter während der Wechseljahre. Kurmäßig über einen längeren Zeitraum angewendet, kann ein Tee aus der getrockneten Wurzel dazu beitragen, eine vorzeitig versiegte Menstruationsblutung zu neuem Leben zu erwecken. Bei leichten Wechseljahresbeschwerden mit verstärkter Schweißneigung können Sie ihn regulierend einsetzen. Eine weitere wichtige Indikation sind hormonell bedingte Kopfschmerzen, Kreislaufbeschwerden und Konzentrationsstörungen, die mit dem Ausbleiben der Menses zusammenhängen. Aufgrund seiner bindegewebsstärkenden Eigenschaften wirkt sich der Alant zudem positiv auf Senkungsbeschwerden aus. Interessant ist auch die wachstumshemmende Wirkung auf Tumore, die dem Alant attestiert wird. Frauen mit genetischer Disposition für Brustkrebs wird geraten, ab der Menopause regelmäßig Kuren mit Präparaten aus der Alantwurzel durchzuführen, z.B. in Form von Alant-Urtinktur (tgl. 10 Tropfen pur oder in Wasser).

* * * Rezepte * * *

Menstruationsfördernder Tee

Der Tee aus der getrockneten Wurzel des Alant eignet sich für Frauen, deren Menstruation bereits deutlich vor dem 40. Lebensjahr unregelmäßig auftritt und immer mal wieder ausbleibt.

So wird's gemacht:

1. 1 Teelöffel getrocknete Alantwurzel mit 200 ml kochendem Wasser überbrühen und 10 Minuten ziehen lassen.
2. Jeweils ab Zyklusmitte 2 Tassen täglich trinken.

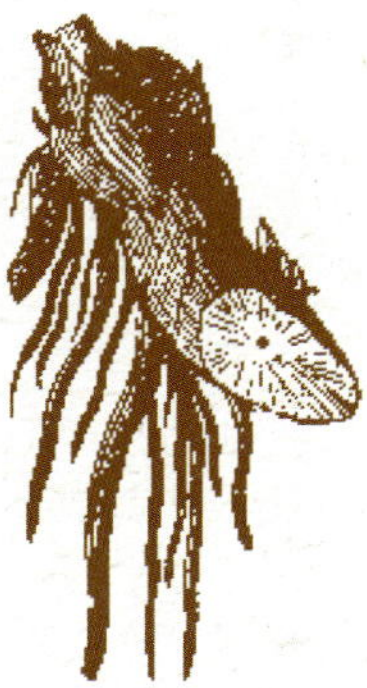

Bewährte Hustenmischung

Das brauchen Sie (jeweils in getrockneter Form):
20 g Alantwurzel
25 g Thymiankraut
5 g Schlüsselblumenwurzel

So wird's gemacht:

1. Im Kräuterladen mischen lassen oder selber mischen.
2. Davon 1 Teelöffel mit 200 ml kaltem Wasser ansetzen und zum Kochen bringen, etwa ½ Minute sieden lassen, dann abseihen.
3. Bei Husten 3 Tassen täglich mit etwas Honig gesüßt trinken.

Brennnessel

Darauf sollten Sie achten
Brennnesseln enthalten Histamin – wenn Sie empfindlich auf Histamin reagieren, sollten Sie vorsichtig mit der Dosierung sein und diese langsam steigern.

Die Heilkräuterkundigen Roger und Hildegard Kalbermatten haben sehr gute Erfahrungen mit der Brennnessel als Basistherapeutikum bei Allergien gemacht. Falls Sie wie so viele Menschen heutzutage unter einer Allergie leiden, kann Ihnen die Brennnessel dabei helfen, die fehlgeleitete Abwehr Ihres Körpers wieder ins Gleichgewicht zu bringen. Dazu eignen sich sämtliche Darreichungsformen vom Tee bis zum Smoothie. Nicht zu vergessen die blutreinigenden Eigenschaften der Nessel – hier ist sie nahezu unschlagbar. Während in der Pflanzenheilkunde vor allem die große Brennnessel *(Urtica dioca)* zum Einsatz kommt, wird das homöopathische Mittel aus der kleinen Brennnessel *(Urtica urens)* hergestellt. Diese sticht und brennt wesentlich stärker als ihre große Schwester. Und so ist es nicht weiter verwunderlich, dass die Brennnessel als homöopathisches Mittel häufig bei allergischen Hauterscheinungen mit brennenden, beißenden Quaddeln angewendet wird, z.B. nach überschießenden Reaktionen auf Insektenstiche.

(Eine ausführliche Beschreibung der Brennnessel finden Sie im Kapitel »Heimische Superfoods«).

So hilft die Brennnessel Ihnen als Frau

Neben ihren zahlreichen bereits beschriebenen gesundheitsfördernden Wirkungen gehört die Brennnessel auch zu den hormonhaltigen Pflanzen und hat einen festen Platz in der Frauenheilkunde. So enthält ihre Wurzel neben anderen Inhaltsstoffen auch Sitosterol und Lignane, beides Phytohormone, die einen positiven Einfluss auf den weiblichen Unterleib ausüben und die Fähigkeit erhöhen, einen lustvollen Orgasmus zu erleben. Aufgrund ihrer antiöstrogenen Wirkung kann die Brennnesselwurzel unterstützend eingesetzt werden, um Myome zum Schrumpfen zu bringen, ein Problem, unter dem viele Frauen leiden. In erster Linie hilft die Brennnessel jedoch Frauen, die infolge starker Menstruations- und/oder Myomblutungen bzw. nach einer schweren Geburt oder Operation mit erheblichem Blutverlust unter Eisenmangel leiden. Dazu eignen sich Brennnesseltee, der Saft aus der frischen Pflanze (Presssaft), erhältlich in Naturkostläden oder im Reformhaus, sowie Brennnessel-Urtinktur. Wenn Sie unter Blutarmut leiden, die häufig mit starker Müdigkeit und Erschöpfung einhergeht, nehmen Sie 2- bis 3-mal täglich 5 Tropfen der Urtinktur pur oder in Wasser ein. Den Presssaft dosieren Sie nach Herstellerempfehlung, und von dem Tee trinken Sie 2 bis 3 Tassen über den Tag verteilt (siehe unten). Den höchsten Eisengehalt haben die jungen Brennnesselblätter im April oder Mai, geerntet bei zunehmendem Mond. In potenzierter Form hilft die Brennnessel bei juckenden, brennenden Ekzemen im Genitalbereich, die mit einer Schwellung einhergehen.

Auf einen Blick

Bei Blutarmut und Eisenmangel führt kein Weg an der Brennnessel vorbei. Hier ist sie absolut unschlagbar. Das Gleiche gilt für ihre blutreinigenden Qualitäten.

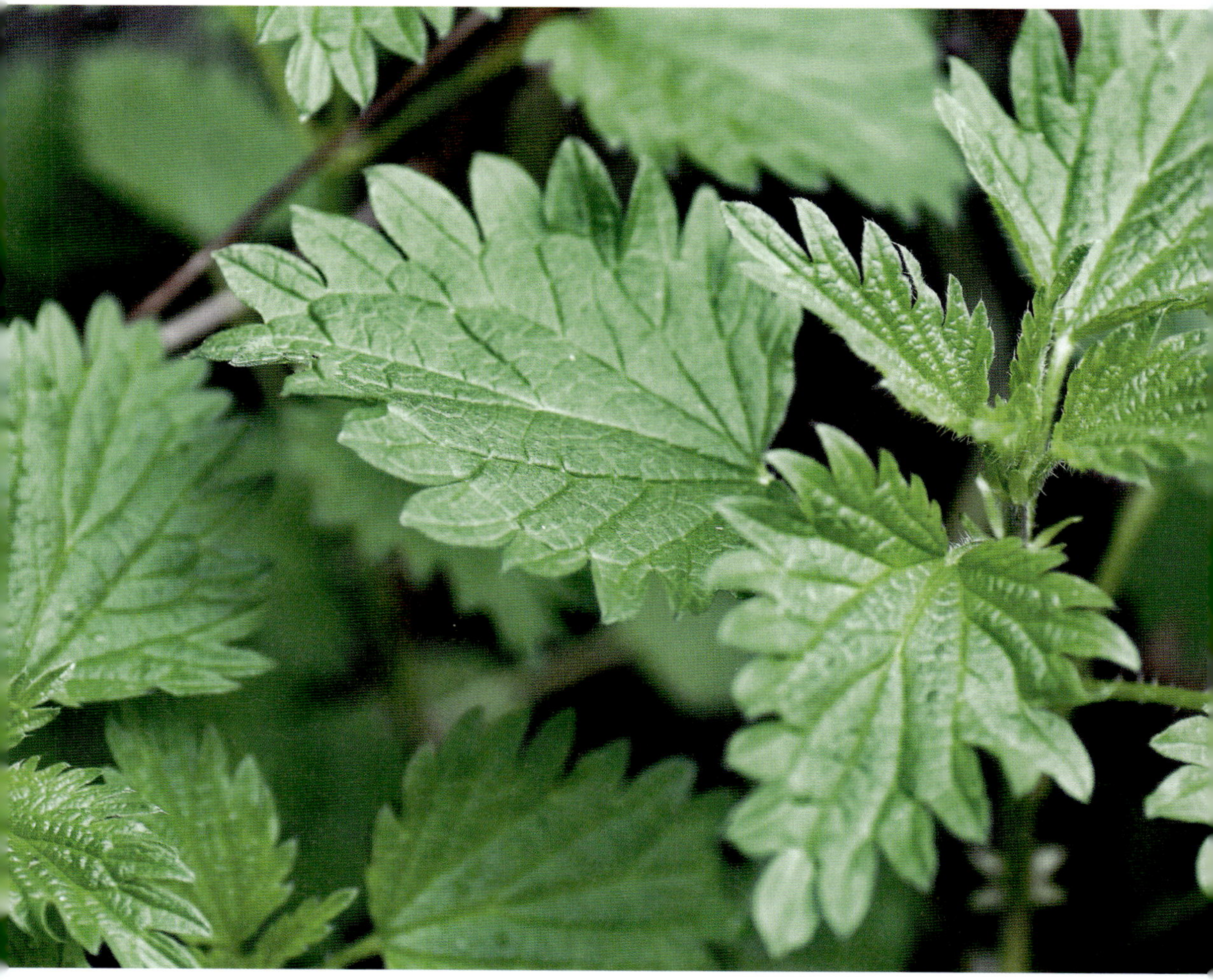

✲✲✲ Rezepte ✲✲✲

Brennnessel-Urtinktur

Das brauchen Sie:
frisches Brennnesselkraut
Trinkalkohol 40 %
Braunfläschchen à 50 ml (aus der Apotheke)

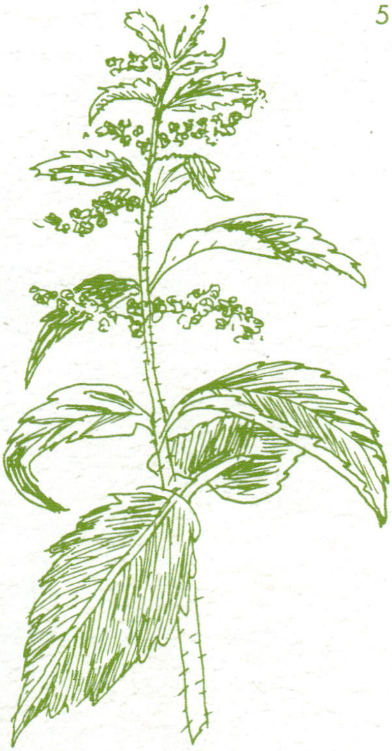

So wird's gemacht:

1 Frisch gesammeltes Kraut sorgfältig verlesen, waschen, trocken tupfen und mit einem Messer möglichst klein schneiden.
2 Den Pflanzenbrei in ein sauberes Schraubglas geben und bis zum Rand mit Alkohol auffüllen (Mischungsverhältnis etwa 1 : 1).
3 Das verschlossene Glas für mindestens 6 Wochen an einen dunklen, zimmerwarmen Ort stellen und dabei mehrfach schütteln.
4 Danach die fertige Tinktur abseihen, in die sauberen Braunfläschchen abfüllen und beschriften.
5 Dunkel und kühl gelagert hält die Tinktur mindestens ein Jahr.

Teemischung bei Myomblutungen

Diese Teemischung empfehle ich Ihnen, wenn Ihre Periode aufgrund großer Myome sehr stark ist. Sie enthält blutflusshemmende und progesteronartig wirkende Pflanzen sowie die Brennnessel zur Regeneration Ihres Eisenspiegels.

Das brauchen Sie (jeweils in getrockneter Form):
20 g Brennnesselkraut
40 g Frauenmantelkraut
20 g Hirtentäschelkraut
20 g Schafgarbenkraut

So wird's gemacht:

1. Im Kräuterladen mischen lassen oder selber mischen.
2. Von der Mischung 2 Teelöffel mit 200 ml kochendem Wasser überbrühen und 10 Minuten zugedeckt ziehen lassen, abseihen und über den Tag verteilt 2 bis 3 Tassen trinken.

Mein persönlicher Tipp

Wenn Sie etwas frisch gepresste Zitrone in den Tee geben, wird das Eisen vom Körper besser aufgenommen. Bei Bedarf können Sie den Tee auch mit Honig süßen.

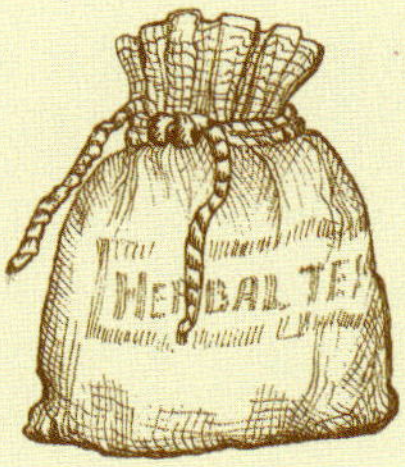

Hätten Sie's gewusst?

Myome sind östrogenabhängig, das heißt, ihr Wachstum wird durch die Einnahme entsprechender Hormonpräparate (z. B. der Pille), aber auch durch östrogenwirksame Umweltgifte wie Pestizide, Insektizide oder Weichmacher in Kunststoffen angeregt. Sinkt der Östrogenspiegel, wie dies im Zuge der Wechseljahre der Fall ist, dann schrumpfen auch die Myome. Bis dahin können Sie mit naturbelassener Ernährung und der gezielten Einnahme progesteronartig wirkender Heilpflanzen gegensteuern. Dazu zählen Mönchspfeffer, Frauenmantel und Yamswurzel.

Weitere Brennnesselrezepte finden Sie im Kapitel »Heimische Superfoods«.

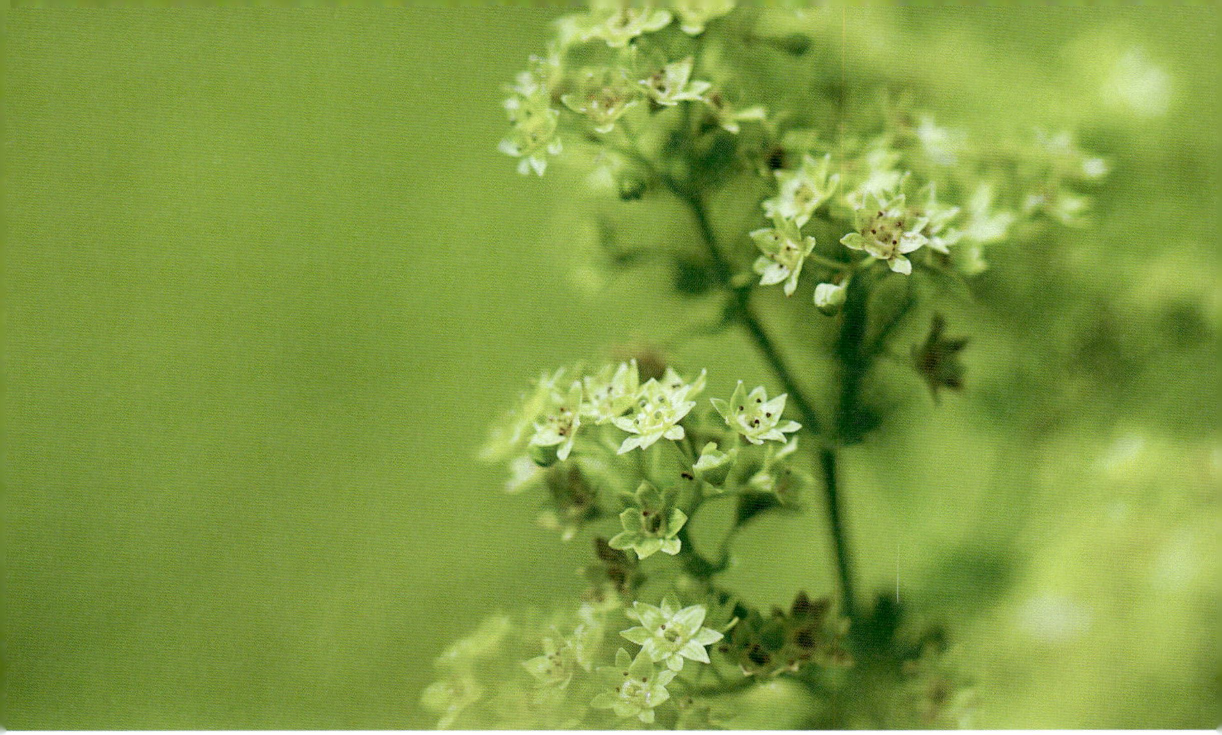

Frauenmantel

Alchemilla vulgaris, der Frauenmantel, hat im Volksmund viele Namen: Marienmantel, Sinnau, Taubecher, Taurose, Tauschüsselchen, Venusmantel und andere mehr. Doch einer ist besonders treffend: Allerfrauenheil. Es gibt wohl kaum eine Pflanze, die sich so positiv auf sämtliche Lebensphasen der Frau auswirkt wie der Frauenmantel aus der Familie der Rosaceae, der Rosengewächse. Wie ein schützender Umhang umhüllt er Körper und Seele und ist damit ein zuverlässiger Begleiter, der in keiner Hausapotheke fehlen sollte.

Die Alchemilla, was so viel heißt wie Zauberkraut, ist eine ausdauernde, eher genügsame Staude, die geringe Ansprüche an ihren Standort stellt. Die rundlichen, leicht gefalteten Blätter mit dem gezackten Rand erinnern an einen Mantel oder Umhang, die zarten, hellgrünen Blüten sind unscheinbar und wirken zerbrechlich. Sie blühen von Mai bis September. Gesammelt werden Blätter und Blüten im Frühjahr und Sommer bei zunehmendem Mond. Die volkstümlichen Namen Taubecher, Taurose oder Tauschüsselchen rühren daher, dass sich am Morgen nach einer kühlen Nacht Tautropfen an den Blättern sammeln. Außerdem befinden sich an den gezackten Blatträndern winzige Drüsen, die überschüssiges Wasser ausscheiden, das dann wie Tautropfen auf den Zacken sitzt und einst von Alchemisten zu heilkräftigen Elixieren verarbeitet wurde.

Inhaltsstoffe und ihre Wirkung

Das Kraut enthält vor allem Gerbstoffe, Flavonoide, Carotinoide, Kieselsäure, etwas Salicylsäure und Phytosterine – pflanzliche Hormone mit progesteronartigen Eigenschaften. Damit wirkt die Alchemilla krampflösend, entzündungshemmend, antirheumatisch, antibakteriell, antiviral, fungizid und blutgerinnungsfördernd. Ihre progesteronähnliche Wirkung macht sie zur bewährten Helferin für Zyklusbeschwerden aller Art. Vor allem in den Wechseljahren ist die Alchemilla unverzichtbar, wenn es vorübergehend zu einem relativen Östrogenüberschuss kommt, weil aufgrund fehlender Eisprünge zu wenig Progesteron gebildet wird.

So hilft die Alchemilla Ihnen als Frau

In der Gynäkologie ist der Frauenmantel ein echter Allrounder. Während er in der ersten Zyklushälfte den Eisprung anregt, die Empfängnisfähigkeit erhöht und sich positiv auf die Libido auswirkt, reguliert er in der zweiten Zyklushälfte aufgrund seiner progesteronähnlichen Wirkung die Aktivität der Gelbkörperhormone – der Gegenspieler der Östrogene. Bei Frauen, die auf die Wechseljahre zusteuern oder unter Dauerdruck stehen, macht sich ein Mangel an Progesteron oftmals durch prämenstruelle Stimmungsschwankungen, Heißhungerattacken sowie Wassereinlagerungen in Bauch und Brust bemerkbar. Gelbkörperschwäche ist zudem ein häufiger Grund für unerfüllten Kinderwunsch. Auch hier kann Stress oder eine Schilddrüsenfehlfunktion dahinterstecken. Bei all diesen Unregelmäßigkeiten wirkt die Alchemilla sanft ausgleichend. Zudem beugt sie schmerzhaften Regelkrämpfen vor oder lindert diese auf sanfte Weise. In der Volksheilkunde wurde der Frauenmantel zur Vermeidung von Fehlgeburten und zur Kräftigung der Geburtsorgane eingesetzt. Ein weiteres wichtiges Einsatzgebiet der Alchemilla sind östrogenbedingte Beschwerden wie Myome oder Eierstockzysten. Kurmäßig angewendet, kann der Frauenmantel dazu beitragen, dass sich Myome zurückbilden. Zudem beeinflusst er starke Myom- und Zystenblutungen günstig. Sie können die Alchemilla als Tee oder Tinktur zu sich nehmen. In beiden Fällen

Mein persönlicher Tipp
Wenn Sie einen auffälligen PAP-Wert von Ihrem Frauenarzt diagnostiziert bekommen, empfehle ich Ihnen, möglichst auf Tampons zu verzichten und stattdessen Binden, Wattevorlagen oder Mensschwämmchen (aus Naturschwamm) zu verwenden. Letztere sind sehr angenehm zu tragen und werden mehrfach täglich mit Wasser ausgewaschen, vor jedem neuen Zyklus in Alkohol oder Essigwasser (im Verhältnis 1 : 2) gelegt und damit keimfrei gemacht. Mehr dazu erfahren Sie im Kapitel »Wellness mit Frauenkräutern«.

zeugt das feine, blumige Aroma von der sanften, aber tiefen Wirkung des Rosengewächses. Um einen deutlichen Effekt zu erzielen, müssen Sie die Alchemilla allerdings über viele Wochen täglich einnehmen.

Aufgrund ihres antimikrobiell wirkenden Gerbstoffgehalts kann die Pflanze äußerlich bei Scheidenentzündungen oder unklarem Fluor eingesetzt werden. Hier empfehle ich Ihnen Sitzbäder mit Frauenmanteltee oder Kuren mit Vaginalzäpfchen, die Frauenmantel-Urtinktur enthalten.

Die antivirale Wirkung der Alchemilla können sich Frauen mit auffälligen PAP-Werten, ausgelöst durch Herpes- oder Papillomaviren, zunutze machen. Dazu führen Sie über mindestens 4 Wochen täglich Joghurtanwendungen mit Alchemilla-Fluidextrakt durch (2 TL Joghurt und 1 TL Alchemilla-Fluidextrakt). Ein Fluidextrakt ist konzentrierter als eine Tinktur, hat also einen höheren Wirkstoffgehalt.

Seine gewebekräftigenden Eigenschaften stellt die Alchemilla bei der Behandlung der Altersblasenschwäche unter Beweis. Hierzu müssen Sie das Kraut kurmäßig über längere Zeit (4 bis 6 Wochen) innerlich als Tee oder Tinktur und äußerlich in Form von Sitzbädern oder Scheidenspülungen mit dem lauwarmen Tee anwenden.

Auf einen Blick
Aufgrund seiner progesteronähnlichen Wirkung ist der Frauenmantel eine der wichtigsten Heilkräuter bei Wechseljahresbeschwerden durch Gelbkörpermangel, aber auch bei Myomen und Vaginalinfekten. Damit ist er der Allrounder unter den Frauenheilkräutern.

*** Rezepte ***

Alchemilla-Urtinktur

Bei starken Blutungen oder Tonusschwäche von Gebärmutter oder Blase nehmen Sie kurmäßig über 6 bis 8 Wochen 2-mal täglich 10 Tropfen pur oder in Wasser ein.

Das brauchen Sie:
frisches Frauenmantelkraut
Trinkalkohol 40 %
Braunfläschchen à 50 ml (aus der Apotheke)

So wird's gemacht:

1. Das frisch gesammelte Kraut (Blätter und Blüten) sorgfältig verlesen, waschen, trocken tupfen und mit einem Messer möglichst klein schneiden.
2. Den Pflanzenschnitt in ein sauberes Schraubglas geben und bis zum Rand mit Alkohol auffüllen (Mischungsverhältnis etwa 1 : 1).
3. Das verschlossene Glas für mindestens 6 Wochen an einen dunklen Ort stellen und dabei mehrfach schütteln.
4. Danach die fertige Tinktur abseihen, in die sauberen Braunfläschchen abfüllen und beschriften.
5. Dunkel und kühl gelagert hält die Tinktur mindestens ein Jahr.

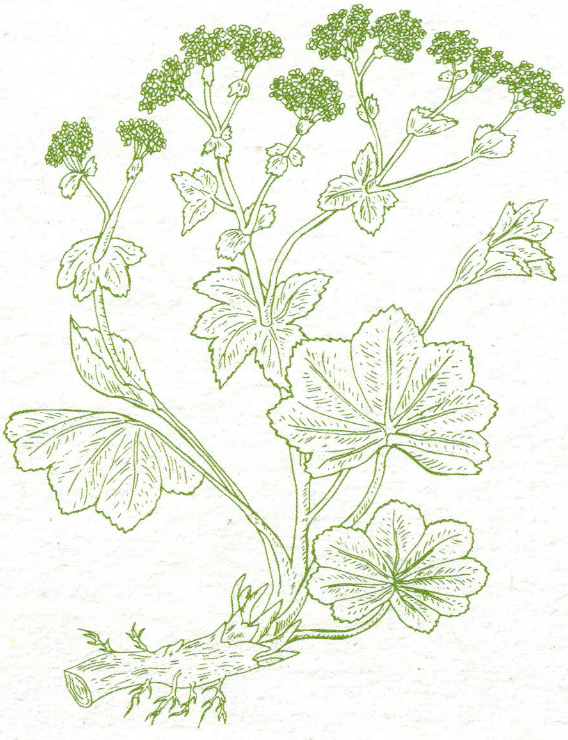

Alchemilla-Vaginalzäpfchen

Wenn Sie unter einer akuten Scheidenentzündung leiden, führen Sie 1 Woche lang täglich 1 bis 2 Zäpfchen ein. Im Falle chronischer Beschwerden wie Zellveränderungen (PAP II/III), anhaltenden Entzündungen oder Muttermundgeschwüren (bitte unbedingt nach ärztlicher Abklärung!) empfiehlt sich eine kurmäßige Anwendung über 4 Wochen. Auch wenn Sie unter Beschwerden infolge einer Gebärmuttersenkung leiden, können Sie die Zäpfchen begleitend einsetzen. In diesem Fall genügen in der Regel 2 Zäpfchen pro Woche.

Das brauchen Sie:

18 g Zäpfchenmasse (aus der Apotheke)
2 ml Alchemilla-Urtinktur (Rezept siehe S. 77)
2 Tropfen ätherisches Rosenöl oder Rosengeranienöl
Kunststoffhüllen für Zäpfchen (aus der Apotheke)

So wird's gemacht:

1 Die Zäpfchenmasse im Wasserbad langsam erhitzen.
2 In die vollständig verflüssigte Masse unter ständigem Rühren die Alchemilla-Urtinktur und das ätherische Öl geben.
3 Die fertige Mischung in die Zäpfchenhüllen gießen und fest werden lassen.
4 Im Kühlschrank sind die Zäpfchen einige Monate haltbar.

Darauf sollten Sie achten

Während der Schwangerschaft sollten Sie Vaginalzäpfchen ohne Vitamin A verwenden, die Sie ebenfalls bei der Limes-Apotheke bestellen können.

Mein persönlicher Tipp

Alternativ können Sie fertige Vaginalzäpfchen bei der Limes-Apotheke in Pohlheim online bestellen. Diese enthalten Rosenöl türkisch und Geranienöl, Retinolpalmitat (Vitamin A), Urtinkturen von Frauenmantel, Ringelblume, Sanikel und Taubnessel sowie kolloidales Silber D5. Das Vitamin A besitzt die Fähigkeit, Zellschäden, die durch Viren oder Umweltgifte hervorgerufen wurden, zu reparieren. Die Eversbusch-Apotheke in München fertigt Vaginalzäpfchen nach Ihren individuellen Wünschen an. Nicht alle Apotheken verfügen über die nötigen Zutaten zur Herstellung von Vaginalzäpfchen, daher habe ich im Anhang einige aufgeführt, bei denen Sie bekommen, was Sie brauchen.

Alchemilla-Vaginalspülung

Diese antientzündliche, antibakterielle, antimykotische und antivirale Mixtur, die überdies noch wundheilend und reizlindernd wirkt, zwingt sämtliche Keime in die Knie und hat schon so manches Antibiotikum überflüssig gemacht.

Das brauchen Sie:
je 1 Handvoll getrocknetes Frauenmantelkraut, Taubnesselkraut und -blüten, Calendulablüten sowie einige getrocknete Walnussblätter
ätherisches Schafgarbenöl

So wird's gemacht:

1. Kräuter, Blüten und Walnussblätter mit kochendem Wasser überbrühen, 10 Minuten ziehen lassen und abseihen.
2. Den fertigen Tee abkühlen lassen, bis er körperwarm ist, dann 3 Tropfen von dem ätherischen Öl dazugeben.
3. Bis zum Abklingen der Beschwerden täglich 1-mal Spülungen mit einer Vaginaldusche durchführen, am besten in der Dusche oder über der Toilette.

Hätten Sie's gewusst?

Die Blätter des Walnussbaumes *(Juglans regia)* sind besonders gerbstoffreich, was sie zu einem überaus wirksamen Heilmittel bei Pilzinfektionen, z. B. im Vaginalbereich, macht. Sie werden zur Spülung bei entzündeter Schleimhaut eingesetzt, aber auch innerlich als Tee bei Magen-Darm-Infekten.

Teemischung bei akuter Blasenentzündung

Diese hochwirksame Teemischung ist ideal bei akuten oder wiederkehrenden Harnwegsinfekten.

Das brauchen Sie (jeweils in getrockneter Form):
Frauenmantelkraut
Goldrutenkraut
Schafgarbenkraut

So wird's gemacht:

1. Zu gleichen Teilen im Kräuterladen mischen lassen oder selber mischen.
2. Davon 2 Teelöffel mit 200 ml kochendem Wasser überbrühen, 5 bis 10 Minuten ziehen lassen und abseihen.
3. Maximal 5 Tassen täglich von der Teemischung und zusätzlich reichlich Wasser trinken. Auf warme Füße achten und vor dem Schlafengehen ein durchwärmendes Fußbad machen.

Hirtentäschelkraut

Capsella bursa-pastoris, das Hirtentäschelkraut oder Hirtentäschchen aus der Familie der Kreuzblütengewächse (Brassicaceae), wird im Volksmund wegen seiner Verwandtschaft zum Gartensenf auch Bauernsenf genannt. Die volkstümliche Bezeichnung Blutkraut verweist auf seine blutstillenden Eigenschaften, und andere Namen wie Beutelschneider, Herzelkraut, Säckelekraut oder Täscherlkraut auf die Form seiner Früchte, die wie herzförmige Beutelchen aussehen. Sie erinnern an die ledernen Taschen, die Hirten in früheren Zeiten mit auf die Weide nahmen. Das genügsame Kraut gedeiht auch an nährstoffarmen Standorten, z.B. am Wegrand, an Schuttplätzen, auf Äckern oder zwischen Pflastersteinen. Es blüht und fruchtet vom zeitigen Frühjahr bis zum späten Herbst. Während dieser Zeit kann auch geerntet werden, idealerweise bei zunehmendem Mond.

Verwechslungsgefahr!
Das Hirtentäschchen kann leicht mit dem Ackerhellerkraut *(Thlaspi arvense)* aus der gleichen Pflanzenfamilie verwechselt werden. Letzteres ist üppiger im Wuchs, hat einen kräftigeren Stängel und ausgeprägtere Blätter, die an Raps erinnern. Das Ackerhellerkraut ist weder ungenießbar noch giftig, es besitzt lediglich keine nachgewiesene Heilwirkung.

Inhaltsstoffe und ihre Wirkung

Das blühende Kraut enthält vor allem Flavonoide, reichlich Kalium und ein Peptid mit blutstillenden Eigenschaften. Daneben wirkt es krampflösend, blutreinigend und oxytocinähnlich. Wegen seiner zentralen Bedeutung beim Geburtsprozess und der Beziehung zwischen Mutter und Neugeborenem wird das Oxytocin auch Bindungshormon genannt. Es fördert aber nicht nur die intensive Bindung zwischen Mutter und Kind nach der Geburt, sondern auch alle anderen zwischenmenschlichen Bindungen. Darüber hinaus wird *Capsella bursa-pastoris* eine regulierende und ausgleichende Wirkung auf das Herz-Kreislauf-System zugeschrieben, was es zu einer wertvollen Arznei für das geschwächte Altersherz macht. Sie können es sowohl bei hohem als auch bei niedrigem Blutdruck anwenden.

So hilft das Hirtentäschelkraut Ihnen als Frau

Wegen seiner blutflusshemmenden Wirkung hat das Hirtentäschelkraut seinen festen Platz in der Frauenheilkunde. Bereits der legendäre Mediziner Hippokrates bezeichnete es als Uterusmittel. Es wird sowohl in Form von Tee oder Tinktur als auch homöopathisch bei Gebärmutterblutungen empfohlen.

Die wichtigsten Einsatzgebiete sind starke Menstruations-, Myom-, Spiralen- oder Geburtsblutungen. Sie können es aber auch bei Nasen- und Zahnfleischbluten versuchen, z. B. nachdem Ihnen ein Zahn gezogen wurde. Bei starken oder anhaltenden Blutungen in den Wechseljahren ist das Hirtentäschel ebenfalls eine große und vor allem nebenwirkungsfreie Hilfe aus der Naturapotheke. Dazu nehmen Sie von der Bursa-pastoris-Urtinktur 3-mal täglich 5 Tropfen pur oder in Wasser ein. Homöopathisch ist das Hirtentäschelkraut bei starken Gebärmutterblutungen mit dunkler Färbung und dem Abgang von Blutklumpen angezeigt, wobei typischerweise nur jede zweite Periodenblutung auffallend stark ist.

Darauf sollten Sie achten

Die oxytocinähnlichen Eigenschaften des Hirtentäschels rufen Gebärmutterkontraktionen hervor und begünstigen damit die Austreibung der Nachgeburt sowie das Ingangkommen des Wochenflusses. Aus diesem Grund dürfen Sie *Capsella bursa-pastoris* während der Schwangerschaft nicht anwenden.

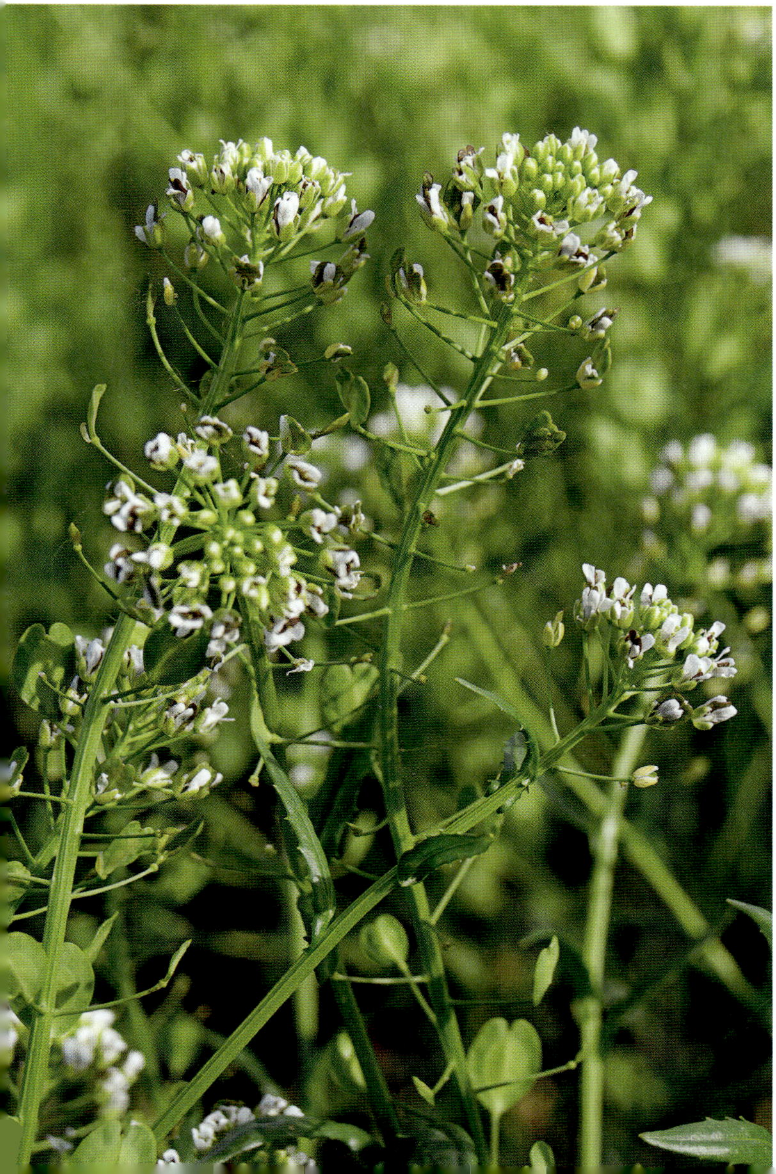

Auf einen Blick

Das Hirtentäschelkraut gehört zu den wichtigsten heimischen Kräutern bei starken oder anhaltenden Blutungen.

*** Rezepte ***

Hirtentäschel-Urtinktur

Bei starken oder Zwischenblutungen nehmen Sie kurmäßig über 6 bis 8 Wochen 2-mal täglich 10 Tropfen pur oder in Wasser ein.

Das brauchen Sie:
frisches Hirtentäschelkraut
Trinkalkohol 40 %
Braunfläschchen à 50 ml (aus der Apotheke)

So wird's gemacht:

1 Frisch gesammeltes Kraut (Blätter und Blüten) sorgfältig verlesen, waschen, trocken tupfen und mit einem Messer möglichst klein schneiden.
2 Den Pflanzenbrei in ein sauberes Schraubglas geben und bis zum Rand mit Alkohol auffüllen (Mischungsverhältnis etwa 1 : 1).
3 Das verschlossene Glas für mindestens 6 Wochen an einen dunklen Ort stellen und dabei mehrfach schütteln.
4 Danach die fertige Tinktur abseihen, in die sauberen Braunfläschchen abfüllen und beschriften.
5 Dunkel und kühl gelagert hält die Tinktur mindestens ein Jahr.

Teemischung bei starker Periodenblutung

Das brauchen Sie (jeweils in getrockneter Form):
30 g Brennnesselkraut
30 g Hirtentäschelkraut
30 g Schafgarbenkraut
10 g Tormentillwurzel

So wird's gemacht:

1 Im Kräuterladen mischen lassen oder selber mischen.
2 Von der Mischung 2 Teelöffel mit 200 ml kochendem Wasser überbrühen und 10 Minuten zugedeckt ziehen lassen, abseihen und über den Tag verteilt 2 bis 3 Tassen trinken.

Herzstärkende Teemischung

Das brauchen Sie (jeweils in getrockneter Form):
20 g Hirtentäschelkraut
20 g Weißdornblüten
10 g Baldrianwurzel
10 g Melissenblätter

So wird's gemacht:

1 Im Kräuterladen mischen lassen oder selber mischen.
2 Davon 2 Teelöffel mit 200 ml kaltem Wasser übergießen, 10 bis 12 Stunden ziehen lassen, abseihen und 2 bis 3 Tassen täglich – auf Trinktemperatur erhitzt – schluckweise trinken.

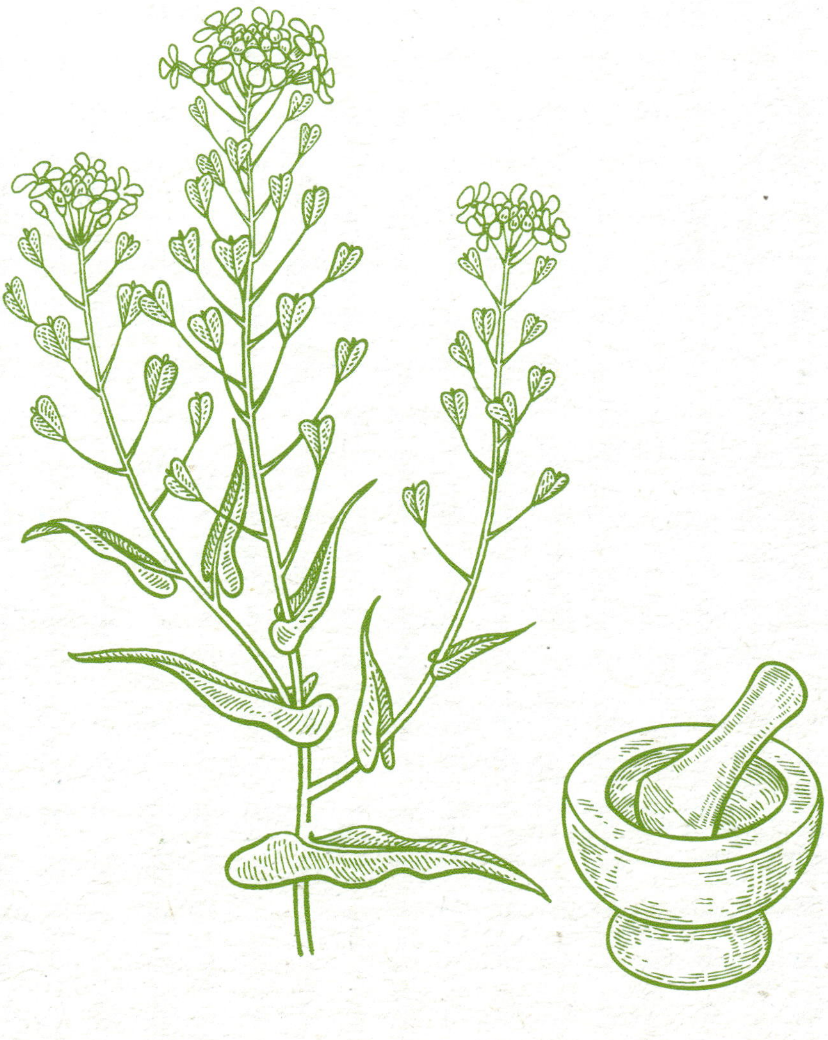

Knoblauch

Der Knoblauch *(Allium sativum)* gehört zur großen Familie der Lauchgewächse (Alliaceae). Die meisten von Ihnen werden den Knofel, wie der Knoblauch auch genannt wird, nur aus der Küche kennen. Neben seinen Qualitäten als Superfood besitzt er aber auch eine nicht zu unterschätzende Heilkraft.

Inhaltsstoffe und ihre Wirkung

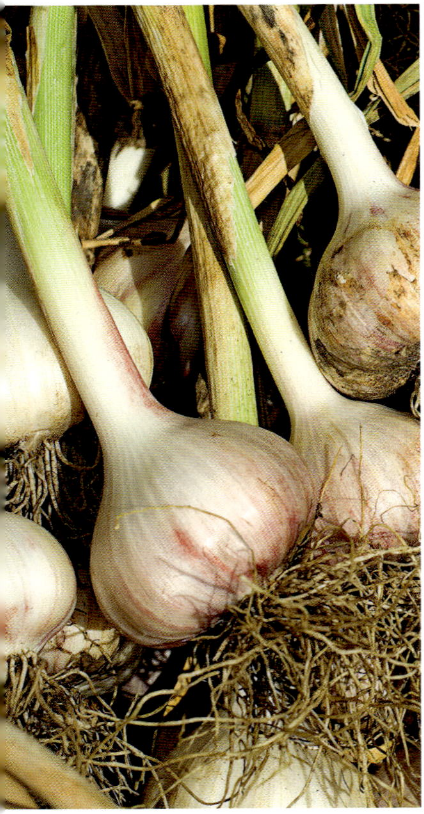

Die heilenden Qualitäten des Knoblauchs beruhen im Wesentlichen auf seinem hohen Gehalt an Alliin, einer schwefelhaltigen Aminosäure. Ferner enthält er Phytohormone, die ähnlich wie Sexualhormone wirken. Die Liste seiner gesundheitsfördernden Eigenschaften ist ziemlich lang. Zu den zahlreichen Wirkungen des Knofels zählt, dass er den Blutdruck senkt, die Gefäße schützt, das Blut reinigt, Blutgerinnseln vorbeugt, bakteriellen und Pilzinfektionen entgegenwirkt. Darüber hinaus hemmt er das Wachstum von Tumoren und fördert die Ausscheidung von Schwermetallen wie Blei, Cadmium oder Quecksilber. Ein altes Sprichwort lautet: »Überall, wo man den Knoblauch antrifft, findet man Gesundheit und Wohlergehen.« Und so ist es nicht weiter verwunderlich, dass die Knolle mit dem starken Eigengeruch zu den ältesten Heilpflanzen der Menschheitsgeschichte gehört. Der Knoblauch gilt als wahrer Jungbrunnen, der selbst Hochbetagten (wieder) zu körperlicher und geistiger Vitalität verhilft.

Arzneilich verwendet wird die frische Zwiebel, gegraben vor der Blüte im Frühsommer bei abnehmendem Mond. Durch längere Lagerung und Erhitzen verliert der Knoblauch seine keimabtötenden Eigenschaften, Sie sollten ihn also möglichst frisch verzehren.

Neben seiner positiven Wirkung auf den Verdauungsapparat, vor allem bei Blähungen, darf der Knofel getrost als Anti-Aging-Pflanze für die Gefäße bezeichnet werden: Er wirkt gefäßerweiternd, senkt den Cholesterinspiegel im Blut und verringert das Zusammenballen roter Blutkörperchen, wodurch das Thromboserisiko sinkt. Alles in allem verlangsamt er den Alterungsprozess des Herz-Kreislauf-Systems. Von Herodot ist überliefert, dass die Arbeiter an der Cheops-Pyramide bei Gizeh regelmäßig Knoblauch, Zwiebeln und Rettich zu essen bekamen, um gesund und leistungsfähig zu bleiben.

In erster Linie werden die frischen, rohen Knoblauchzehen angewendet, es gibt jedoch auch andere Darreichungsformen wie Fertigpräparate (Kapseln oder Dragées), Knoblauch-Urtinktur oder das Homöopathikum Allium sativum. Letzteres wird in erster Linie bei stark übergewichtigen Menschen eingesetzt, die infolge eines allzu üppigen Lebensstils über Verdauungsprobleme klagen.

Darauf sollten Sie achten
Aufgrund seiner blutdrucksenkenden Wirkung kann roher Knoblauch bei Menschen mit niedrigem Blutdruck Kreislaufprobleme verursachen.

So hilft der Knoblauch Ihnen als Frau

In erster Linie wird der Knoblauch in der Frauenheilkunde als pflanzliches Antibiotikum und Anti-Pilz-Mittel für den Unterleib geschätzt – er vertreibt dort die lästigen Plagegeister ohne die gesundheitsschädlichen Nebenwirkungen entsprechender schulmedizinischer Medikamente. So wird der Knofel als erste Maßnahme bei Scheideninfektionen durch Bakterien und Pilze empfohlen. Dazu stellen Sie einen Pflanzenbrei aus einer frischen Zehe her, geben ihn in eine kleine Kompresse, binden diese mit einem sauberen Schnürchen zu (lange Schnurenden lassen) und führen das zugebundene Päckchen über Nacht in die Vagina ein. Am nächsten Morgen, nachdem der Knoblauch seine antimikrobielle Wirkung entfalten konnte, wird das Säckchen mithilfe der Schnurenden vorsichtig herausgezogen und entsorgt. Alternativ können Sie auch eine ganze Knoblauchzehe, ebenfalls mit einem Bindfaden versehen, über Nacht einführen. Eine weitere Möglichkeit ist das Beträufeln eines Mensschwämmchens mit Knoblauch-Urtinktur. Diese muss je nach Empfindlichkeit der Vaginalschleimhaut vorsichtig dosiert bzw. mit Wasser verdünnt werden.

Kuren mit frischem Knoblauch können sogar Paaren mit langjährigem Kinderwunsch zum ersehnten Nachwuchs verhelfen, dank seiner blutreinigenden und entgiftenden Eigenschaften. Um die Libido nicht durch den damit einhergehenden Körper- und Atemgeruch zu beeinträchtigen, sollten allerdings beide gleichzeitig kuren.

Auf einen Blick
Knoblauch hält die Gefäße jung und entzieht sowohl Bakterien als auch Pilzen den Nährboden. Er ist damit die erste Wahl bei Scheidenpilz.

*** Rezepte ***

Knoblauch-Urtinktur

Wann immer Bakterien und Pilze Ihnen das Leben schwer machen, greifen Sie zur Knoblauch-Urtinktur. Sie kann auch kurmäßig angewendet werden, um Erkältungen und grippalen Infekten vorzubeugen.

Das brauchen Sie:
frischen Knoblauch
Trinkalkohol 40 %
Braunfläschchen à 50 ml (aus der Apotheke)

So wird's gemacht:

1 Die Knoblauchzehen abziehen und in kleine Stückchen schneiden.
2 Die Knoblauchstückchen in ein sauberes Schraubglas füllen und im Verhältnis 1 : 1 mit dem Alkohol übergießen.
3 Das Glas verschließen und mindestens 14 Tage an einen dunklen, zimmerwarmen Ort stellen. Dabei täglich einmal gut durchschütteln.
4 Danach die fertige Tinktur abseihen, in Braunfläschchen abfüllen und beschriften.

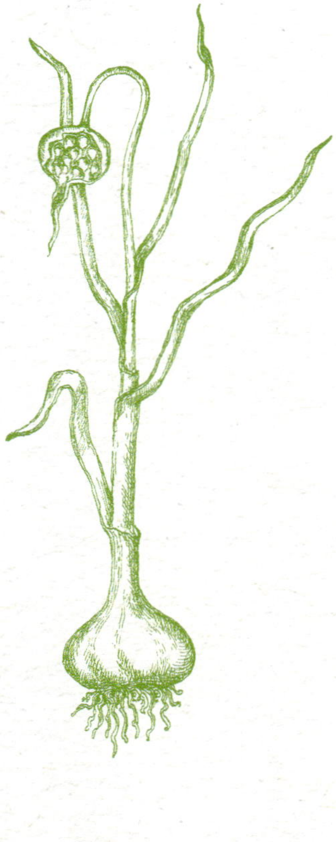

So wenden Sie die Knoblauch-Urtinktur an:

- Zur kurmäßigen Anwendung täglich 10 Tropfen in Wasser einnehmen.
- Auch zur äußerlich Anwendung bei Warzen, Hühneraugen oder Hautpilzen geeignet. In diesem Fall werden die entsprechenden Stellen täglich mit der Tinktur betupft.
- Bei einer bakteriellen Ohrenentzündung kann ein Wattebausch mit der Tinktur beträufelt und vorsichtig in das betroffene Ohr gesteckt werden.

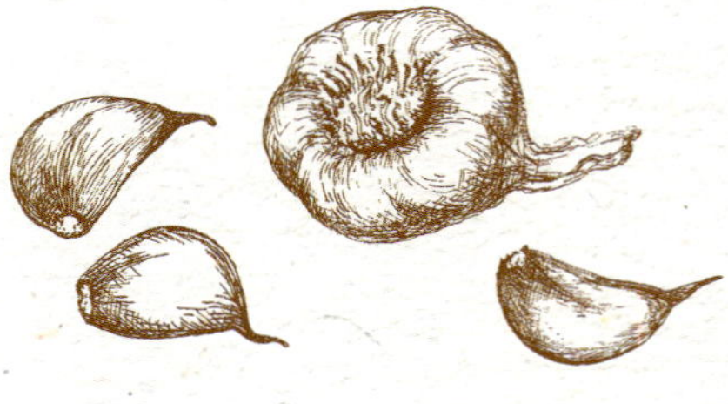

Liebstöckel

Levisticum officinale aus der Familie der Doldengewächse (Umbelliferae) hat viele Namen: am bekanntesten ist Liebstöckel, daneben wird die Pflanze aber auch Gichtstock, Liebstängel, Maggikraut, Nervenkräutel, Sauerkrautwurz, Wasserkräutel oder Gebärmutterwurzel genannt. Alle diese Volksnamen deuten darauf hin, dass Levisticum sowohl arzneilich als auch in der Küche Verwendung findet. Vom Aufbau ähnelt es den übrigen Doldengewächsen: Aus einem röhrigen, kahlen Stängel wachsen rechts und links Nebenarme heraus, die mit einer Dolde aus lauter kleinen blassgelben Blüten enden. Die Blätter sind gestielt und verströmen den typischen »Maggigeruch«, an dem man Liebstöckel zweifelsfrei erkennen kann. Die imposante Staude erreicht eine Höhe von bis zu zwei Metern. Ihre Blüten erscheinen im Hochsommer – im Juli und August. Ursprünglich stammt das Liebstöckel aus Südeuropa, ist aber inzwischen in ganz Europa zu Hause. Zu Heilzwecken wird vor allem die Wurzel verwendet, mitunter auch das Kraut. Die Wurzeln werden erst im zweiten Jahr bei abnehmendem Mond ausgegraben, idealerweise im Herbst, wenn die Blütezeit vorüber ist. Nach dem gründlichen Säubern

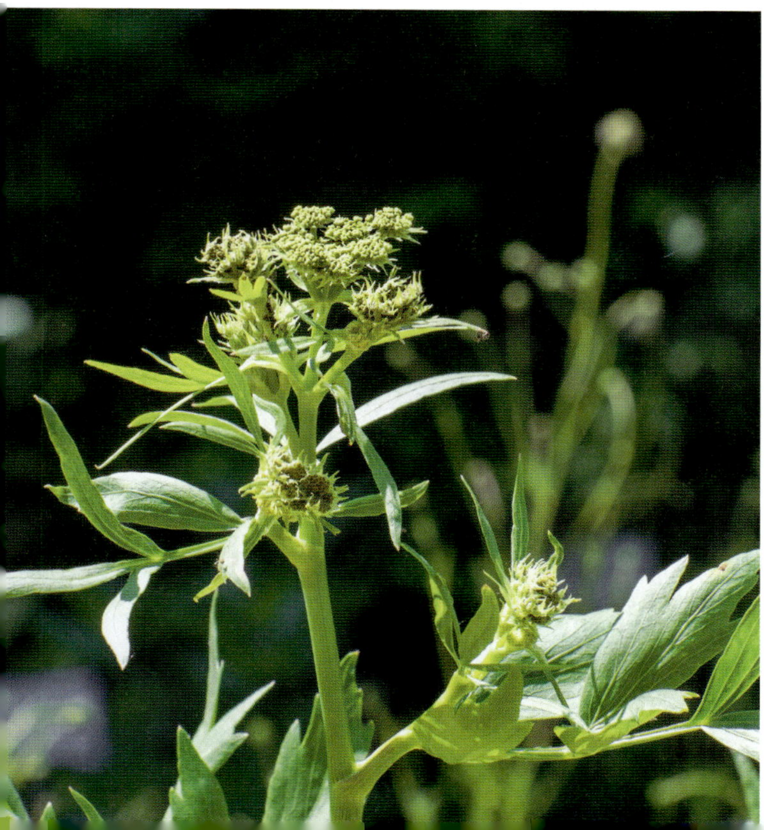

hängen Sie die Wurzeln zum Trocknen auf oder legen sie aus, dann müssen sie jedoch regelmäßig gewendet werden. Das Kraut können Sie von Frühjahr bis Herbst bei zunehmendem Mond ernten.

Verwechslungsgefahr!
Da sich die Doldenblütengewächse untereinander stark ähneln, besteht Verwechslungsgefahr mit anderen, zum Teil giftigen Vertretern dieser Pflanzenfamilie wie z. B. dem Gefleckten Schierling oder der Hundspetersilie. Der typische »Maggigeruch« ist jedoch ein sicheres Erkennungsmerkmal.

Darauf sollten Sie achten
Bei Wassereinlagerungen in der Schwangerschaft dürfen Sie Levisticum nicht anwenden, da es Blutungen auslösen kann. Hier sollten Sie lieber auf die Brennnessel zurückgreifen, die sich aufgrund ihres hohen Eisen- und Vitamin-C-Gehalts ohnehin anbietet. Im Falle einer Nierenentzündung müssen Sie auf Liebstöckel ebenfalls verzichten.

Inhaltsstoffe und ihre Wirkung

Der wichtigste Inhaltsstoff des Liebstöckels ist ein ätherisches Öl, das laut einer wissenschaftlichen Studie der Universität Mainz eine wachstumshemmende Wirkung auf Krebszellen eines bestimmten Karzinoms im Hals-Rachen-Raum haben soll. Andere Forschungen haben ergeben, dass das Öl bakterien- und pilzabtötend ist. Daneben enthält Levisticum aber auch das Flavonoid Quercetin, das entzündungshemmend und schleimlösend wirkt, z. B. bei Erkrankungen der Atemwege. Hauptsächlich ist Liebstöckel entwässernd, krampflösend, blähungsfördernd, magenstärkend, appetit- und verdauungsanregend sowie entgiftend. Dem würzigen Geruch wird eine luststeigernde Qualität nachgesagt, der von den enthaltenen Pheromonen – hormonartig wirkenden Sexuallockstoffen – ausgeht, daher auch die Namen Liebstöckel, Luststock und Liebstängel. Als homöopathisches Mittel wird Levisticum in erster Linie bei Appetitlosigkeit kleiner Kinder, Blähungen und Magenschmerzen verordnet.

So hilft Liebstöckel Ihnen als Frau

Wie der Name Gebärmutterkraut schon sagt, ist Levisticum ein Heilmittel für die weiblichen Beckenorgane. Bereits Hildegard von Bingen pries die Heilkraft des Liebstöckels gegen die »Verhocktheit der Frau«, sprich bei Stauungen im Beckenbereich. Und tatsächlich bringt die Pflanze sowohl den Urin als auch das Blut zum Fließen. Eines der Hauptanwendungsgebiete in der Frauenheilkunde sind demnach schwache oder ausbleibende Regelblutungen. Dazu eignet sich Levisticum-Urtinktur, hergestellt aus der frischen Wurzel, 3-mal täglich 5 Tropfen pur oder in Wasser.

Aufgrund seines nicht unerheblichen Eisengehaltes gilt der Liebstöckel neben der Brennnessel, der Petersilie, dem Fenchel und der Kresse als wertvoller pflanzlicher Eisenlieferant.

Auf einen Blick

Liebstöckel ist besonders hilfreich bei zu schwacher oder ausbleibender Menstruation. Es besitzt aber auch krebshemmende Eigenschaften.

*** Rezepte ***

Liebstöckeltee

Dieser entwässernde Tee ist ideal bei Wassereinlagerungen außerhalb einer Schwangerschaft.

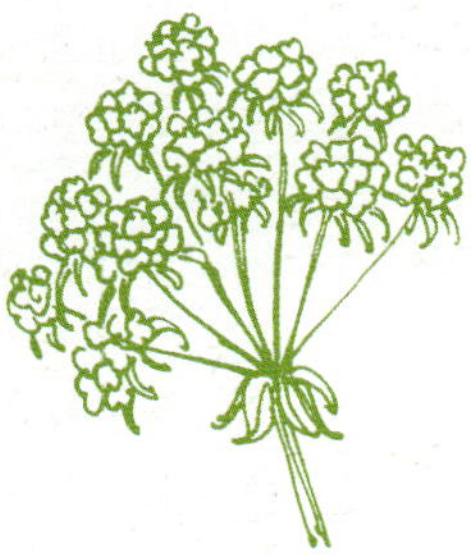

So wird's gemacht:

1 2 Teelöffel der zerschnittenen Wurzel mit 200 ml kaltem Wasser übergießen, zum Sieden bringen und gleich danach abseihen.

2 Zum Entwässern 2 Tassen täglich trinken.

Liebstöckel-Brennnessel-Tee

Dieser Tee eignet sich sowohl als Eisenlieferant als auch zum Entgiften und Entwässern.

Das brauchen Sie:
getrocknete Brennnesselblätter
getrocknete Liebstöckelblätter

So wird's gemacht:

1 Zu gleichen Teilen mischen oder im Kräuterladen mischen lassen.

2 Davon 2 Teelöffel mit 200 ml kochendem Wasser übergießen, 5 bis 10 Minuten zugedeckt ziehen lassen, abseihen, erhitzen und 2 bis 3 Tassen täglich trinken.

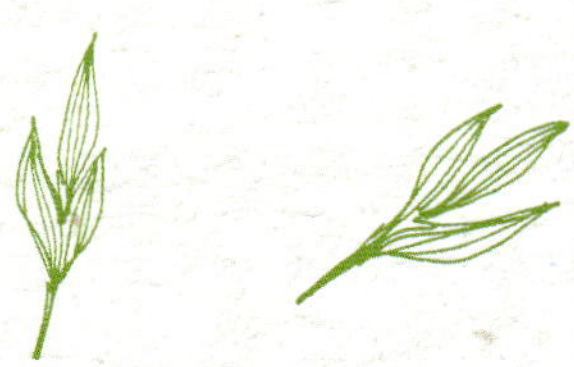

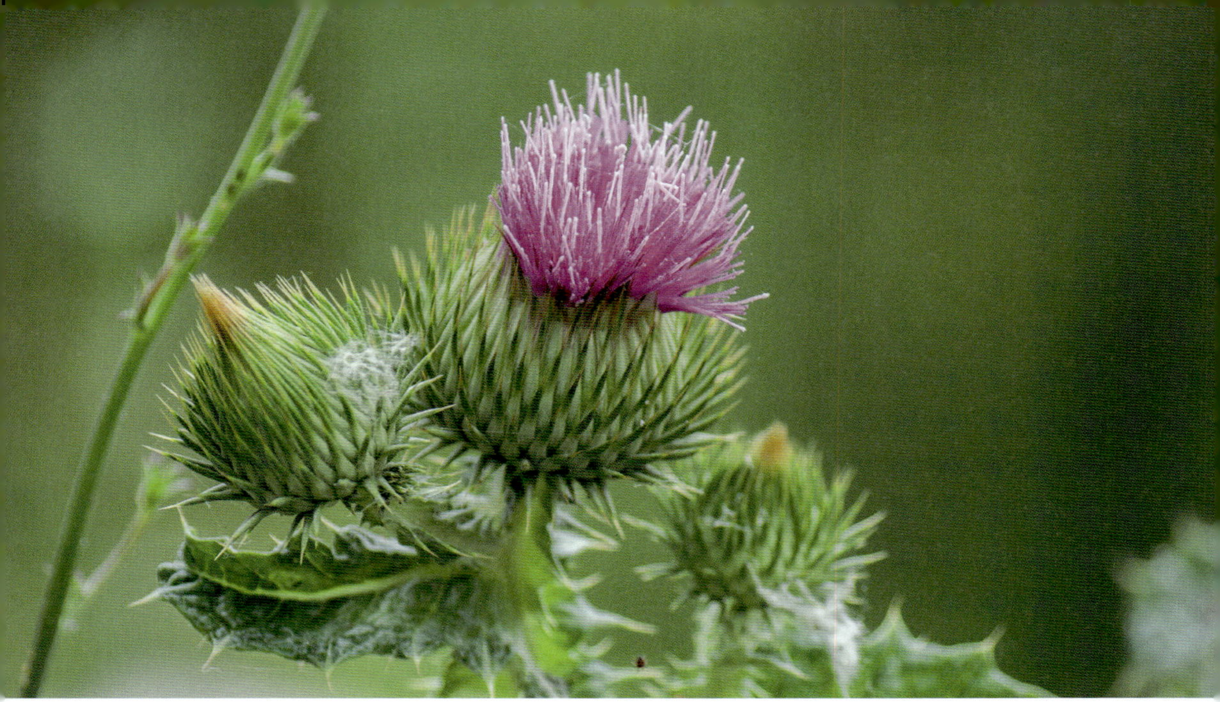

Mariendistel

Die Mariendistel, auch Frauendistel genannt, stammt aus der Familie der Korbblütengewächse (Asteraceae, Compositae). Sie zählt zu den größten und attraktivsten Disteln und ist an ihren weiß geäderten und dornig gezähnten Blättern leicht zu erkennen. An der Spitze der Stängel sitzen die lilafarbenen kugelförmigen Körbchenblüten, die von Juli bis August erscheinen. Zwar wird die Mariendistel in unseren Breiten meist angebaut, es gibt jedoch auch verwilderte Exemplare, die Sie vor allem an Bahndämmen oder auf Ödland finden. Zu Heilzwecken werden die reifen Samen verwendet und an der Luft getrocknet.

Inhaltsstoffe und ihre Wirkung

Der botanische Name der Mariendistel, *Silybum marianum,* verweist auf den Hauptinhaltsstoff, das Silymarin, welches nachweislich positiv auf die Leber wirkt, diese stärkt und entlastet – und sogar als Gegenmittel bei Vergiftungen mit dem Knollenblätterpilz eingesetzt werden kann. Daneben finden sich in der Pflanze Bitterstoffe, Harze, ätherisches Öl, Schleimstoffe, Linolsäure und Sterole, die eine hormonähnliche Wirkung haben (siehe Alant weiter oben in diesem Kapitel).

In der Naturheilkunde wird die Mariendistel in erster Linie als Leberheilpflanze eingesetzt. Das Hauptanwendungsgebiet von Mariendistel-Präparaten sind degenerative Erkrankungen der Leber wie die ernährungsbedingte Fettleber. Doch auch zur Nachbehandlung einer ausgeheilten akuten Hepatitis wird *Silybum marianum* empfohlen. Zudem wirkt die Mariendistel stuhlerweichend, cholesterinsenkend, menstruationsfördernd, antioxidativ und gilt als Vorbeugungsmittel gegen Brust-, Haut- und Prostatakrebs.

Sie können die Mariendistel entweder als Tee, in Kapselform, als Urtinktur oder potenziert als Homöopathikum (Carduus marianum) einnehmen. Das homöopathische Mittel wird aus den frischen Samen hergestellt, sein Hauptanwendungsgebiet sind Erkrankungen von Leber und Galle. Da die Einnahme der Mariendistel keinerlei ungünstige Nebenwirkungen hat, empfehle ich Ihnen, zweimal im Jahr eine 4-wöchige Leberkur mit Mariendisteltee (siehe Rezept im Kapitel »Entgiften und Entschlacken mit Wildkräutern«) oder einem entsprechenden Fertigpräparat durchzuführen.

Mein persönlicher Tipp
Sie unterstützen Ihren Körper bei seiner täglichen Entgiftungsarbeit, wenn Sie es sich zur Gewohnheit machen, jedes Frühjahr eine Nierenkur und jeden Herbst eine Leberkur durchzuführen. Ideal wären jeweils 4 bis 6 Wochen Kurdauer.

So hilft die Mariendistel Ihnen als Frau

Die Samen der Mariendistel wurden in der Volksheilkunde zur Anregung der Menstruationsblutung verwendet, was heute weitgehend in Vergessenheit geraten ist. Aufgrund ihrer regenerierenden und schützenden Wirkung auf die Leber sollten Sie immer dann an die Mariendistel denken, wenn Sie Medikamente einnehmen, die über die Leber verstoffwechselt werden, wie die Antibabypille, bestimmte Schmerzmittel (z.B. Paracetamol) oder Antibiotika. Das gilt umso mehr, wenn Sie die Medikamente über einen längeren Zeitraum nehmen wie die Pille. Hier empfehle ich Ihnen, von Zeit zu Zeit eine 4-wöchige Leberkur mit Mariendistel oder Löwenzahn durchzuführen, was als Nebeneffekt auch zu einer sicht- und spürbaren Straffung des Bindegewebes beiträgt. Das gilt auch bei einer genetischen Vorbelastung für Brustkrebs, da die Samen, auch Stechkörner genannt, das Wachstum von Brustkrebszellen erwiesenermaßen hemmen. Für eine Mariendistelkur, die Sie problemlos alle paar Monate wiederholen können (was bei entsprechender Disposition durchaus ratsam ist), eignen sich Fertigpräparate in Kapselform, die Urtinktur oder der Tee aus den getrockneten Samen.

Auf einen Blick
Die Mariendistel ist die wichtigste und potenteste Leberheilpflanze, die uns zur Verfügung steht. Sie trägt maßgeblich zur Stärkung und Heilung einer geschwächten oder geschädigten Leber bei.

*** Rezepte ***

Mariendistel-Tinktur

Das brauchen Sie:
zerstoßene Mariendistelsamen (aus dem Kräuterhandel)
Trinkalkohol 40 %
Braunfläschchen à 50 ml (aus der Apotheke)

So wird's gemacht:

1 Die Mariendistelsamen in ein sauberes Schraubglas füllen und mit dem Alkohol übergießen, sodass die Samen vollständig bedeckt sind.
2 Das Glas verschließen, einige Male kräftig schütteln und 4 Wochen an einen dunklen, zimmerwarmen Ort stellen. Dabei täglich einmal gut durchschütteln.
3 Danach die fertige Tinktur abseihen, in Braunfläschchen abfüllen und beschriften.
4 Dunkel und kühl gelagert hält die Tinktur mindestens ein Jahr.

So wenden Sie die Mariendistel-Tinktur an:

- Über 4 Wochen täglich 20 Tropfen in etwas Wasser einnehmen.

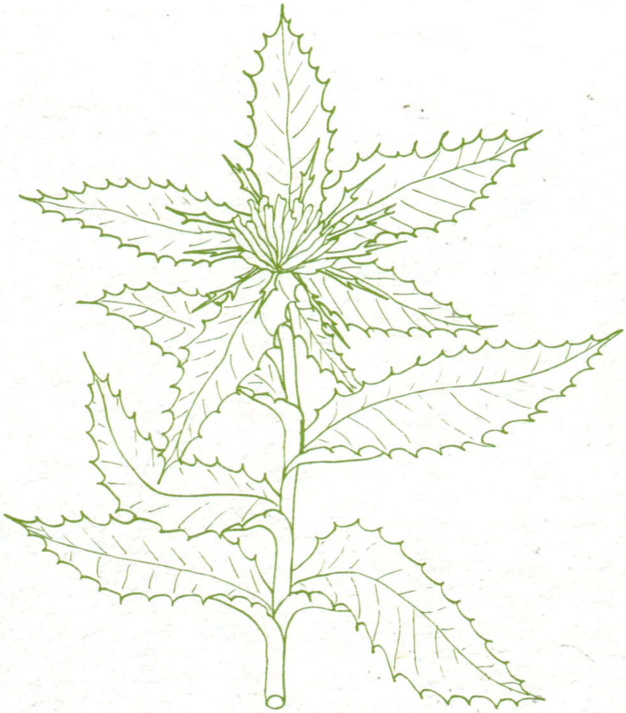

Mutterkraut

Der Name sagt es bereits deutlich: Das Mutterkraut *(Tanacetum parthenium)* aus der Familie der Korbblütengewächse (Asteraceae, Compositae), ist ein bewährtes Heilmittel für die Frau. Der Namenszusatz »parthenium« bezieht sich auf das griechische Wort »parthenos«, was so viel heißt wie Mädchen oder Jungfrau. Die volkstümlichen Bezeichnungen Jungfernkraut, Mägdeblumenkraut und Mutterkamille weisen in die gleiche Richtung.

Es handelt sich um eine ausdauernde, krautige Pflanze, die eine Höhe von 30 bis 60 Zentimetern erreicht. Auffallend ist ihr aromatischer Geruch. Der Stängel ist gerippt und oben verzweigt. Die wechselständigen, gefiederten Blätter erinnern stark an die der Margeriten. Die Blütezeit reicht von Juni bis September. Im Gegensatz zur Margerite weist jede einzelne Staude viele Blütenkörbchen auf, die am Ende der reich verzweigten Stängel sitzen. Auch sind die weißen Blütenblätter rundlich und nicht so länglich wie die der Margerite. Sie gruppieren sich um ein goldgelbes Knöpfchen aus Röhrenblüten. Ursprünglich stammt *Tanacetum parthenium* aus dem Orient, vom Balkan und aus dem östlichen Mittelmeergebiet.

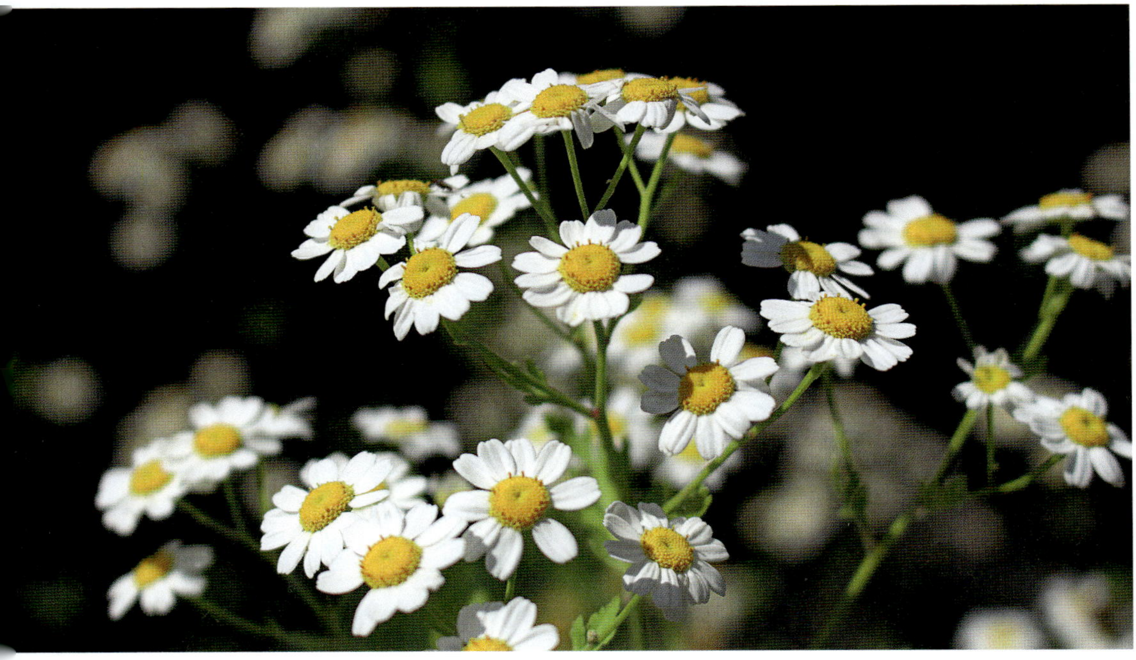

Heute gedeiht es auch bei uns. Verwilderte Exemplare findet man an Schuttplätzen, in Weinbergen und auf nährstoffreichen Lehmböden.

Verwechslungsgefahr!
Es besteht Verwechslungsgefahr mit anderen Korbblütengewächsen, vor allem aber mit der Margerite, der Echten Kamille und der Hundskamille. Bei der Kamille und der Hundskamille sind die gelben Röhrenblüten stark erhaben, beim Mutterkraut sind sie eher scheibenförmig. Außerdem sind die Blätter stärker gefiedert, bei der Kamille dagegen sind sie fadenartig. Die Margerite hat eine andere Wuchsform (siehe oben). Wenn Sie sich unsicher sind, können Sie auf Fertigware aus der Apotheke oder dem Kräuterhandel zurückgreifen.

Inhaltsstoffe und ihre Wirkung

Das Mutterkraut wurde bereits im 1. Jahrhundert n. Chr. von Dioskurides als Heilkraut für Gebärmutterleiden beschrieben. Im Mittelalter fand es vor allem bei Fieber und Kopfschmerzen Anwendung. Seinen Namen verdankt das Mutterkraut seinem Einsatz während der Geburt, denn es fördert die Ablösung der Plazenta.

Verwendet wird das blühende Kraut, geerntet bei zunehmendem Mond. Es enthält ein campherhaltiges ätherisches Öl, das Trans-Chrysanthenylacetat, außerdem Sesquiterpenlactone, Flavonoide, Flavone sowie das Phytohormon Beta-Sitosterol. Mutterkraut wirkt schmerzlindernd, krampflösend, fiebersenkend, blutungsfördernd, antimikrobiell und entzündungswidrig, z. B. bei Arthritis. Des Weiteren reduziert es eine überschießende Freisetzung von Serotonin, Prostaglandin und Histamin, die beim Migränekopfschmerz eine Rolle spielen. Im Rahmen einer US-amerikanischen Studie von 2006 konnte zudem nachgewiesen werden, dass Mutterkraut das Wachstum von Gebärmutterhals- und Brustkrebs zumindest unter Laborbedingungen hemmt.

So hilft das Mutterkraut Ihnen als Frau

Vor allem im angelsächsischen Raum erfreut sich das Mutterkraut seit jeher großer Beliebtheit bei fieberhaften Erkrankungen, beispielsweise beim Wochenbettfieber, oder zur Austreibung der Plazenta. Aufgrund seiner hormonähnlichen Wirkung fördert es den Eisprung und damit das Eintreten der Monatsblutung. Außerdem wirkt es regulierend auf einen unregelmäßigen Menstruationszyklus, und aufgrund seiner krampflösenden Eigenschaften lindert es Periodenschmerzen. Während der Wechseljahre gleicht es physiologische Hormondefizite aus und reduziert dadurch die typischen Beschwerden. Laut einschlägiger britischer Studien ist das Mutterkraut zudem hochwirksam bei akuter und chronischer Migräne und – rechtzeitig eingenommen – imstande, einen möglichen Anfall zu verhindern. Aber auch bei bereits bestehenden Kopfschmerzen hilft *Tanacetum parthenium* in Form von Tee oder Tinktur zur Linderung der Beschwerden. Die stärkste Wirkung entfaltet das Mutterkraut, wenn Sie es kurmäßig in kleinen Dosen anwenden, z.B. in Form von Tee, Fertigpräparaten oder als Homöopathikum in Tiefpotenzen. Eine solche Kur sollte maximal 6 Wochen betragen, danach empfehle ich Ihnen, eine einwöchige Pause einzulegen, damit sich Ihr Organismus nicht an den Heilreiz gewöhnt, sondern weiterhin darauf reagiert.

Darauf sollten Sie achten

Bei einer Allergie auf Korbblütler sowie bei gleichzeitiger Einnahme blutverdünnender Medikamente oder bei einer Gerinnungsstörung sollten Sie Mutterkraut nicht anwenden. Auch während der Schwangerschaft müssen Sie auf die Einnahme von *Tanacetum parthenium* verzichten, da es vor allem im ersten Drittel abortiv wirken, also eine Fehlgeburt auslösen kann. Das gilt auch für homöopathische Tiefpotenzen unter C30. Zudem kann es bei empfindlichen Personen zu Kontaktallergien kommen.

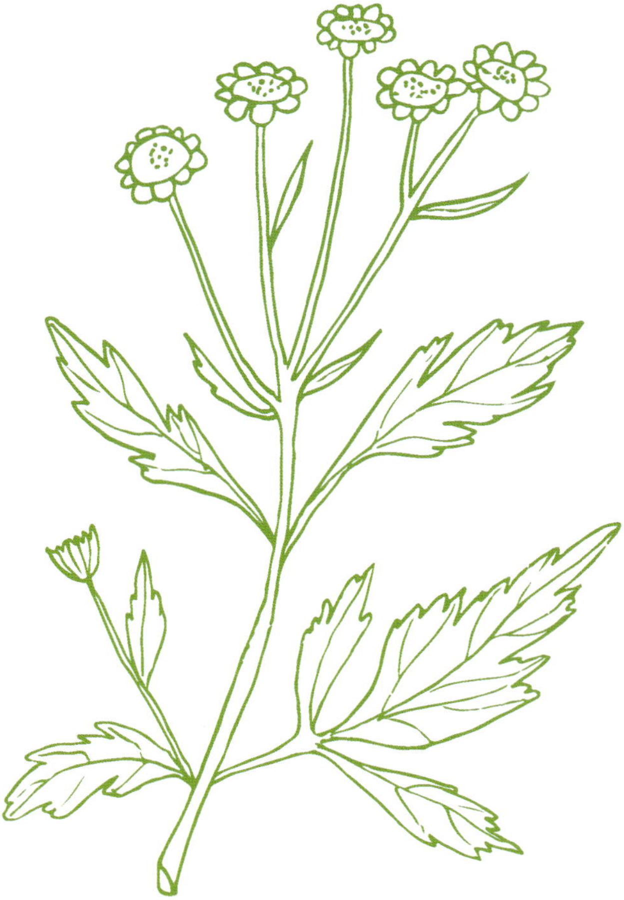

Auf einen Blick

Mutterkraut ist die wichtigste Empfehlung, wenn Sie unter chronischer Migräne leiden. Vorbeugend und kurmäßig angewendet, lindert es sowohl Häufigkeit als auch Stärke der Migäneattacken.

*** Rezepte ***

Anti-Migräne-Tee

Dieser Tee eignet sich vor allem zur vorbeugenden und kurmäßigen Anwendung bei Neigung zu Migräne, z. B. bei zyklusbedingten monatlichen Attacken, aber auch zur Linderung krampfartiger Menstruationsbeschwerden. Er enthält mit Mädesüß und Weidenrinde zwei salicylhaltige Pflanzen, die schmerzlindernd und antientzündlich wirken.

Das brauchen Sie (jeweils in getrockneter Form):
30 g Frauenmantelkraut
30 g Gänsefingerkraut
20 g Mädesüßkraut
20 g Mutterkraut
30 g Weidenrinde

So wird's gemacht:

1. Im Kräuterladen mischen lassen oder selber mischen.
2. Davon 2 Teelöffel mit 200 ml kochendem Wasser überbrühen und 10 Minuten ziehen lassen, abseihen und vorbeugend täglich 1 bis 2 Tassen trinken.
3. Im Akutfall täglich 3 bis 5 Tassen über den Tag verteilt trinken.

Darauf sollten Sie achten
Diese Teemischung dürfen Sie nicht anwenden, wenn Sie an einer Gerinnungsstörung leiden oder blutverdünnende Medikamente einnehmen.

Hätten Sie's gewusst?
Weidenrinde und Mädesüß sind reich an Salicylsäure, dem zentralen Wirkstoff von Aspirin® (der synthetisch hergestellten Acetylsalicylsäure). Daher wirken sie auch ähnlich wie Aspirin®, nur sanfter und magenschonender.

Rotklee

Der Rot- oder auch Wiesenklee *(Trifolium pratense)* aus der Familie der Schmetterlingsblütengewächse (Leguminosae, Fabaceae) ist bei uns weitverbreitet. Man findet ihn auf saftigen Wiesen, Feldern und in lichten Wäldern. Er bevorzugt frische, nährstoffreiche Böden. Da die roten Blüten reichlich Nektar enthalten, werden sie von Bienen und Hummeln sehr geschätzt. Aus diesem Grund wird der Rotklee im Volksmund auch Honigklee genannt.

Zu Heilzwecken dienen in erster Linie die Blüten, sie werden zwischen Mai und September zur Blütezeit bei zunehmendem Mond geerntet.

Inhaltsstoffe und ihre Wirkung

Die Blüten enthalten Gerbstoffe, diverse Glykoside, Salicylsäure, Cumarine und hormonartige Isoflavone. Damit wirkt der Rotklee wundheilend, krebsfeindlich, blutreinigend, der Osteoporose vorbeugend sowie östrogenartig. Als Gerbstoffdroge eignet er sich zur Linderung von Schleimhautentzündungen und Durchfallerkrankungen.

Zur äußerlichen Behandlung von Wunden können Sie den Wiesenklee in Form von Umschlägen einsetzen. Dazu bereiten Sie sich einen Tee aus den getrockneten Blütenköpfchen zu und lassen ihn abkühlen.

Das homöopathische Mittel Trifolium pratense wird aus den frischen Blüten hergestellt. Es gilt als bewährte Arznei bei entzündlichen Schwellungen der Speicheldrüsen mit übel riechendem Speichel, z.B. im Rahmen einer Mumpserkrankung.

Sein nächster Verwandter, der Weißklee, wird ebenfalls als Heilpflanze verwendet. Er enthält ähnliche Inhaltsstoffe, allerdings ist die Konzentration an Phytoöstrogenen geringer, daher wird dem Rotklee der Vorzug gegeben, wenn es um die Linderung von Wechseljahresbeschwerden aufgrund eines Östrogenmangels geht.

So hilft der Rotklee Ihnen als Frau

In der Frauenheilkunde wird der Wiesenklee in erster Linie wegen seiner östrogenartigen Wirkung geschätzt und eingesetzt. Einschlägige Untersuchungen konnten zweifelsfrei bele-

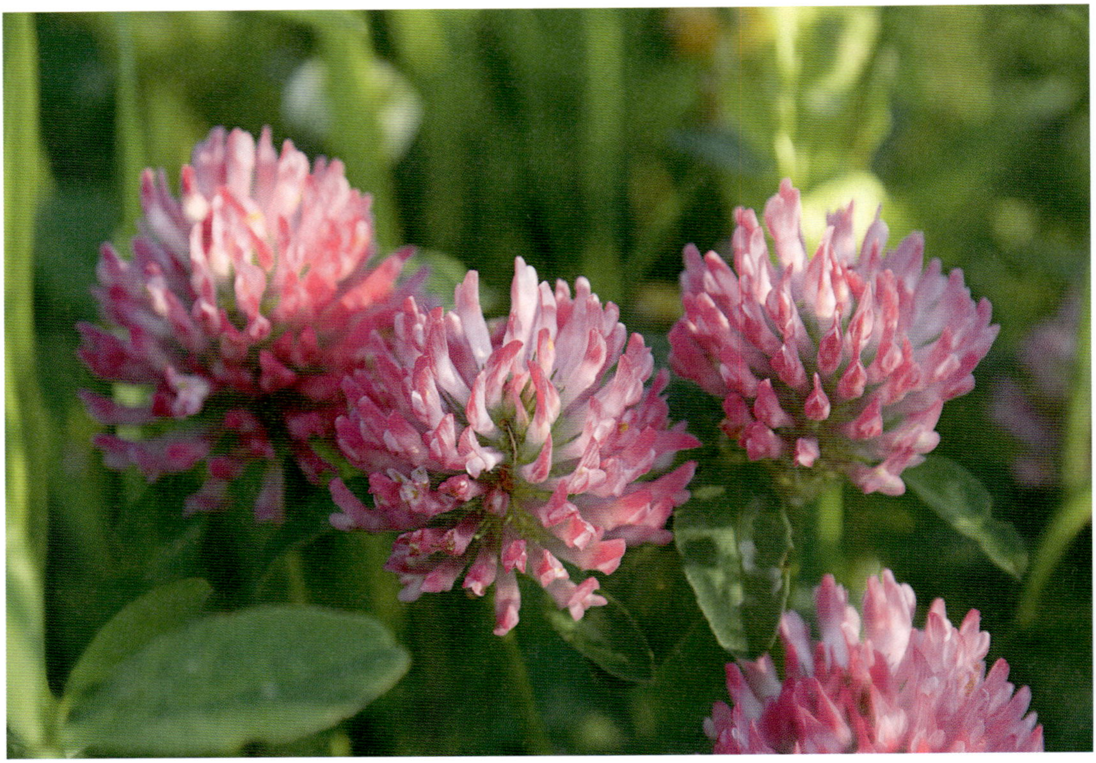

gen, dass Rotklee das Wachstum hormonabhängiger Tumorzellen hemmt und daher krebsfeindlich wirkt. Das gilt vor allem für Brust-, Gebärmutter- und Prostatakarzinome. In den Wechseljahren lindern die enthaltenen Isoflavone die typischen Beschwerden wie Scheidentrockenheit, Hitzewallungen, Schweißausbrüche und Schlafstörungen. Zudem beugen sie dem altersbedingten Knochenabbau aufgrund von Östrogenmangel vor. Aufgrund seiner verjüngenden Wirkung auf das Hautbild gilt der Wiesenklee auch als Anti-Aging-Allrounder für die Frau. Zudem ist er besser verträglich als Soja. Als besonders wirksam haben sich Rotkleeblüten bei der Behandlung der Craurosis vulvae (Lichen sclerosis) erwiesen, die sich durch eine extreme Trockenheit und Empfindlichkeit der Scheidenschleimhaut auszeichnet, sodass an genussvollen Sex nicht mehr zu denken ist. Die feinen Risse und Rhagaden am Scheideneingang sind äußerst berührungsempfindlich und schmerzhaft. Hier helfen regelmäßige Anwendungen mit Rotklee z.B. in Form von Vaginalzäpfchen oder Salben. Der Rotklee ist ein echter Geheimtipp für Beschwerden infolge von Östrogenmangel.

Auf einen Blick

Der Rotklee ist unser wichtigstes heimisches Phytoöstrogen. Er lindert sämtliche Beschwerden, die mit dem Östrogenmangel in den Wechseljahren zu tun haben.

* * * Rezepte * * *

Trifolium-pratense-Urtinktur

Diese Zubereitung können Sie für alle Rezepturen verwenden, die Trifolium-pratense-Urtinktur als Bestandteil enthält, z. B. die Vaginalkugeln mit Rotklee (unten) oder die Rosencreme (im Kapitel »Wellness mit Frauenkräutern«).

Das brauchen Sie:
frisches Rotkleekraut
Trinkalkohol 40 %
Braunfläschchen à 50 ml (aus der Apotheke)

So wird's gemacht:

1 Das frisch gesammelte Kraut (Blätter und Blüten) sorgfältig verlesen, waschen, trocken tupfen und mit einem Messer möglichst klein schneiden.

2 Die klein geschnittenen Pflanzenteile in ein sauberes Schraubglas geben und bis zum Rand mit Alkohol auffüllen (Mischungsverhältnis etwa 1 : 1).

3 Das verschlossene Glas für mindestens 6 Wochen an einen dunklen Ort stellen und dabei mehrfach schütteln.

4 Danach die fertige Tinktur abseihen, in die sauberen Braunfläschchen abfüllen und beschriften.

5 Dunkel und kühl gelagert hält die Tinktur mindestens ein Jahr.

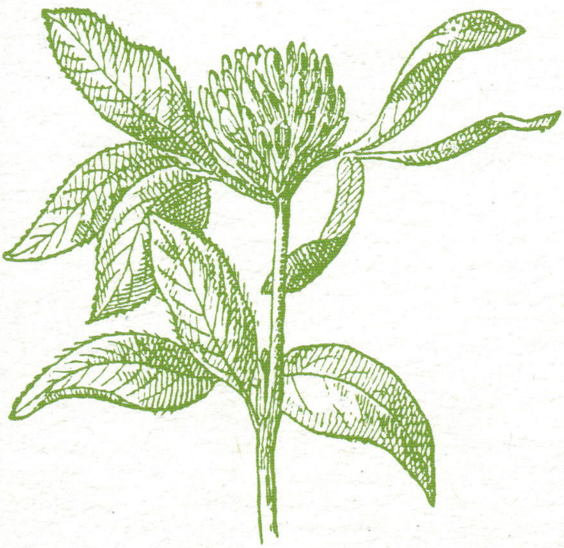

Vaginalkugeln mit Rotklee

Die östrogenhaltigen Kugeln eignen sich zur Behandlung der trockenen Vaginalschleimhaut, machen sie feuchter und geschmeidiger. Sie können auch als sinnlich duftendes Gleitmittel vor dem Geschlechtsverkehr verwendet werden. Dieses bewährte Rezept stammt von meiner Lehrerin Margret Madejsky.

Das brauchen Sie:
30 g Kakaobutter
15 g Sheabutter
5 ml Trifolium-pratense-Urtinktur
6 Tropfen ätherisches Rosenöl
3 Tropfen ätherisches Rosengeranienöl

So wird's gemacht:

1. Kakao- und Sheabutter abwiegen, in ein Schälchen geben und im Wasserbad langsam erhitzen, bis sich die Butter verflüssigt hat.
2. Die flüssige Masse unter Rühren etwas abkühlen lassen und die Urtinktur sowie die ätherischen Öle unterrühren, sobald die Masse milchig trüb geworden ist.
3. Die gesamte Masse unter Rühren weiter abkühlen lassen, bis sie eine leicht wächserne Konsistenz angenommen hat.
4. Nun mit einem Teelöffel kleine Portionen entnehmen und mit der sorgfältig gereinigten Hand zu Kugeln formen.
5. Die Kugeln auf Watte in ein Döschen legen und im Kühlschrank aufbewahren. Sie sind mind. 3 Monate haltbar.

So wenden Sie die Vaginalkugeln an:

- Bei akuten Beschwerden 1- bis 2-mal täglich 1 Kugel in die Vagina einführen.
- Bei chronischen Beschwerden kurmäßig über mehrere Monate 3-mal pro Woche jeweils 1 Kugel einführen.

Wiesenkleetee

Der Tee eignet sich innerlich zur Blutreinigung oder äußerlich für Auflagen zur Wundbehandlung, dann natürlich ungesüßt.

Das brauchen Sie:
1 EL Blütenköpfchen, getrocknet
200 ml Wasser

So wird's gemacht:

1. 1 Esslöffel getrocknete Blütenköpfchen mit 200 ml kochendem Wasser übergießen, 10 Minuten ziehen lassen und abseihen.
2. Bei Bedarf mit etwas Wiesenblütenhonig süßen.

Salbei

Salvia officinalis, der Salbei, ein Lippenblütengewächs (Lamiaceae), auch Gartensalbei oder Königssalbei genannt, kommt ursprünglich aus dem Mittelmeergebiet. Der bei uns heimische Wiesensalbei *(Salvia pratensis)* hat einen wesentlich geringeren Anteil an ätherischen Ölen und wird daher nicht zu Heilzwecken genutzt. *Salvia officinalis* ist ein verholzender kleiner Strauch mit länglichen, stark aromatisch duftenden Blättern und violetten Lippenblüten. Er ist bei uns winterhart und gedeiht daher in Kräuter- und Klostergärten, wo er kultiviert wird. Der botanische Name »Salvia« leitet sich vom lateinischen Wort »salvare« (= heilen) ab. Bereits im Mittelalter war die Heilkraft des Salbeis bestens bekannt, wovon der legendäre Ausspruch der Gelehrten an der Schule von Salerno, einer der bedeutendsten medizinischen Schulen des 14. Jahrhunderts, »Warum sollte ein Mensch sterben, in dessen Garten Salbei wächst« zeugt.

Zu arzneilichen Zwecken werden die frischen oder getrockneten Blätter verwendet, die vor der Blütezeit im Mai und Juni bei zunehmendem Mond geerntet werden. Doch auch die Blüten eignen sich als aromatische Beigabe zu Tee- oder Räuchermischungen.

Inhaltsstoffe und ihre Wirkung

Der Salbei enthält ein ätherisches Öl, das reich an Thujon und Campher ist. Daneben findet man Labiatengerbstoffe, Bitterstoffe, östrogenartig wirksame Triterpene, Phenolglykoside

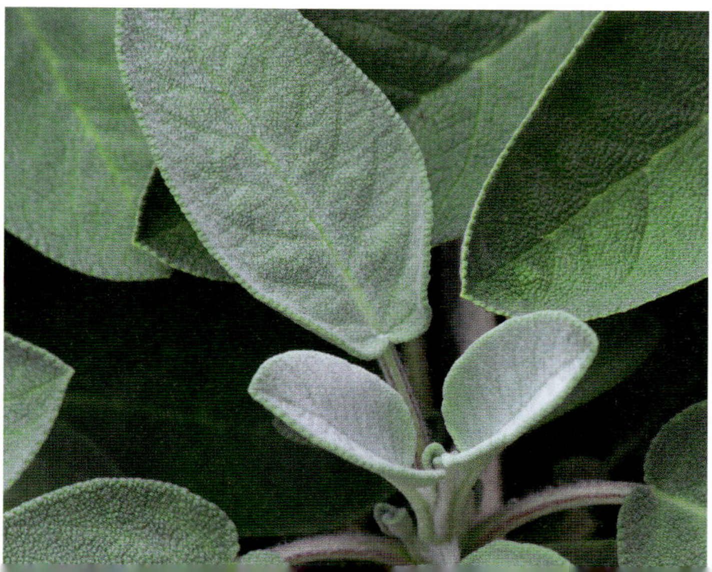

Darauf sollten Sie achten
Wegen des hohen Thujongehaltes dürfen Sie ätherisches Salbeiöl in der Schwangerschaft innerlich nicht anwenden.

und Flavonoide. Seine antimikrobiellen Eigenschaften machen den Salbei zur beliebten Heilpflanze bei Entzündungen im Mund- und Rachenraum. Das ätherische Öl besitzt desinfizierende und krampflösende Eigenschaften, die Gerbstoffe wirken zusammenziehend und helfen bei Durchfallerkrankungen. Offiziell bestätigt sind auch die schweißhemmenden Eigenschaften des Salbeis, weshalb er Bestandteil zahlreicher Bio-Deos ist. Wenn Sie zu Schweißhänden oder -füßen neigen, hilft regelmäßiges Waschen mit kaltem Salbeitee, denn es setzt die Sekretion der Schweißdrüsen herab. Daneben wirkt Salbei wundheilungsfördernd und östrogenartig. Das homöopathische Mittel Salvia officinalis wird aus den frischen Blättern hergestellt. Sie können es in Tiefpotenzen (D6/D12) bei übermäßigem Schwitzen nehmen, z.B. bei schwächenden Nachtschweißen, oder zur Reduktion der Milchbildung am Ende der Stillzeit.

So hilft der Salbei Ihnen als Frau

Auf einen Blick
Der Salbei wirkt vor allem schweißhemmend, ist aber auch unverzichtbar bei Virusinfekten z.B. mit Herpesviren, gegen die sonst kaum ein Kraut gewachsen ist. Auch Bakterien und Pilzen können Sie mit ätherischem Salbeiöl zu Leibe rücken.

Die Frauenheilkunde schätzt und nutzt das gesamte Spektrum des Salbeis. So kommen während des Klimakteriums vor allem seine schweißhemmenden Eigenschaften zum Einsatz. Wenn Sie zu den Frauen gehören, die in den Wechseljahren vermehrt schwitzen, empfehle ich Ihnen einen Versuch mit Salbeiessig, beispielsweise bei übermäßigem Nachtschweiß. In der Stillzeit können dagegen die milchflusshemmenden Qualitäten des Salbeis von Nutzen sein, wenn die Milch im Überfluss sprudelt oder wenn es ans Abstillen geht. Besonders wertvoll sind auch seine antimikrobiellen Eigenschaften, z.B. zur Behandlung von Scheideninfektionen. Die in der Pflanze enthaltenen Gerbstoffe wirken nicht nur entzündungshemmend, sondern auch antiviral – ein Vorteil bei Infekten mit Herpes- oder Papillomaviren. Das ätherische Öl wiederum ist nachgewiesenermaßen fungizid, es eignet sich also zur äußerlichen Behandlung von hartnäckigen Pilzinfektionen, z.B. durch Candida albicans. Es wirkt aber auch antibakteriell, beispielsweise in Form von Scheidenspülungen. Ätherisches Salbeiöl lässt sich gut in Vaginalzäpfchen zur äußerlichen Behandlung von bakteriellen, viralen oder Pilzinfektionen einarbeiten.

*** Rezepte ***

Salbei-Urtinktur

Die antiviral wirkende Tinktur kann bei sämtlichen Virusinfekten innerlich oder äußerlich eingesetzt werden, z. B. zum Gurgeln bei Halsinfekten oder zum Betupfen von Lippenherpes, aber auch für Waschungen bei verstärkter Schweißneigung. Innerlich nehmen Sie maximal 3-mal täglich 5 Tropfen in etwas Wasser ein. Zum Gurgeln empfehle ich 10 Tropfen auf ein Glas mit lauwarmem Wasser.

Das brauchen Sie:
frische Salbeiblätter
Trinkalkohol 40 %
Braunfläschchen à 50 ml (aus der Apotheke)

So wird's gemacht:

1. Die frisch geernteten Blätter waschen, trocken tupfen und mit einem Messer möglichst klein schneiden.
2. Die klein geschnittenen Pflanzenteile in ein sauberes Schraubglas geben und bis zum Rand mit Alkohol auffüllen (Mischungsverhältnis etwa 1 : 1).
3. Das verschlossene Glas für mindestens 6 Wochen an einen dunklen Ort stellen und dabei mehrfach schütteln.
4. Danach die fertige Tinktur abseihen, in die sauberen Braunfläschchen abfüllen und beschriften.
5. Dunkel und kühl gelagert hält die Tinktur mindestens ein Jahr.

Salbeiessig zur äußerlichen Anwendung

Salbeiessig eignet sich für Abreibungen mit dem feuchten Waschlappen. Anschließend nicht abwaschen, sondern einziehen lassen.

Das brauchen Sie:
4 EL frische Salbeiblätter
750 ml Apfelessig

So wird's gemacht:

1. Die frischen Salbeiblätter waschen, trocken tupfen und in ein sauberes Schraubglas geben, mit dem Apfelessig übergießen und verschließen.
2. Die Salbei-Essig-Mischung an einem kühlen Ort 2 Wochen ziehen lassen, dann abseihen.
3. Im Kühlschrank aufbewahren.

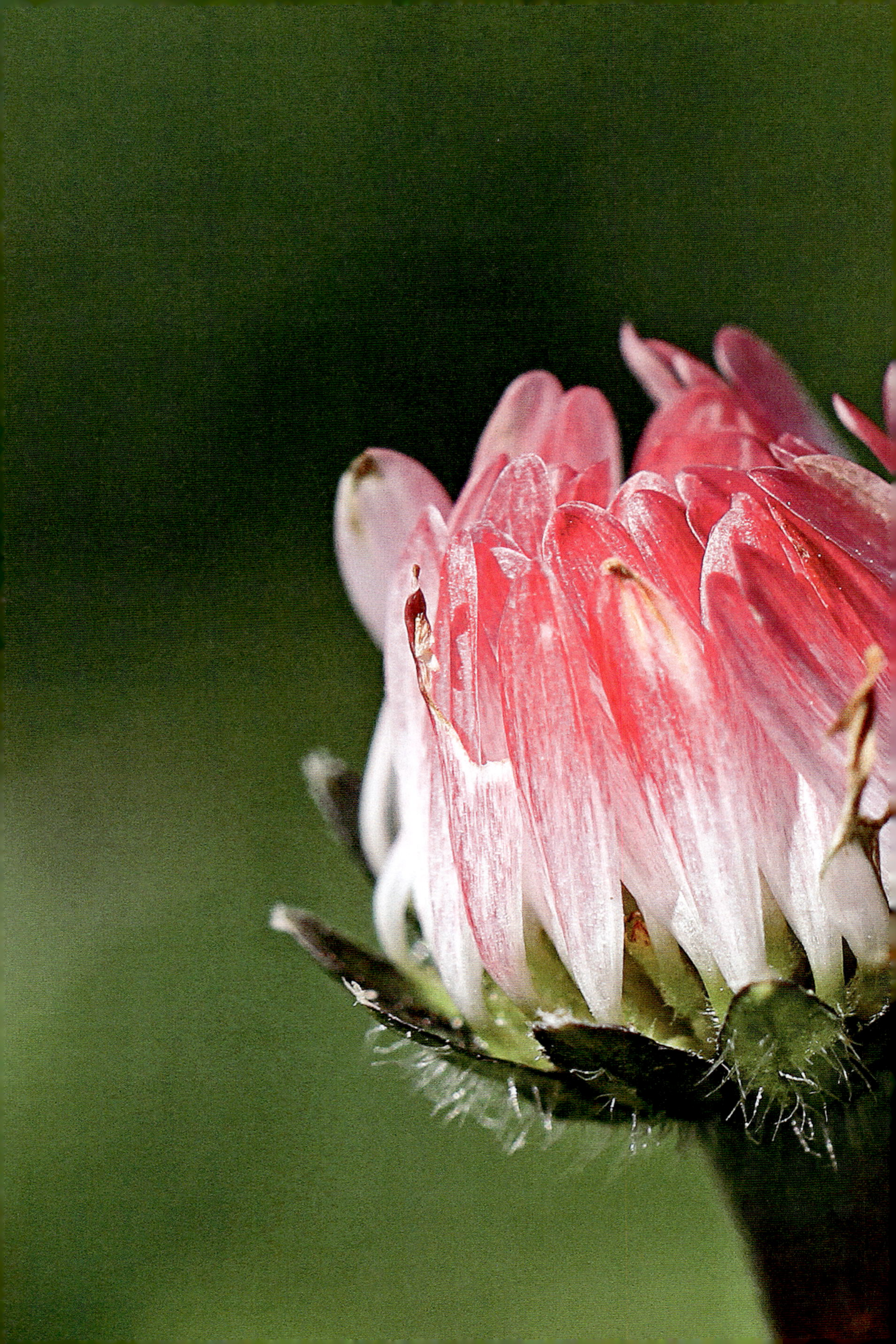

Heilpflanzen für Körper und Seele

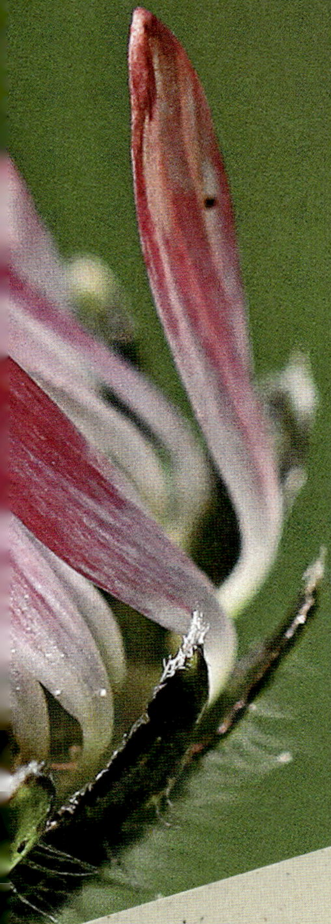

Gegen all Ihre Beschwerden ist ein Kraut gewachsen. Auf den folgenden Seiten erfahren Sie alles über die wichtigsten heimischen Pflanzen für Körper und Seele und wie Sie sich selbst mithilfe der Natur heilen können.

Pflanzliche Helfer für fast jede Lebenslage

Neben den hormonartig wirksamen Pflanzen wachsen in unseren Gefilden zahlreiche weitere Kräuter, die einen Bezug zum weiblichen Organismus haben. Viele von ihnen gehören zur großen Gruppe der Korbblütengewächse, der Asteraceae oder Compositae. Das sind unsere wichtigsten Verletzungsmittel. Einige davon wie Arnika, Schafgarbe, Gänseblümchen oder Ringelblume bieten sich aufgrund ihrer sanften, aber heilkräftigen Eigenschaften für Wunden und Verletzungen auch im Bereich des weiblichen Unterleibs an. Sie wirken vor allem auf Haut und Schleimhaut. Vom Beginn der Menstruation über die fruchtbaren Jahre mit möglichen Schwangerschaften und Geburten bis hin zur Menopause leisten Gebärmutter, Eierstöcke und die weibliche Brust Schwerstarbeit. Sie sind ständig gefordert und erfüllen meist ohne Pause störungsfrei und bescheiden ihre diversen Aufgaben. Dabei stellen sie keine besonderen Ansprüche. Und wenn es doch einmal zu Beschwerden in diesem Bereich kommen sollte, sind unsere heimischen pflanzlichen Helfer rasch zur Stelle, um das innere Gleichgewicht wiederherzustellen. Und das ganz ohne unerwünschte Nebenwirkungen.

Eine weitere wichtige Gruppe sind die Blutungsmittel. Im Gegensatz zu den hormonhaltigen Pflanzen, die das Problem an der Wurzel packen und die Ursachen beseitigen, tragen sie dazu bei, anhaltende oder starke und entkräftende Blutungen direkt zu lindern. Dabei stehen Ihnen Brennnessel & Co. zur Seite, die helfen, die leeren Eisenvorräte wieder aufzufüllen.

Unverzichtbar sind auch unsere pflanzlichen Antibiotika und Antimykotika, die den Organismus dabei unterstützen, mit krank machenden Bakterien und Pilzen fertigzuwerden. Nicht zu vergessen die pflanzlichen Helfer mit antiviraler Wirkung. Sie sind besonders wertvoll, denn gegen Viren ist selbst die Schulmedizin nahezu machtlos.

Auch für die Seele gibt es hochwirksame Schätze aus dem Pflanzenreich, allen voran Hypericum, das Johanniskraut, die wichtigste pflanzliche Arznei bei leichten Depressionen oder zyklusbedingten Stimmungstiefs.

Und so hält die Natur für jede Beschwerde das passende Kraut bereit. Wir müssen nur beherzt danach greifen.

Arnika

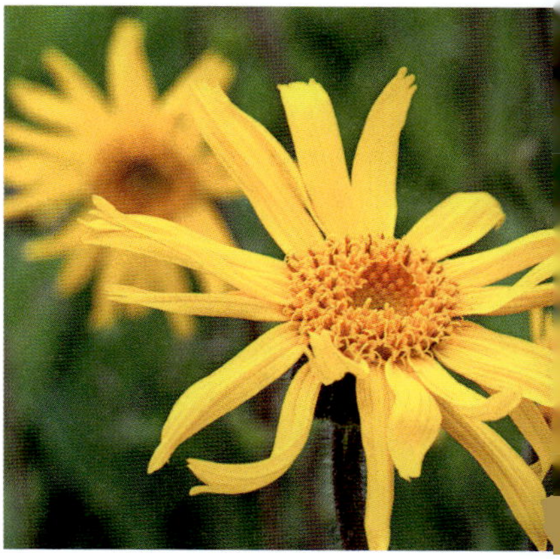

Arnica montana, der Bergwohlverleih, auch Fall- oder Wundkraut genannt, ist eines der bekanntesten pflanzlichen Verletzungsmittel. Die ausdauernde Staude aus der Familie der Korbblütengewächse (Asteraceae, Compositae) gedeiht vor allem auf Bergwiesen, wo ihre leuchtend gelben, immer etwas unordentlich aussehenden Blütenkörbchen aus dem saftigen Grün herausragen. Aber auch auf feuchten Moorwiesen, in der Heide oder im lichten Nadelwald ab einer Höhe von 600 Metern kann man der stolz aufragenden sonnengelben Blume begegnen. Unverwechselbar ist die Arnika aufgrund ihrer seitlichen Blütentriebe, die wie kleine Ärmchen anmuten.

Zu Heilzwecken werden vor allem die Blüten verwendet. Sie erscheinen von Juni bis August. Da die Arnika unter Naturschutz steht, dürfen Sie sie nicht selbst sammeln, sondern müssen auf kontrolliert angebaute getrocknete Blüten zurückgreifen.

Inhaltsstoffe und ihre Wirkung

Die Blüten der Arnika enthalten allerhand wertvolle Inhaltsstoffe, u. a. ein ätherisches Öl, Flavonoide und Cumarine. Arnikapräparate wirken entzündungswidrig und antibakteriell, desinfizierend, wundheilend, abschwellend, die Rückbildung von Blutergüssen fördernd, krampflösend, kreislaufanregend und blutdruckregulierend. Bekannt ist der Bergwohlverleih in erster Linie als Erste-Hilfe-Maßnahme zur äußerlichen Anwendung in Form von Salbe oder Tinktur bei stumpfen Verletzungen wie Prellungen, Quetschungen und Verstauchungen mit Blutergüssen sowie innerlich als homöopathisches Mittel nach Operationen oder Verletzungen mit Blutungsneigung. Sebastian Kneipp, der legendäre Wasserdoktor, empfahl verdünnte Arnika-Tinktur als Gurgellösung bei Heiserkeit nach Überanstrengung der Stimme. Seriöse Studien konnten eindeutig nachweisen, dass Arnika die Herzleistung verbessert. Zudem wirken sich die Inhaltsstoffe der Arnika positiv auf die Durchblutung der Herzkranzgefäße bei Arteriosklerose-Patienten aus.

Die ersten erhaltenen Aufzeichnungen zur Heilkraft des Wundkrauts stammen aus dem 12. Jahrhundert von Hildegard von Bingen. Laut ihren Schriften wurde die Arnika aber bereits im Altertum gegen diverse Beschwerden eingesetzt. Bis weit ins 18. Jahrhundert zählte das Kraut nicht nur zu den Heil-, sondern auch zu den Zauber- und Marienpflanzen, die zur Abwehr böser Geister sowie zur Ehrung von Muttergottheiten wie der nordischen Göttin Freya oder der christlichen Gottesmutter verwendet wurden. Einem Zitat der kräuterkundigen Äbtissin zufolge soll die Arnika zudem ein hochwirksames Aphrodisiakum gewesen sein, das bereits bei der leichtesten Berührung wollüstige Gefühle auslöst: »*Wenn ein Mann oder eine Frau in Liebe erglüht, dann wird, wenn jemand sie oder ihn auf der Haut mit Wolfesgelegena [Arnika] berührt, der Berührte in der Liebe zum anderen verbrennen, und wenn das Kraut vertrocknet ist, dann werden Mann oder Frau durch die Liebesglut fast rasend, sodass sie schließlich unsinnig werden.*« (Hildegard von Bingen)

Darauf sollten Sie achten
Da die Arnika unter Naturschutz steht, darf sie nicht wild gesammelt werden. Arnikapräparate aus kontrolliertem Anbau gibt es im Fachhandel, z. B. von Weleda oder Wala. Die getrockneten Blüten können Sie im Kräuterhandel erwerben. Wenn Sie eine Allergie auf Korbblütler haben, dürfen Sie Arnika phytotherapeutisch nicht anwenden. Homöopathisch ab C30 besteht jedoch keine Gefahr. Während der Schwangerschaft sollten Sie ebenfalls auf die Einnahme von Arnikapräparaten verzichten, da sie vorzeitige Wehen auslösen können.

Verwechslungsgefahr!
Die Arnika hat große Ähnlichkeit mit einem nahen Verwandten: *Senecio doronicum*, dem Gemswurz-Greisenkraut. Die Blüten können leicht verwechselt werden, nicht aber die Blätter. Sie sind bei Senecio im Gegensatz zur Arnika wollig behaart.

So hilft Arnika Ihnen als Frau

Aufgrund ihrer resorptionsfördernden Wirkung ist Arnika neben *Bellis perennis*, dem Gänseblümchen, ein wertvolles Mittel zur Linderung von Hämatomen nach Operationen im Bauchraum. Auch entzündlich bedingte Schwellungen im Unterbauch, z.B. im Bereich der Eierstöcke, reagieren gut auf Arnika in potenzierter Form (ab D6). Das gilt sowohl für akute Entzündungen als auch für chronische Reizzustände. Eine weitere Indikation sind Unterleibsschmerzen zum Zeitpunkt des Eisprungs, die durch Flüssigkeitseinlagerungen entstanden sind – ein Phänomen, unter dem viele Frauen leiden und das recht schmerzhaft ist. Hier wirkt Arnica D6 oder D12 (3-mal täglich 3 Globuli bis zum Einsetzen der Besserung) abschwellend und antientzündlich. Auch nach Geburtsverletzungen, die mit starken Blutungen oder schmerzhaften Hämatomen einhergehen, ist Arnika in potenzierter Form (ab D6) das Mittel der Wahl. Sollten die akuten Beschwerden trotz wiederholter Gaben von Arnica D6 oder D12 nicht abklingen, suchen Sie bitte unbedingt einen Arzt oder Heilpraktiker auf.

Auf einen Blick
Arnika ist unverzichtbar bei stumpfen Verletzungen mit schmerzhaften Blutergüssen, aber auch bei postoperativen Blutungen.

Rezepte

Arnika-Tinktur

Das brauchen Sie:
30 g getrocknete Arnikablüten (aus dem Kräuterhandel oder der Apotheke)
200 ml Trinkalkohol 40 %
Braunfläschchen à 50 ml (aus der Apotheke)

So wird's gemacht:

1. Die getrockneten Blüten und den Alkohol in ein sauberes Schraubglas geben, sodass möglichst wenig Luft im Glas verbleibt und die Blüten komplett bedeckt sind.
2. Das verschlossene Glas für mindestens 4 Wochen an einen dunklen Ort stellen und dabei mehrfach schütteln.
3. Danach die fertige Tinktur abseihen, in die sauberen Braunfläschchen abfüllen und beschriften.
4. Dunkel und kühl gelagert hält die Tinktur mindestens ein Jahr.

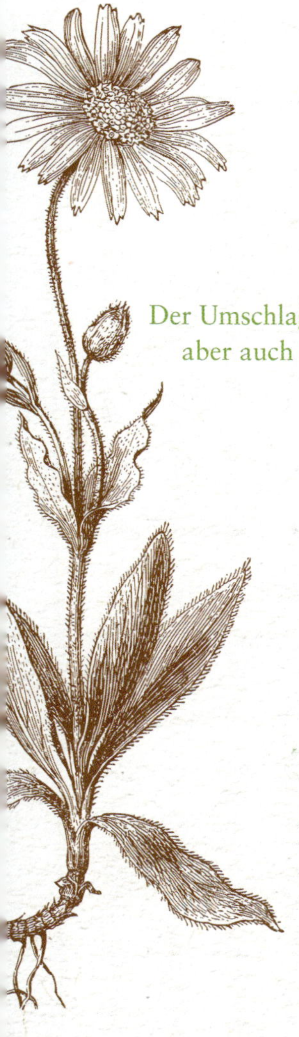

Arnika-Umschläge

Der Umschlag eignet sich zur Erstbehandlung bei allen stumpfen Verletzungen, aber auch bei den Folgen einer Überanstrengung wie Schleimbeutel- oder Sehnenentzündungen.

So wird's gemacht:

1. 1 Esslöffel Arnika-Tinktur mit 250 ml Wasser verdünnen.
2. Ein Stofftaschentuch in die Lösung tauchen, auswringen und auf das betroffene Areal legen, anschließend ein trockenes Tuch außen herumwickeln und fixieren.
3. Den Umschlag ca. 30 Minuten einwirken lassen.
4. Bis zum kompletten Ausheilen der Beschwerden täglich 2-mal durchführen.

Bärentraube

Darauf sollten Sie achten
Da Uva-ursi unter Naturschutz steht, darf er zumindest in Deutschland nicht selbst gesammelt werden. Getrocknete Blätter (Uvae ursi folium), Urtinktur und entsprechende Fertigpräparate sind in der Apotheke oder im Kräuterhandel erhältlich.

Die lateinische Bezeichnung *uva-ursi,* Traube des Bären, deutet darauf hin, dass sich einst Bären an den kleinen roten Beeren labten, was tatsächlich stimmt. Der Mensch hingegen hat vor allem die Blätter von *Arctostaphylos uva-ursi* aus der Familie der Heidekrautgewächse (Ericaceae) als potentes Heilmittel bei Harnwegsinfekten entdeckt. Die ledrigen Blätter wachsen an einem unscheinbaren, niedrigen, immergrünen Strauch, der im Frühjahr glockenförmige weiß-rosa Blüten und im Herbst kleine glänzende rote Beeren hervorbringt.

Inhaltsstoffe und ihre Wirkung

Die Blätter enthalten bis zu 12 % Arbutin, das desinfizierend und antibakteriell wirkt, sowie Gerbstoffe, Flavonoide, Triterpene und Lithospermsäure. Ähnlich wie die Preiselbeere, eine nahe Verwandte, liebt auch die immergrüne Bärentraube humusreiche Moorböden und Heideland.

Darauf sollten Sie achten
Wegen ihres beachtlichen Gerbsäureanteils können Bärentraubenblätter die Magenschleimhaut reizen. Kinder unter zwölf Jahren sollten daher keinen Tee aus Bärentraubenblättern trinken. Auch von der Anwendung während der Schwangerschaft oder in der Stillzeit ist abzuraten.

So hilft die Bärentraube Ihnen als Frau

Wir Frauen neigen häufiger als Männer zu schmerzhaften Harnwegsinfekten. Daher ist die Bärentraube für das weibliche Geschlecht besonders wertvoll, auch um die Einnahme nebenwirkungsreicher Antibiotika zu vermeiden – die leider oft dazu beitragen, dass die Beschwerden chronisch werden. Viele von Ihnen werden das aus leidvoller eigener Erfahrung bestätigen können. Aufgrund ihrer spezifischen Inhaltsstoffe wirken Bärentraubenblätter harntreibend, desinfizierend, antibakteriell, reizlindernd und entzündungswidrig – eine ideale Kombination bei Beschwerden der ableitenden Harnwege und der Blase. Einschlägige Untersuchungen konnten zweifelsfrei nachweisen, dass Bärentraubenblätter hochwirksam gegen zahlreiche Erreger sind wie Colibakterien, Staphylokokken, Streptokokken, Candida albicans und viele mehr. Damit gehört Uva-ursi zu den besten natürlichen Harnwegsantiseptika. Diese Wirkung wird noch verstärkt, wenn der pH-Wert des Urins im basischen Bereich liegt, weshalb eine gleichzeitige Gemüsediät empfehlenswert ist. Auf Kaffee, Zucker und Weißmehlprodukte, die den Urin sauer machen, sollten Sie daher während der Einnahme verzichten. Das ho-

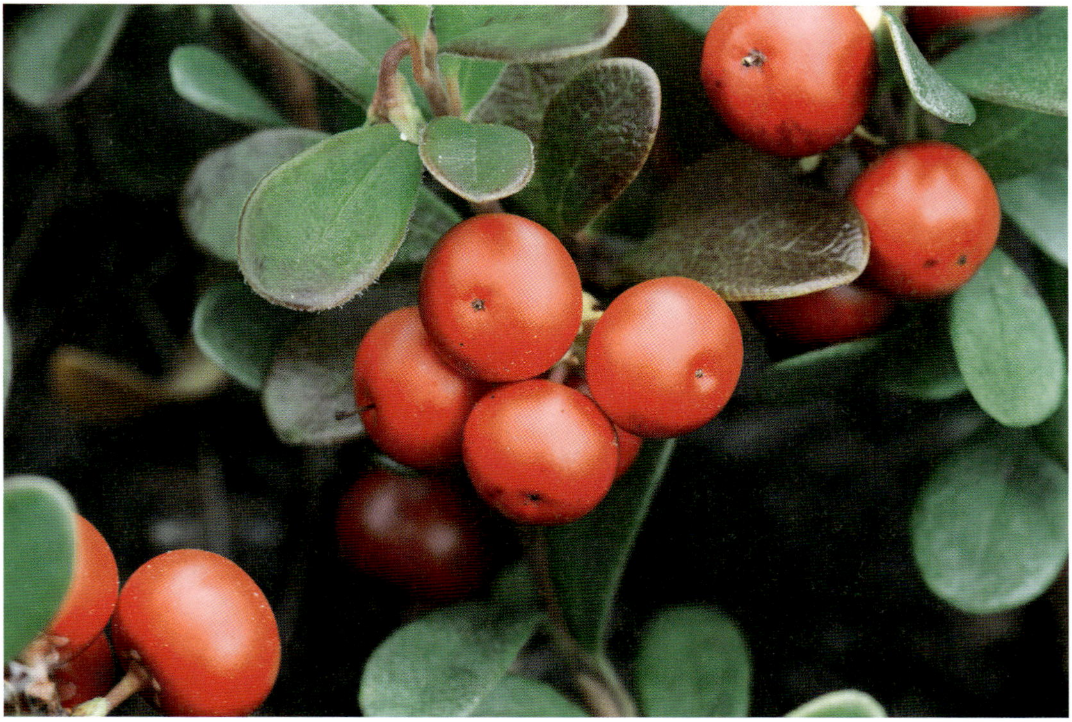

möopathische Mittel Uva ursi wird aus den frischen Blättern hergestellt. Seine Hauptanwendungsgebiete sind Blasenentzündungen mit zähem Schleim, Blut und Eiter im Urin sowie die Reizblase.

Verwechslungsgefahr!
Es besteht große Ähnlichkeit mit der Preiselbeere, die aus der gleichen Pflanzenfamilie stammt. Allerdings sind die Blüten der Preiselbeere weiter geöffnet und die Blätter an der Unterseite braun punktiert, was bei der Bärentraube nicht der Fall ist.

Auf einen Blick
Die Bärentraube ist eine der wichtigsten einheimischen Heilpflanzen bei Harnwegsinfekten und Reizblase.

*** Rezept ***

Bärentraubenblättertee bei akuter Blasenentzündung

So wird's gemacht:

1 2 Teelöffel getrocknete Bärentraubenblätter mit 200 ml kaltem Wasser übergießen und mindestens 12 Stunden unter gelegentlichem Umrühren ziehen lassen.

2 Anschließend abseihen und leicht angewärmt trinken, bei akuten Beschwerden mindestens 3 Tassen täglich.

3 Um ein Wiederaufflammen der Entzündung zu vermeiden, empfehle ich Ihnen, die Teekur auch nach Abklingen der akuten Beschwerden noch einige Tage fortzusetzen.

Mein persönlicher Tipp
Eine wirksame Maßnahme zur Vorbeugung und Linderung von Blasenentzündungen, die in der Zeit, als es noch keine Antibiotika gab, häufig angewendet wurde, war die Schaukeldiät. Der Trick dabei ist der stetige Wechsel zwischen basischem und saurem Milieu in der Blase. Dazu ernähren Sie sich im wöchentlichen Wechsel entweder ausschließlich basisch (kein Kaffee, Zucker, Weißmehl, dafür reichlich Obst und Gemüse) oder vorwiegend sauer (in dieser Zeit dürfen Sie wieder vermehrt zu Genussmitteln greifen). In der basischen Phase trinken Sie zusätzlich 3 Tassen Bärentraubentee pro Tag.

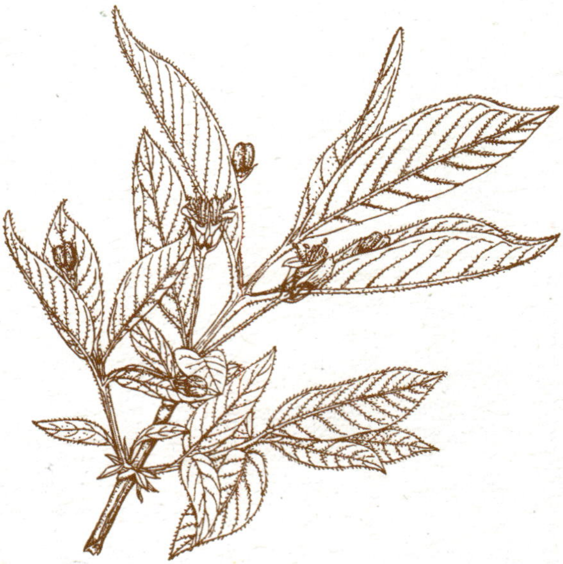

Benediktenkraut

Das Benediktenkraut *(Carduus benedictus/Cnicus benedictus)* hat zahlreiche weitere Volksnamen: Kardobenediktenkraut, Benediktendistel, Benediktenkarde, Benediktenwurz, Bitterdistel, Bernhardinerwurzel, Bornwurz, Distelkraut, Heildistel, Spinnendistel oder Natternkraut. Wie viele Heilpflanzen gehört es zur Familie der Korbblütengewächse (Asteraceae, Compositae). Benannt wurde es nach dem heiligen Benedikt; der Sage nach soll er den Vergiftungsversuchen seiner Ordensbrüder widerstanden haben. Die distelähnliche, einjährige, krautige Pflanze erreicht eine Höhe von rund 30 Zentimetern. Ihre wehrhaften Blätter sind mit einem Stachelsaum umgeben. Zu Heilzwecken wird das getrocknete Kraut verwendet. Gesammelt wird bei zunehmendem Mond von Juni bis September, am besten kurz vor der Blüte, denn dann ist der Bitterstoffgehalt am höchsten. Wild wachsend kommt die Distel nur im Mittelmeergebiet ab einer Höhe von 1000 Metern vor, bei uns kann sie jedoch angebaut werden.

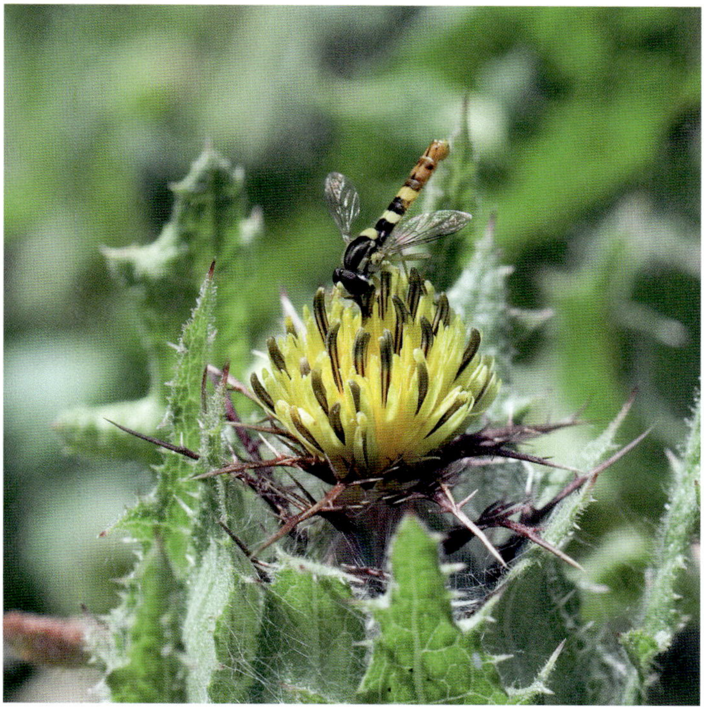

Darauf sollten Sie achten

Da die Sekretion von Magensäure durch Bitterstoffe angeregt wird, sollten Menschen mit Neigung zu Übersäuerung nicht zu viel von dem Tee trinken. Das gilt auch, wenn Sie unter einer Allergie gegen Korbblütler leiden. Als homöopathisches Mittel ab C30 besteht jedoch keine Gefahr einer allergischen Reaktion.

Inhaltsstoffe und ihre Wirkung

Das Benediktenkraut enthält Bitter- und Gerbstoffe sowie ein ätherisches Öl. Wegen seiner Bitterstoffe gilt es zu Recht als Heilmittel bei Verdauungsstörungen, denn diese regen die Magensäfte an, sind galletreibend, verbessern den Appetit und lindern Magen-Darm-Beschwerden. Daher ist die Pflanze Bestandteil vieler Bittertees und Tonika.

So hilft das Benediktenkraut Ihnen als Frau

Neben der traditionellen Anwendung bei Verdauungsschwäche steht das Benediktenkraut in dem Ruf, die Aufnahme von Eisen und anderen Mineralstoffen aus der Nahrung zu verbessern, weshalb es zur Osteoporose-Prophylaxe empfohlen wird. Seine magenstärkende und darmregenerierende Wirkung ist zudem nach oder während einer Chemotherapie hilfreich. Das mag einer der Gründe sein, weshalb das Kraut bereits im 17. Jahrhundert als Krebsheilpflanze gepriesen und verehrt wurde – ein weiterer ist ihre krebsfeindliche und das Tumorwachstum hemmende Wirkung. Zudem konnte nachgewiesen werden, dass die in ihr enthaltenen Stoffe bestimmten Bakterien wie *Staphylococcus aureus* und Streptokokken das Leben schwer macht.

Auf einen Blick

Das Benediktenkraut ist gerade für Frauen mit Neigung zu Osteoporose besonders wertvoll, da es die Aufnahme von Mineralstoffen aus der Nahrung fördert.

*** Rezept ***

Benediktenkrauttee

Der Tee eignet sich auch als täglicher Begleiter im Zuge einer schulmedizinischen Krebstherapie. Allerdings sollte nach 4 bis 6 Wochen eine einwöchige Pause eingelegt werden.

So wird's gemacht:

1 1 Teelöffel getrocknetes Benediktenkraut mit 200 ml kochendem Wasser übergießen und 5 Minuten ziehen lassen.
2 Nach dem Abseihen lauwarm und ungesüßt trinken.
3 Zur Förderung der Verdauung vor oder nach den Mahlzeiten jeweils 1 Tasse trinken.

Mein persönlicher Tipp
Bei familiärer Veranlagung steigt das Osteoporoserisiko mit den Wechseljahren deutlich an, daher rate ich Ihnen in diesem Fall, in regelmäßigen Abständen eine Teekur über 4 bis 6 Wochen mit dem Benediktenkraut durchzuführen.

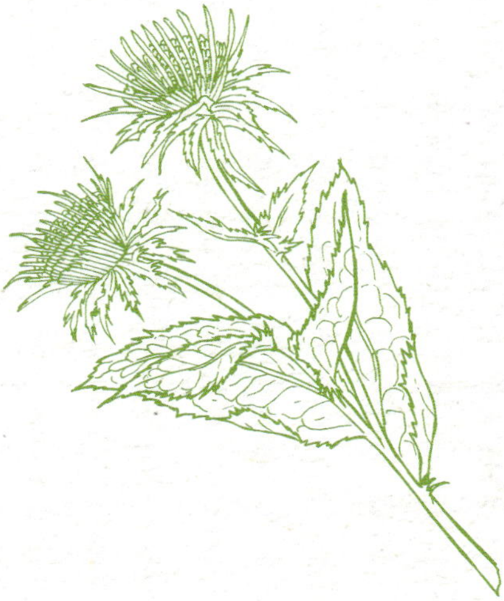

Blutwurz

Der Tormentill, aufgrund seiner blutstillenden Eigenschaften auch Blutwurz genannt, ist ein Rosengewächs (Rosaceae), also verwandt mit den Rosen, aber auch mit unseren einheimischen Obstbäumen und dem Frauenmantel. Sein lateinischer Name lautet *Potentilla erecta*. Zu Heilzwecken wird der stark gerbstoffhaltige Wurzelstock verwendet, der im Frühjahr oder Herbst ausgegraben, gereinigt und getrocknet wird. Schneidet man die Wurzel an, verfärbt sich die Schnittstelle dunkelrot, ein weiterer Hinweis auf seine blutstillende Wirkung. Das kleine Pflänzchen mit den gefingerten Blättern und den gelben Blüten ist bei uns weitverbreitet. Es gedeiht sowohl auf sandigem Untergrund als auch auf feuchtem Moorboden und liebt warme, sonnige Standorte.

Inhaltsstoffe und ihre Wirkung

Die Pflanzenheilkunde kennt zwei Anwendungsbereiche, die beide auf dem hohen Gerbstoffgehalt der Blutwurz beruhen. Zum einen wird die Pflanze aufgrund ihrer zusammenziehenden Eigenschaften bei Entzündungen im Mund- und Rachenraum zu Spülungen verwendet, besonders bei Mandelentzündung. Daneben werden Abkochungen der Wurzel für Sitzbäder oder Auflagen bei schlecht heilenden Wunden und Hämorrhoiden eingesetzt. Innerlich angewendet hilft die Blutwurz bei Verdauungsbeschwerden wie Blähungen und Durchfällen, die mit Gärungsprozessen einhergehen. Dazu nehmen Sie 3- bis 5-mal täglich 1 Teelöffel Blutwurzpulver in Wasser oder Tee zu sich.

So hilft die Blutwurz Ihnen als Frau

Als Heilmittel für Blutungen aller Art hat der Tormentill bereits vielen Frauen in akuten Situationen gute Dienste geleistet. Egal, ob es sich um Gebärmutterblutungen infolge eines oder mehrerer Myome, durch Anwendung der Spirale, durch Eierstockzysten oder funktioneller Art (d.h. ohne organische Ursache) handelt: Das Pulver aus der Wurzel der Blutwurz hilft zuverlässig. Sie können es auch mit dem zweiten bewährten Blutungsmittel in der Frauenheilkunde, dem Hirtentäschelkraut, kombinieren. Bei starker oder andauernder Blu-

Eine Bitte an Sie
Um nicht wegen eines Wurzelstückes den Boden umgraben zu müssen und damit die Natur zumindest partiell zu schädigen, lege ich Ihnen ans Herz, Fertigware aus der Apotheke oder dem Kräuterhandel weiterzuverarbeiten. Das gilt auch wegen der großen Ähnlichkeit der Blutwurz mit nahen Verwandten, die ebenfalls gelbe Blüten haben, wie dem Gänsefingerkraut (*Potentilla anserina;* siehe auch im Kapitel »Heimische Superfoods), dem Fünffingerkraut *(Potentilla reptans)* und dem Frühlingsfingerkraut *(Potentilla verna)*.

Darauf sollten Sie achten
Wegen des hohen Gerbstoffgehalts der Blutwurz kann sie Menschen mit empfindlichem Magen Probleme bereiten. Auch wirkt die Pflanze bei längerer Behandlung stopfend. Eine Alternative wäre die potenzierte Form ab D6. Durchfallerkrankungen, die nach zwei- bis dreitägiger Behandlung mit Blutwurz nicht deutlich besser werden, sollten Sie auf jeden Fall ärztlich abklären lassen.

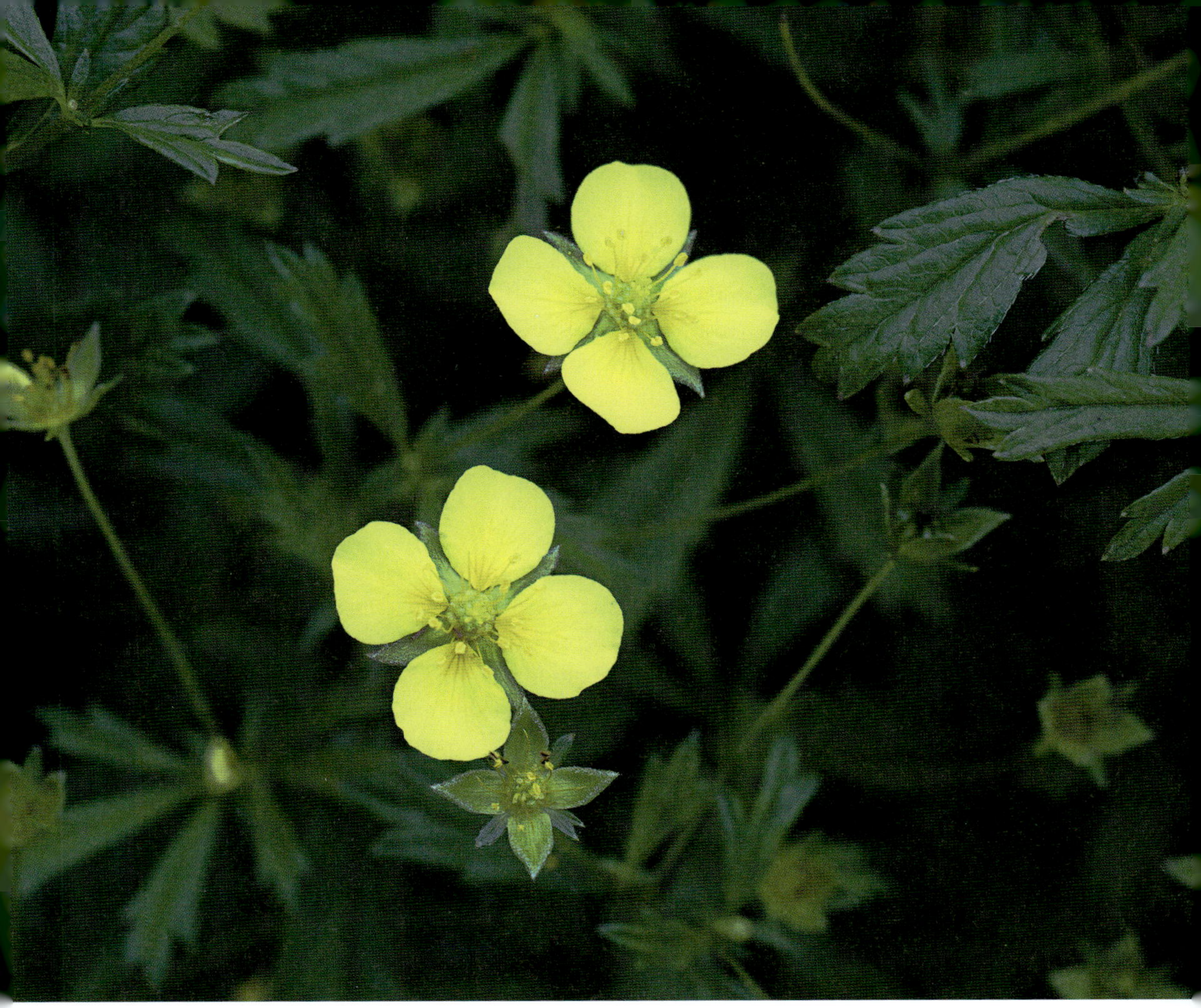

tung nehmen Sie je nach Bedarf und Verträglichkeit 3- bis 5-mal täglich 1 Teelöffel von der Blutwurz-Tinktur in etwas Wasser oder Tee oder 3-mal täglich 5 Globuli Potentilla erecta D6 oder D12 pur. Idealerweise beginnen Sie mit der Einnahme bereits einige Tage vor Eintreten der Menstruation.

Auf einen Blick

Die Blutwurz ist neben der Schafgarbe und dem Hirtentäschelkraut die wichtigste einheimische Pflanze bei starken oder anhaltenden Menstruations- oder Myomblutungen.

*** Rezepte ***

Blutwurz-Tinktur

Das brauchen Sie:
50 g Blutwurzpulver
Trinkalkohol 40 %
Braunfläschchen à 50 ml (aus der Apotheke)

So wird's gemacht:

1 Das Blutwurzpulver in ein sauberes Schraubglas (à 250 ml) geben und bis zum Rand mit 40-prozentigem Alkohol auffüllen.

2 Das gut verschlossene Glas an einen sonnigen Ort stellen und dort ungefähr 4 Wochen ziehen lassen, währenddessen hin und wieder kräftig schütteln.

3 Nach 4 Wochen die fertige Tinktur durch einen Teefilter gießen, zur Aufbewahrung in saubere Braunfläschchen abfüllen und beschriften.

4 Dunkel und kühl gelagert hält die Tinktur einige Jahre.

Blutwurztee zum Gurgeln und Spülen

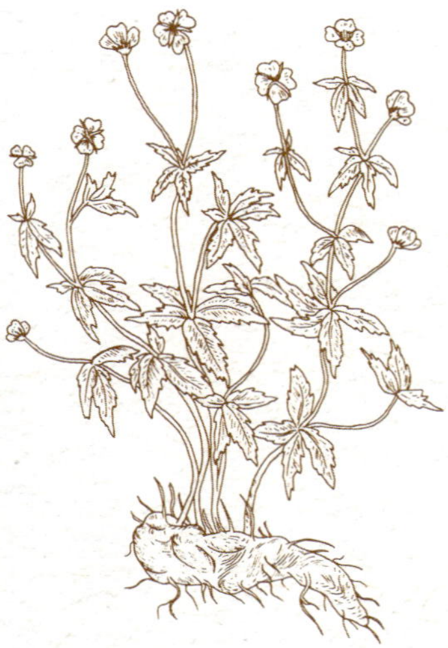

So wird's gemacht:

1 1 Teelöffel Blutwurzwurzel (geschnitten) mit 200 ml kochendem Wasser übergießen und ca. 10 Minuten sieden lassen, anschließend noch warm abseihen.

2 Bei Beschwerden im Mund- und Rachenraum mehrmals täglich mit dem Tee spülen oder gurgeln. Er kann auch mit Salbei- und/oder Kamillentee kombiniert bzw. im Wechsel angewendet werden.

Erdrauch

Der Erdrauch *(Fumaria officinalis)* ist ein Mohngewächs. Wie der Klatschmohn gehört er zur Familie der Papaveraceae. Im Volksmund wird das einjährige, meist aufrecht wachsende Kraut mit den rosaroten Blüten und den gefiederten Blättern auch Ackerrautenkraut, Blausporn, Rauchkraut oder wegen seines Bezugs zur Haut auch Grindkraut genannt. Der botanische Name »Fumaria« leitet sich vom lateinischen Wort für Rauch oder Dampf »fumus« ab, was sich darauf bezieht, dass das Kraut beim Verbrennen einen beißenden Rauch erzeugt.

Zu arzneilichen Zwecken werden die oberirdischen Teile verwendet. Gesammelt wird zur Blütezeit von Juni bis Juli bei zunehmendem Mond. Sie finden den Erdrauch bevorzugt am Rand von Schutthalden, auf Brachflächen oder Äckern.

Inhaltsstoffe und ihre Wirkung

Neben Alkaloiden enthält der Erdrauch Bitterstoffe, Harze, Cholin, Flavonoide und Schleimstoffe. Früher war Fumaria ein Geheimtipp, mittlerweile hat ihn auch die Schulmedizin für sich entdeckt. Seine Inhaltsstoffe machen ihn zu einer wertvollen Heilpflanze für Gallenwegserkrankungen, da sie krampflösend wirken und den Gallefluss regulieren. Insofern wird *Fumaria officinalis* sowohl bei akuten als auch bei chronischen Gallenbeschwerden empfohlen. Der griechische Arzt Dioskurides und später auch der deutsche Mediziner und Botaniker Leonhart Fuchs priesen den Erdrauch als Blutreinigungsmittel bei Hautbeschwerden. Der Botaniker Heinrich Marzell, der sich ausgiebig mit dem Brauchtum rund um unsere heimischen Pflanzen beschäftigt hat, wusste zu berichten, dass junge Mädchen, die sich einen Zweig Erdrauch an den Busen stecken, den Mann heiraten, der ihnen als Erstes begegnet.

Darauf sollten Sie achten
Die im Erdrauch enthaltenen Alkaloide können bei besonders empfindlichen Menschen zu Magenschmerzen führen, vermeiden Sie daher, ihn in hohen Dosen zu verwenden.

So hilft der Erdrauch Ihnen als Frau

In erster Linie wirkt der Erdrauch regulierend auf den Gallefluss und entlastet auf diese Weise auch den Hautstoffwechsel, weshalb er häufig zusammen mit Stiefmütterchen und Gänseblümchen in Teemischungen für Hauterkrankungen wie Schuppenflechte oder Neurodermitis zu finden ist. Obwohl

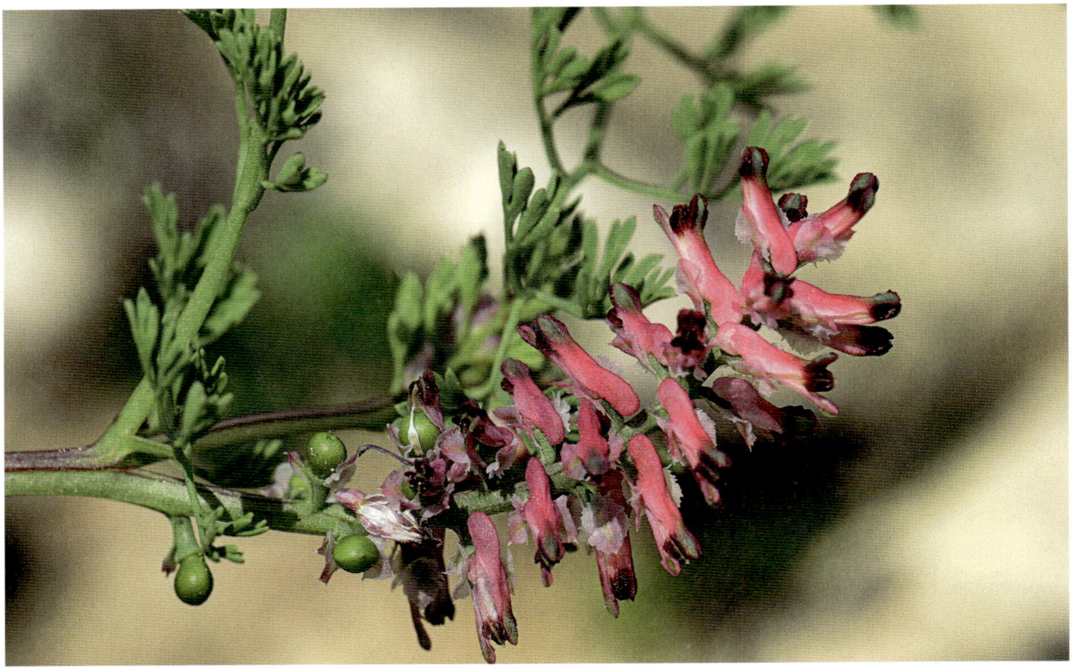

Auf einen Blick

Der Erdrauch zählt zu den ausgewiesenen Heilpflanzen für die Haut. Besonders hilfreich ist er bei chronischen Haut- und Schleimhautbeschwerden im Genitalbereich.

Fumaria officinalis nicht zu den Top 10 der Frauenkräuter gehört, ist er doch ein wertvolles Kräutlein für chronische Hautbeschwerden im Genitalbereich, wie Scheidenrhagaden, Analfissuren sowie Anal- oder Dammekzeme. Wenn Sie unter Craurosis vulvae, einer Haut- und Schleimhauterkrankung der Vulva, leiden, werden Sie die Qualitäten des Erdrauchs sehr zu schätzen wissen. Er lindert den quälenden Juckreiz und die schmerzhaften Rhagaden am Scheideneingang, die ein heftiges Brennen beim Wasserlassen hervorrufen und jegliche Lust auf Geschlechtsverkehr im Keim ersticken. In diesem Fall empfehle ich Ihnen die kurmäßige Anwendung von Erdrauch in Teeform oder als Tinktur sowie den Einsatz von hormonhaltigen Pflanzen wie dem Rotklee. Auch die konsequente Pflege mit Calendulasalbe trägt zur Heilung der Risse bei und macht die Haut wieder geschmeidig.

*** Rezepte ***

Teekur für die Haut

Wie Leber, Nieren und Lunge ist auch die Haut ein Entgiftungsorgan, über das der Körper belastende Stoffe abtransportiert. Eine wirksame und bewährte Teemischung für die Haut muss daher ausleitende Kräuter wie Erdrauch und Gundelrebe enthalten, aber auch anregende Heilpflanzen wie das Gänseblümchen. Und natürlich darf auch ein hormonell wirksamer Bestandteil nicht fehlen: hier der Frauenmantel.

Das brauchen Sie:

20 g getrocknetes Erdrauchkraut

50 g getrocknetes Frauenmantelkraut

30 g getrocknete Gänseblümchenblüten

50 g getrocknetes Gundelrebenkraut

So wird's gemacht:

1 Im Kräuterladen mischen lassen.

2 Davon 1 bis 2 Teelöffel mit 200 ml kochendem Wasser überbrühen und 5 bis 10 Minuten ziehen lassen, abseihen und bei Bedarf mit etwas Honig süßen.

3 2 bis 3 Tassen täglich entlasten den Hautstoffwechsel. Wichtig ist es, dass Sie zusätzlich mindestens 2 Liter stilles Wasser über den Tag verteilt trinken.

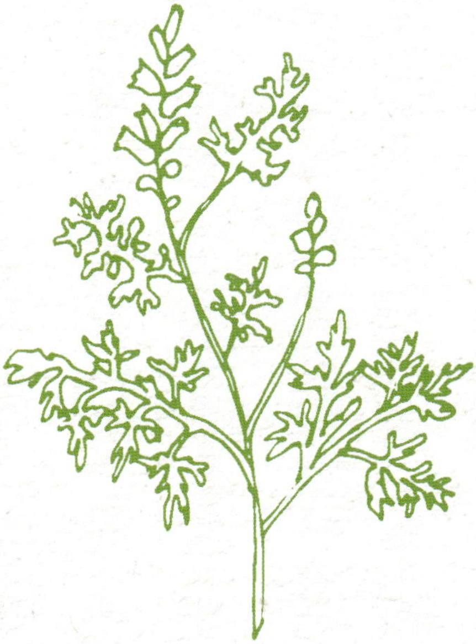

Gänseblümchen

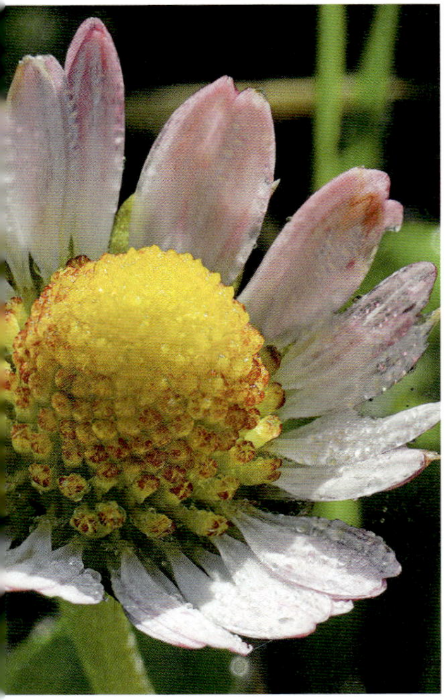

Bellis perennis, so der botanische Name des Gänseblümchens, zählt wohl zu den bekanntesten und beliebtesten heimischen Kräutern. Bellis, von lateinisch »bellus« (= schön), bezieht sich auf das Aussehen der aparten Blüten. Der Zusatz »perennis« bedeutet »ausdauernd« und nimmt Bezug auf das mehrjährige Wachstum und die allgemeine Blühfreudigkeit des anspruchslosen Pflänzchens. Als Attribut der germanischen Göttin Freya galt das Gänseblümchen einst als Symbol für Fruchtbarkeit und Neubeginn. Neben Arnika, Kamille und Calendula ist es eines der wichtigsten Verletzungsmittel in der Phytotherapie und wie diese ein Vertreter der Korbblütler (Compositae oder Asteraceae). Seine zahlreichen volkstümlichen Namen wie Maßliebchen, Tausendschön, Marienblümchen oder Mümmelizeugen vom großen Bekanntheits- und Beliebtheitsgrad des hübschen Blümchens. Als eines der ersten blühenden Kräuter lässt das Gänseblümchen schon im zeitigen Frühjahr seine freundlichen weißen Blüten zwischen den letzten Schneeresten hervorblinzeln. Auch blüht es noch bunt und unverdrossen, wenn sich alle anderen Blühpflanzen bereits in den Winterschlaf verabschiedet haben. Das Gänseblümchen ist schier unverwüstlich. Selbst wenn es von Füßen oder Schneemassen platt gedrückt wird, steht es immer wieder auf und lässt sich nicht unterkriegen. Sobald die Sonne scheint, öffnet *Bellis perennis* seine Blüten und streckt die weißen Blütenblätter mit den rosa Spitzen und dem gelben Knöpfchen den wärmenden Strahlen entgegen. Wenn es dagegen dunkel wird oder regnet, schließt es seine Blüten und senkt die Köpfchen zum Schutz vor dem Niederschlag gen Boden.

Geerntet wird das blühende Kraut vom Frühjahr bis zum Spätherbst, idealerweise bei trockenem Wetter und zunehmendem Mond. Zur Sommersonnenwende, um den 21. Juni, soll der Wirkstoffgehalt am größten sein, da die Pflanze dann den Höhepunkt ihrer Entwicklung erreicht hat.

Inhaltsstoffe und ihre Wirkung

In Blüten und Kraut befinden sich vor allem Saponine, Flavonoide, Gerb- und Bitterstoffe, aber auch Schleimstoffe und geringe Mengen eines ätherischen Öls. Aufgrund dieser

Inhaltsstoffe wirkt das Gänseblümchen wundheilend, entzündungswidrig, blutreinigend, bindegewebsfestigend, antiviral und schleimlösend. Darüber hinaus regt es den Hautstoffwechsel an, weshalb es in vielen Teemischungen für gesunde, reine Haut enthalten ist. Daneben kann es aber auch erntefrisch im Salat, auf dem Butterbrot oder im Kräuterquark verzehrt werden.

Bereits im Mittelalter war das Gänseblümchen eine beliebte und häufig eingesetzte Heilpflanze, vor allem wegen seiner wundheilenden Eigenschaften.

So hilft das Gänseblümchen Ihnen als Frau

In der Naturheilkunde wird *Bellis perennis* als »Arnika der Gebärmutter« bezeichnet, was auf seine heilende Wirkung für den weiblichen Unterleib hinweist. So können Sie das Gänseblümchen phytotherapeutisch oder homöopathisch bei Verletzungen im Bauchraum anwenden, beispielsweise bei Hämatomen nach einer Unterleibsoperation oder auch zur Unterstützung der Rückbildung bei Senkungsbeschwerden, da es straffend und kräftigend auf das Bindegewebe wirkt. Als Homöopathikum ist Bellis ab C30 hilfreich bei Verletzungen der tieferen Gewebe und septischen Wunden der Bauch- und Beckenorgane, beispielsweise nach einem Kaiserschnitt oder einer Krebsoperation, wenn sich der Unterleib wie geprellt oder gequetscht anfühlt. Aber auch bei Verhärtung der Brust nach einer Quetschung können Sie *Bellis perennis* homöopathisch einsetzen.

Der volkstümliche Name Tausendschön bezieht sich nicht nur auf die Attraktivität der Blüten, sondern auch auf ihre hautreinigenden Eigenschaften. In Teemischungen beispielsweise regen die getrockneten Blüten den Hautstoffwechsel an. Aufgrund seiner antiviralen Qualitäten können Sie das Gänseblümchen auch bei Lippenherpes anwenden, indem Sie die Bläschen mehrfach täglich mit der Urtinktur betupfen und 2-mal täglich 10 Tropfen davon einnehmen. Wenn Sie sich die Urtinktur aus dem frischen Kraut mit Blüten selbst herstellen, verwenden Sie dafür 40-prozentigen Trinkalkohol.

Auf einen Blick

Das Gänseblümchen wirkt vor allem gesundheitsfördernd auf die Haut sowie homöopathisch bei Verletzungen der weiblichen Brust und des Unterleibs.

* * * Rezepte * * *

Gänseblümchentee

Diesen Tee können Sie für Umschläge bei schlecht heilenden Wunden verwenden oder zum Betupfen von Hautausschlägen.

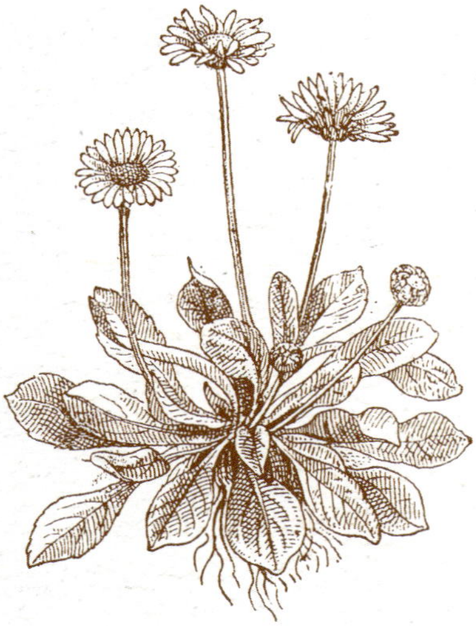

So wird's gemacht:

1 2 Teelöffel getrocknete Gänseblümchenblüten mit 200 ml kochendem Wasser übergießen, 10 Minuten zugedeckt ziehen lassen und abseihen.

2 Den lauwarmen oder kühlen Tee äußerlich für Auflagen oder Umschläge verwenden.

Teemischung für unreine Haut

Bei unreiner Haut helfen Waschungen mit einem Tee aus Gänseblümchen- und Stiefmütterchenkraut (zu gleichen Teilen).

So wird's gemacht:

- 1 Esslöffel Kraut mit 1 Liter zimmerwarmem Wasser übergießen und 10 Stunden ziehen lassen. Danach abseihen und zum Waschen verwenden.

Gänsefingerkraut

Schon der berühmte heilkundige Pfarrer Sebastian Kneipp hielt große Stücke auf die Anserine, wie er das Gänsefingerkraut *(Potentilla anserina)* aus der Familie der Rosengewächse (Rosaceae) nannte. Von ihm ist ein Fall überliefert, bei dem er einem an Wundstarrkrampf erkrankten Patienten, den die Ärzte bereits aufgegeben hatten, in Milch gekochtes Gänsefingerkraut verabreichte. Der Mann erholte sich von der schweren Krankheit und wurde wieder vollkommen gesund. Von dieser erstaunlichen Heilkraft zeugt auch der botanische Name des Krauts: Potentilla, abgeleitet von dem lateinischen Wort »potens« (mächtig). Dem Volksglauben nach hilft die Potentilla auch bei Liebeskummer: Wer die Wurzel der Pflanze am Johannistag, also am 24. Juni, noch vor Sonnenaufgang ausgräbt und dann in Form eines Amulettes um den Hals trägt, kann sich der Liebe des oder der Auserwählten sicher sein.

Eine ausführlichere Beschreibung des Gänsefingerkrauts finden Sie im Kapitel »Heimische Superfoods«.

Darauf sollten Sie achten
Wegen seines hohen Gerbstoffgehalts kann das Gänsefingerkraut Menschen mit empfindlichem Magen Probleme bereiten. Auch wirkt die Potentilla bei längerer Behandlung stopfend. Als von diesen Nebenwirkungen freie Alternative empfehle ich Ihnen die potenzierte Form ab D6.

So hilft das Gänsefingerkraut Ihnen als Frau

Ihre krampflösenden und blutflusshemmenden Qualitäten machen die Potentilla zu einer unverzichtbaren Helferin bei Menstruationsbeschwerden mit schmerzhaften Uteruskrämpfen. Dabei hat es sich bewährt, bei bekannter Neigung zu zyklusbedingten Unterleibskrämpfen den Tee bereits einige Tage vor Einsetzen der Menses zu trinken. Alternativ können Sie die Potentilla homöopathisch oder als Urtinktur einnehmen. Homöopathikum und Urtinktur werden aus dem blühenden Kraut hergestellt. Beides sollten Sie ebenfalls vorbeugend nehmen, entweder 3-mal täglich 3 Globuli in D6/D12 oder 3-mal täglich 5 Tropfen von der alkoholischen Lösung.

Auf einen Blick
Das Gänsefingerkraut ist eine bewährte Arznei bei krampfartigen Menstruationsbeschwerden.

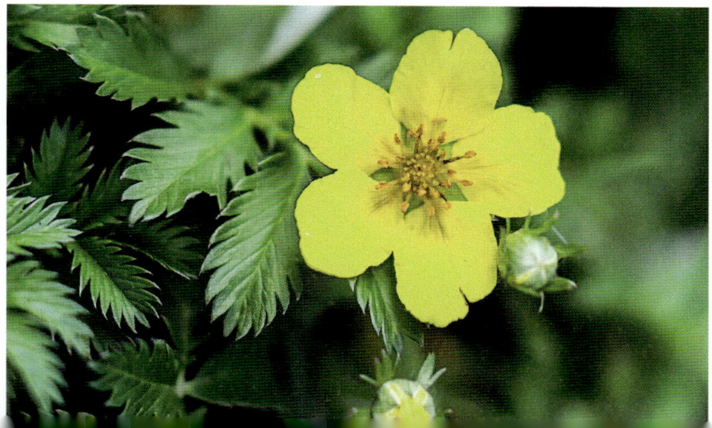

*** Rezepte ***

Gänsefingerkrauttee

Wenn Sie mögen, können Sie das Gänsefingerkraut mit Melisse und/oder Pfefferminze mischen, die Wirkung wird dadurch verstärkt, und der Tee schmeckt besser. Den abgekühlten Tee können Sie auch zum Spülen oder Gurgeln bei Halsschmerzen verwenden.

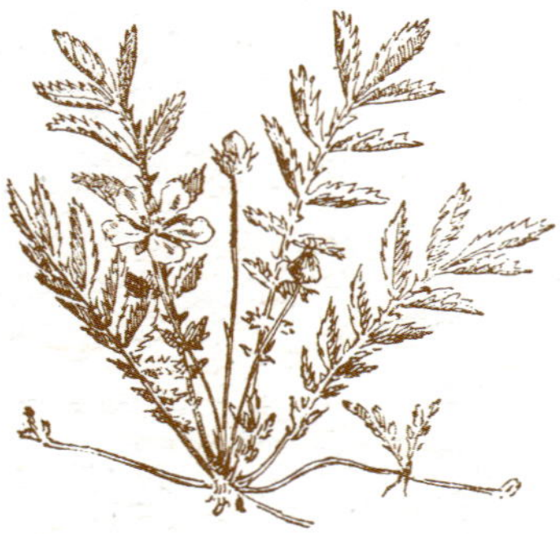

So wird's gemacht:

1 2 Teelöffel getrocknetes Gänsefingerkraut mit 200 ml kochendem Wasser übergießen, 10 Minuten ziehen lassen und abseihen.

2 2 bis 3 Tassen täglich trinken.

Potentilla-Urtinktur

Die Tinktur hilft bei Magen-Darm-Beschwerden ebenso wie bei Regelkrämpfen. Dazu nehmen Sie 3-mal täglich 5 Tropfen pur oder in Wasser.

Das brauchen Sie:
frisches Gänsefingerkraut
Trinkalkohol 40 %
Braunfläschchen à 50 ml (aus der Apotheke)

So wird's gemacht:

1 Das gewaschene und trocken getupfte Gänsefingerkraut mit einem Messer in Streifen schneiden, in ein sauberes Schraubglas geben, mit 40-prozentigem Alkohol auffüllen, verschließen und für 3 Wochen unter gelegentlichem Schütteln ziehen lassen.

2 Abseihen, die fertige Tinktur in saubere Braunfläschchen gießen und beschriften.

Goldrute

Die Goldrute mit dem botanischen Name *Solidago virgaurea,* was so viel heißt wie »heilkräftige goldene Rute«, ist eine weitere Vertreterin aus der großen Familie der Korbblütengewächse (Compositae, Asteraceae), zu der auch Arnika, Ringelblume und Gänseblümchen gehören. Im Hochsommer zieren ihre gelben Ruten vor allem Bahndämme und Kahlschläge. Sie gedeiht aber auch in lichten Wäldern, an sonnigen Hängen, auf trockenen Waldwiesen und an Wegrändern. Nicht nur das Auge, sondern auch diverse Insekten erfreuen sich an ihren sonnengelben Blüten. Geerntet wird das blühende Kraut zu Beginn der Blütezeit im August bei zunehmendem Mond. Da sich stets zahlreiche Insekten in den unzähligen sternförmigen Blüten tummeln, ist es wichtig, die Ruten vor der Verarbeitung gründlich zu säubern.

Inhaltsstoffe und ihre Wirkung

An wertvollen Inhaltsstoffen enthält Solidago vor allem Saponine, Flavonoide, Gerb- und Bitterstoffe sowie ätherische Öle. Einen höheren Wirkstoffgehalt als die bei uns heimische Echte Goldrute hat die Kanadische Goldrute zu bieten, die mittlerweile auch bei uns weitverbreitet ist. Ernten und verarbeiten lassen sich beide Arten gleich.

Bekannt ist die Goldrute vor allem wegen ihrer heilenden und stärkenden Wirkung auf den Urogenitaltrakt, weshalb sie im Volksmund auch Schoßkraut genannt wird. Empfohlen wird Solidago zur Durchspülung bei entzündlichen Erkrankungen der ableitenden Harnwege, bei Harnsteinen und Nierengrieß sowie zur Vorbeugung bei entsprechender Veranlagung. Sie können die Goldrute entweder als Tee, Tinktur oder homöopathisch anwenden. Das homöopathische Mittel wird aus den frischen Blüten hergestellt und gilt als Spezifikum für Nierenleiden. Für die Tinktur verwendet man das frische Kraut. Der Tee aus dem getrockneten Kraut eignet sich sowohl für akute Beschwerden als auch zur Entgiftung über die Nieren bei rheumatischen Erkrankungen.

Verwechslungsgefahr!
Neben der Kanadischen Goldrute *(Solidago canadensis),* zu erkennen an den langen, spitz auslaufenden Blütenrispen, besteht große Ähnlichkeit mit dem Fuchs-Kreuzkraut, auch Greiskraut genannt *(Senecio fuchsii),* aus der gleichen Familie. Im Gegensatz zur Goldrute bildet das Greiskraut Ausläufer, und die doldenförmigen gelben Blütensterne verwelken in Form einer weißen Haarkrone, die an Pusteblumen erinnert.

So hilft die Goldrute Ihnen als Frau

Auf einen Blick
Die Goldrute ist unsere wichtigste pflanzliche Heilerin bei Harnwegserkrankungen. Sie eignet sich auch bestens zur kurmäßigen Anwendung.

Da wir Frauen aufgrund unserer Physiologie häufiger unter entzündlichen Beschwerden der Harnwege sowie unter chronischer Reizblase leiden als Männer, ist die Goldrute nahezu unverzichtbar in der Frauenheilkunde. Sie desinfiziert, ohne die Schleimhäute zu reizen, und trägt wesentlich dazu bei, eine Antibiotika-Therapie zu vermeiden. Wissenschaftliche Studien konnten nachweisen, dass Solidago die Symptome einer Reizblase wie Harndrang und Brennen beim Wasserlassen zuverlässig lindert, sofern die Pflanze lange genug angewendet wird, also auch noch einige Zeit nach Abklingen der akuten Beschwerden. Ein weiterer Anwendungsbereich dieser wirkungsvollen Nierenheilpflanze sind Wassereinlagerungen in der späten Schwangerschaft. Hier kurbeln die enthaltenen Wirkstoffe die Nierentätigkeit so weit an, dass das eingelagerte Wasser als Urin ausgeschieden wird.

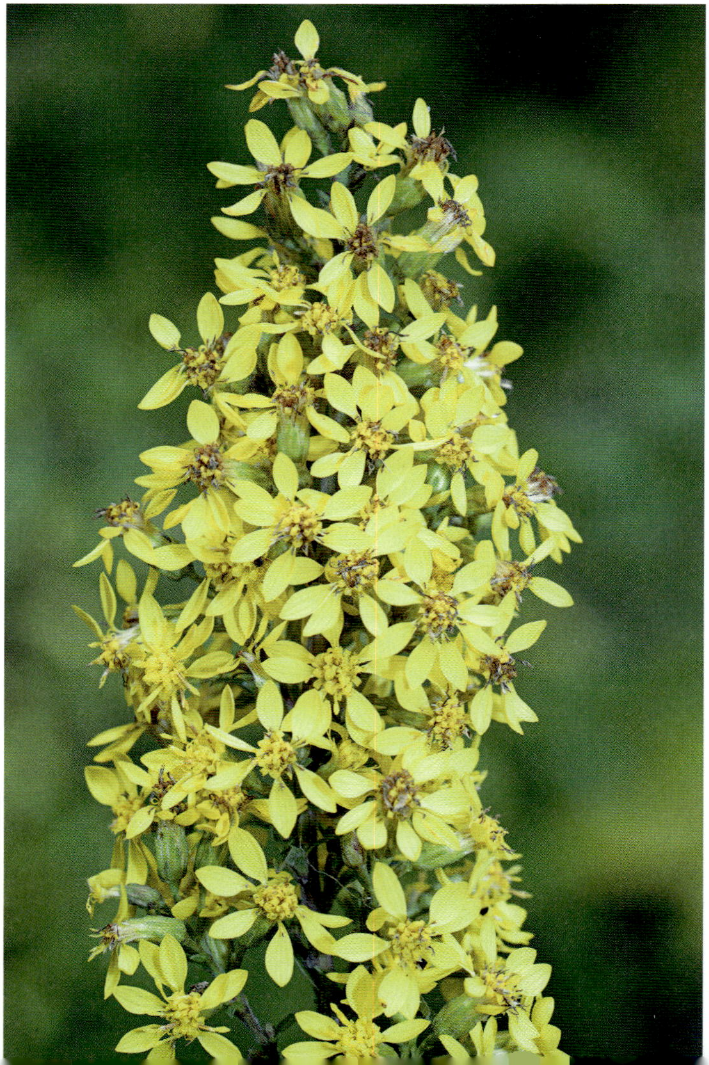

Rezepte

Solidago-Urtinktur

Kurmäßig angewendet wirkt Solidago-Urtinktur harntreibend, entzündungshemmend, antimikrobiell und krampflösend. Zudem beugt sie der Bildung von Harnsteinen vor. Bei Neigung zu Harnwegsinfekten nehmen Sie über einen Zeitraum von 4 Wochen 3-mal täglich 5 Tropfen in etwas Wasser ein.

Das brauchen Sie:
frisches Goldrutenkraut
Trinkalkohol 40 %
Braunfläschchen à 50 ml (aus der Apotheke)

So wird's gemacht:

1 Das frisch gesammelte Kraut (Blätter und Blüten) sorgfältig verlesen, waschen, trocken tupfen und mit einem Messer möglichst klein schneiden.
2 Die Pflanzenstücke in ein sauberes Schraubglas geben und bis zum Rand mit Alkohol auffüllen (Mischungsverhältnis etwa 1 : 1).
3 Das verschlossene Glas für mindestens 6 Wochen an einen dunklen Ort stellen und dabei mehrfach schütteln.
4 Danach die fertige Tinktur abseihen, in die sauberen Braunfläschchen abfüllen und beschriften.
5 Dunkel und kühl gelagert hält die Tinktur mindestens ein Jahr.

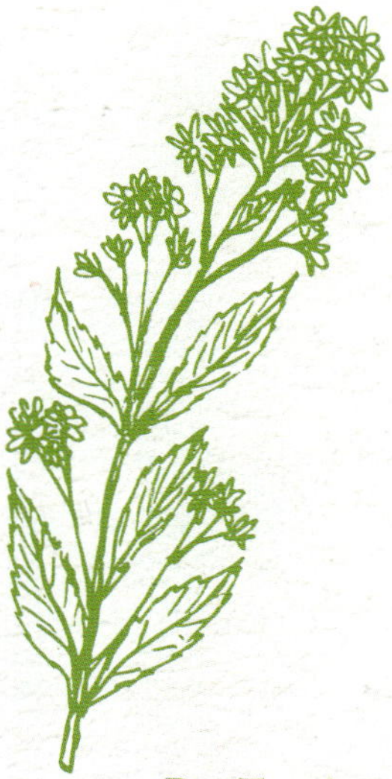

Goldrutentee

Der Tee eignet sich sowohl bei akuten als auch bei chronischen Beschwerden sowie zur Entwässerung über die Nieren.

So wird's gemacht:

1 2 Teelöffel getrocknetes Goldrutenkraut mit 200 ml kochendem Wasser übergießen, 10 Minuten ziehen lassen und abseihen.
2 3 Tassen täglich trinken.

Gundelrebe

Ein unscheinbares, aber wertvolles Pflänzchen ist die Gundelrebe, die aufgrund ihrer geringen Größe nur allzu leicht übersehen wird. Die zartlila Blüten, die an einen geöffneten Mund erinnern, weisen *Glechoma hederaceae,* wie der botanische Name lautet, als typische Vertreterin der Lippenblütengewächse (Lamiaceae, Labiatae) aus. Wegen ihrer antibakteriellen Eigenschaften wurde die Gundelrebe in früheren Zeiten auch »Herr des Eiters« genannt. Andere volkstümliche Namen wie Grindrebe oder Gundermann zeugen ebenfalls von den wundheilenden Qualitäten dieser germanischen Heilpflanze, wobei die Bezeichnung »Gund« aus dem Althochdeutschen stammt und sich auf ein übel riechendes Körpersekret bezieht. Beim Zerreiben von Stängeln oder Blüten entsteht ein unangenehmer Geruch, der gleichfalls an Eiter denken lässt.

Die Gundelrebe ist weitverbreitet, sie gedeiht in Gärten, auf feuchten Wiesen, an Wegrändern oder Hecken, wird aber nicht sonderlich geschätzt, weder als Zier- noch als Heilpflanze. Gesammelt wird das blühende Kraut im Frühjahr bei zunehmendem Mond.

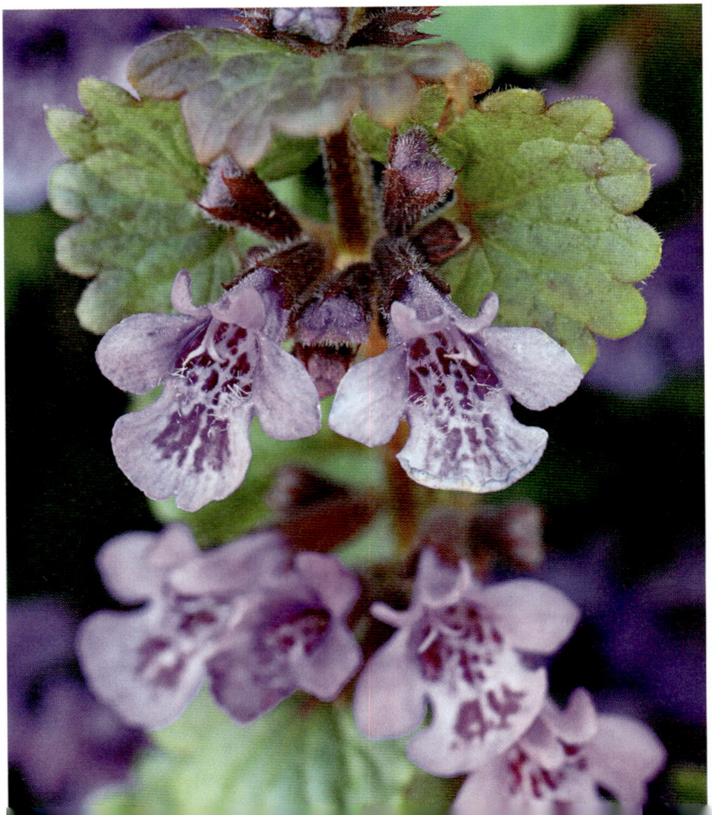

Inhaltsstoffe und ihre Wirkung

An wertvollen Inhaltsstoffen hat die Gundelrebe neben Vitamin C und diversen Mineralstoffen vor allem Bitter- und Gerbstoffe zu bieten sowie etwas Saponin und ein ätherisches Öl. Damit darf *Glechoma hederaceae* getrost als pflanzliches Antibiotikum bezeichnet werden: Sie wirkt entzündungswidrig, wundheilend, antibakteriell, blutreinigend und kann zur Ausleitung von Antibiotika und Schwermetallen wie Blei und Quecksilber aus dem Körper verwendet werden. Im Mittelalter wurde die Gundelrebe innerlich bei Appetitlosigkeit, Magen-Darm-Beschwerden, Husten mit zähem Schleim sowie bei Gallen-, Leber- und Nierenleiden eingesetzt. Äußerlich nutzte man ihre antibakteriellen Eigenschaften zur Wundbehandlung und zum Spülen bei Entzündungen im Mund- und Rachenraum.

Die Gundelrebe ist zwar eine ausgewiesene Heilpflanze, sie kann aber auch einfach als Vitamin-C-reiches Kräutlein in Suppen, Salaten, Kräuterquark oder Smoothies verwendet werden. Traditionell ist die Gundelrebe fester Bestandteil der Gründonnerstagssuppe (siehe die Neunkräutersuppe im Kapitel »Heimische Superfoods«).

Das sollten Sie beachten!
Da unter der Anwendung von *Glechoma hederaceae* Giftstoffe gelöst werden, die sich in Ihrem Organismus abgelagert haben, ist es wichtig, dass Sie währenddessen reichlich Wasser trinken, damit die Giftstoffe ausgeschwemmt werden können.

So hilft die Gundelrebe Ihnen als Frau

Die in der Gundelrebe enthaltenen Gerbstoffe helfen sehr gut bei eitriger Brustwarzenentzündung während der Stillzeit. Empfohlen wird die innerliche und äußerliche Anwendung gleichzeitig: Mehrere Tassen Gundelrebentee über den Tag verteilt getrunken, tragen dazu bei, den Eiter abzubauen und die Erreger im Blut abzutöten; unterstützend wirken feuchte Kompressen mit dem abgekühlten Tee, die nach dem Stillen auf die entzündete Brust gelegt werden. Daneben kann die Gundelrebe auch bei eitrigen Infektionen in anderen Körperbereichen eingesetzt werden, z.B. bei eitriger Akne, ebenfalls innerlich und äußerlich, und bei bakteriellem Scheidenausfluss. In diesem Fall empfehle ich Ihnen, neben einer mehrwöchigen Teekur 2-mal täglich Vaginalspülungen mit *Glechoma-hederaceae*-Urtinktur durchzuführen. Dazu verdünnen Sie 10 Tropfen Urtinktur mit 5 ml Wasser und füllen diese am besten in eine Einwegspritze. Aufgrund ihrer ausleitenden Wirkung eignen sich Kuren mit Gundelrebentee oder -tinktur auch zur Entgiftung bei Schwermetallbelastung oder bei unerfülltem Kinderwunsch.

Auf einen Blick
Die Gundelrebe darf zu Recht als pflanzliches Antibiotikum bezeichnet werden. Ihre vorrangigen Einsatzgebiete sind eitrige Entzündungen, aber auch Schwermetallbelastungen. Hier können Sie *Glechoma hederaceae* zur Entgiftung und Ausleitung einsetzen.

* * * Rezepte * * *

Gundelrebentee

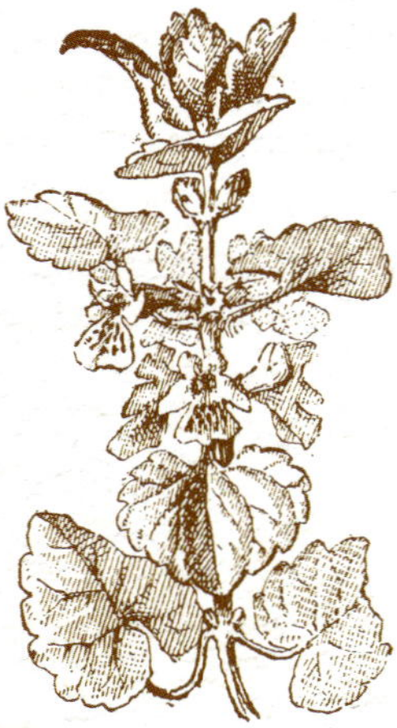

So wird's gemacht:

1 2 Teelöffel getrocknete Gundelrebe mit 200 ml kochendem Wasser übergießen, 5 bis 10 Minuten zugedeckt ziehen lassen und abseihen.

2 3 Tassen täglich trinken.

Nestreinigungstee

Diese Teemischung wurde zwar ursprünglich für Frauen mit Kinderwunsch entwickelt, die ihren Organismus vor der Schwangerschaft gründlich entgiften und das Nest für den Nachwuchs vorbereiten wollen, sie kann aber auch in späteren Lebensabschnitten zur Ausleitung von Schwermetallen eingesetzt werden. Das Rezept stammt aus der Feder von Margret Madejsky.

Das brauchen Sie (jeweils in getrockneter Form):

20 g Brennnesselblätter
20 g Goldrutenkraut
30 g Gundelrebenkraut
30 g Frauenmantelkraut
20 g Schafgarbenkraut
20 g Stiefmütterchenkraut
20 g Storchschnabelkraut
30 g Taubnesselkraut

So wird's gemacht:

1 Im Kräuterladen mischen lassen oder selber mischen.

2 Davon 2 Teelöffel mit 200 ml kochendem Wasser überbrühen und 10 Minuten ziehen lassen, abseihen und über 4 bis 6 Wochen täglich 3 Tassen trinken.

Johanniskraut

Eine bewährte Pflanze für Körper und Seele ist das Johanniskraut, *Hypericum perforatum,* aus der Familie der Hartheugewächse (Hypericaceae). Die deutsche Bezeichnung rührt daher, dass die goldgelben Blüten um den Johannistag (24. Juni) aufgehen. Sie verfärben sich blutrot, wenn Sie sie zwischen Ihren Fingern zerreiben, daher die volkstümlichen Namen Blutkraut, Johannisblut oder Jesuwundenkraut. Die ausdauernde Staude weist noch zwei weitere typische Merkmale auf, an denen Sie sie unzweifelhaft erkennen können: Sie besitzt einen zweikantigen Stängel, was in der Pflanzenwelt relativ selten vorkommt; und wenn Sie die Blättchen gegen das Licht halten, so erkennen Sie lauter winzige Punkte, die wie Löcher aussehen. Dabei handelt es sich um Sekretbehälter, die eine helle Flüssigkeit aus ätherischem Öl und Harz enthalten.

Geerntet wird das Kraut, wenn es in voller Blüte steht, also von Ende Juni bis Mitte Juli. Sie finden die maximal 90 Zentimeter hohe, im oberen Teil weitverzweigte Staude an sonnigen Plätzen, z.B. an Wegrändern, Dämmen, Feldrainen, aber auch in lichten Wäldern.

Inhaltsstoffe und ihre Wirkung

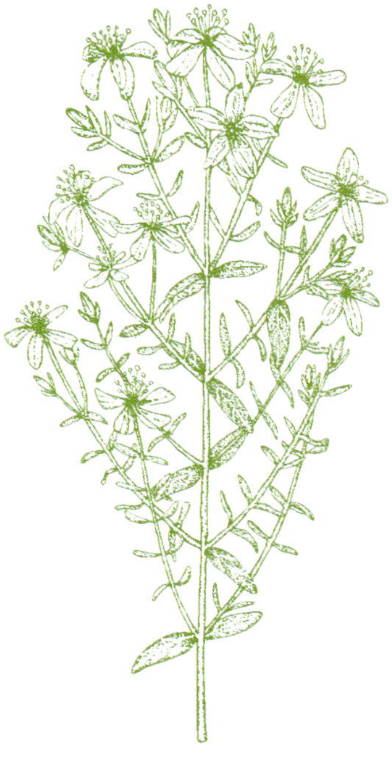

An Inhaltsstoffen hat die Sonnenstaude einiges zu bieten, vor allem das beruhigend wirkende Hypericin, daneben aber auch Flavonoide, Gerbstoffe und ein ätherisches Öl.

Bereits unsere Vorfahren erkannten, dass das Johanniskraut dazu in der Lage ist, die Sonnenenergie in sich aufzunehmen und diese – beispielsweise in Form eines Tees oder einer Tinktur – an Bedürftige weiterzugeben. Bruno Vonarburg schreibt sehr treffend, unser Organismus würde durch die Einnahme von Johanniskraut mit Licht durchtränkt. Und tatsächlich wirkt es bei längerer Einnahme stimmungsaufhellend, angstmindernd und mild euphorisierend, daneben aber auch generell schmerzlindernd, wurmtreibend und blutbildend. Bei seelisch bedingtem Bettnässen ist das Johanniskraut ebenfalls hilfreich. Äußerlich aufgetragen hat es wundheilende, entzündungswidrige und antibiotische Eigenschaften. Das Öl eignet sich vor allem zur äußerlichen Behandlung von Narben. Das homöopathische Mittel Hypericum, auch als

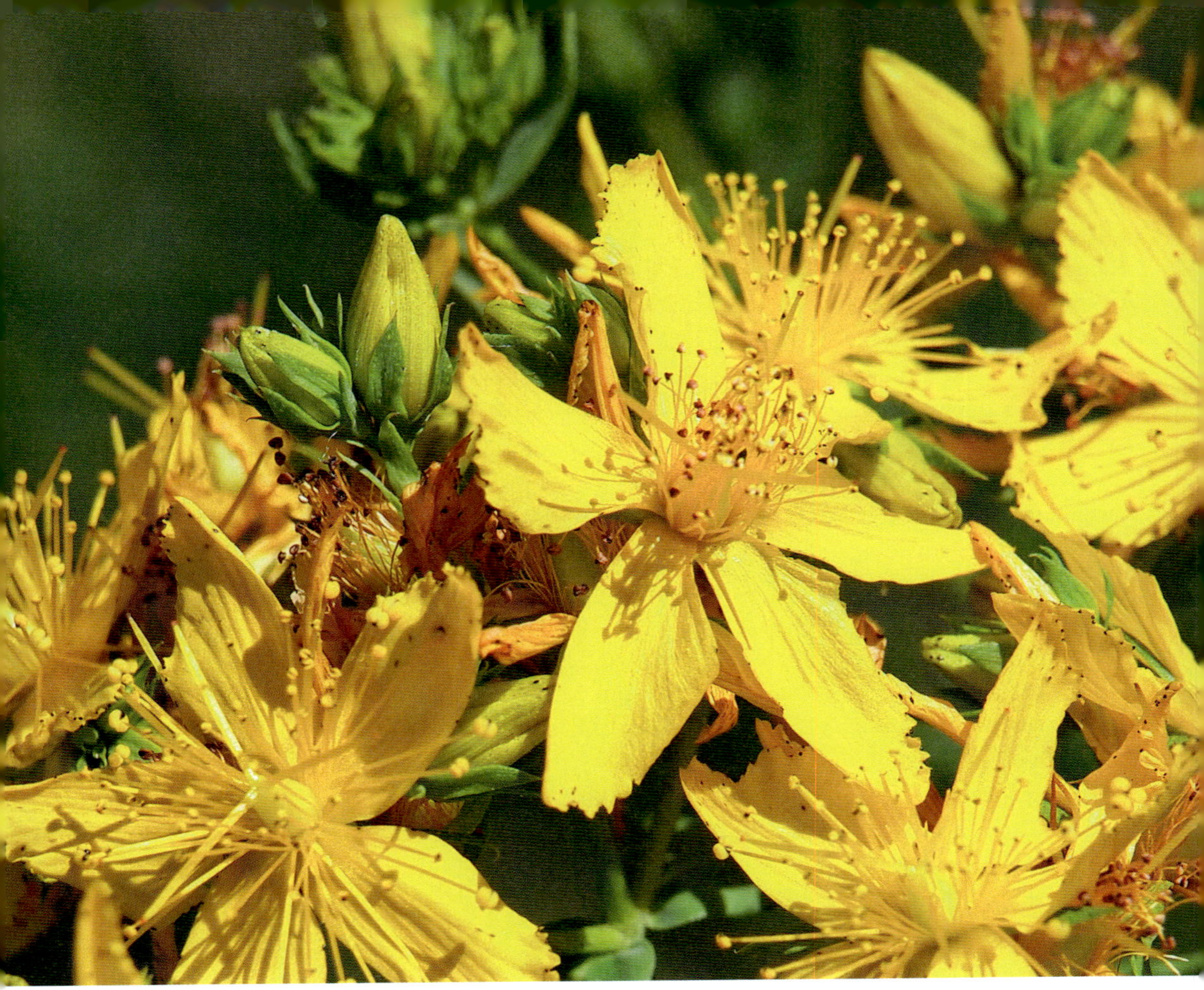

Darauf sollten Sie achten

Da Hypericum die Lichtempfindlichkeit der Haut erhöht, müssen Sie während der innerlichen oder äußerlichen Anwendung an Sonnentagen auf ausreichenden Lichtschutz achten. Während einer Strahlenbehandlung im Zuge einer Krebstherapie sollten Sie ganz auf die Anwendung von Johanniskraut verzichten.

»Arnika der Nerven« bezeichnet, hilft bei Nervenschmerzen infolge stumpfer Verletzung, z.B. bei einem gequetschten Finger oder einer Steißbeinprellung, aber auch bei Stichwunden und Gewebsrissen in nervenreichen Regionen. Weitere Indikationen sind Phantomschmerzen, »beleidigte« Zahnnerven und Verletzungen der Wirbelsäule mit einschießenden, stechenden Schmerzen entlang des betroffenen Nervs. Auch im Fall einer Gehirnerschütterung kommt neben Arnika das Johanniskraut als Homöopathikum in Betracht.

So hilft Johanniskraut Ihnen als Frau

Hypericum gilt zu Recht als pflanzliches Antidepressivum. Es wird vor allem bei leichten bis mittelschweren depressiven Zuständen mit nervöser Unruhe und Schlafstörungen in den Wechseljahren empfohlen. Hier wirkt es als milder Stimmungsaufheller und Seelenbalsam. Nach der innerlichen Anwendung von 4 bis 6 Wochen tritt eine deutliche Besserung der gedrückten Stimmung ein. Dazu eignen sich Fertigpräparate in Tropfen- oder Tablettenform sowie das homöopathische Mittel Hypericum in Tiefpotenzen (D6/D12) oder auch der Tee aus dem getrockneten Kraut. Da die Wirkung von Johanniskraut-Präparaten erst nach etwa 4-wöchiger Einnahme spürbar wird, müssen Sie etwas Geduld mitbringen. Dafür hat Johanniskraut außer der oben beschriebenen erhöhten Lichtempfindlichkeit keine gesundheitlichen Nebenwirkungen.

Frauen leiden deutlich häufiger an Migräne als Männer, daher ist neben der Ursachenbekämpfung die Suche nach einem nebenwirkungsarmen, zuverlässigen Schmerzmittel besonders dringlich. Johanniskraut bietet sich hier als echte Alternative zu herkömmlichen Medikamenten an. Der Vorteil: Es bekämpft den Schmerz direkt im Gehirn, dort, wo er entsteht, und wirkt zudem entzündungshemmend. Es ist ratsam, zu Beginn einer Migräne-Attacke hoch dosiert Johanniskraut einzunehmen, z.B. in Form eines geeigneten Fertigpräparats wie Esbericum-forte-Dragees® von Schaper & Brümmer oder Remotiv 500® von Madaus. Diese Präparate eignen sich auch zur vorbeugenden Anwendung bei zyklusbedingter Migräne. Damit haben Sie neben dem Mutterkraut noch eine weitere pflanzentherapeutische Option, um Ihre Migräne zu lindern.

Zur äußerlichen Behandlung von Narben, z.B. nach einem Dammschnitt oder einer Bauchoperation, empfehle ich Ihnen den Ölauszug aus den frischen Blüten, das sogenannte Rotöl. Es reduziert die Schmerzen, verhindert eine postoperative Entzündung und fördert die Wundheilung. Bei regelmäßiger Anwendung können Sie unschöne Narbenwulste zuverlässig vermeiden.

Darauf sollten Sie achten
Bei schweren Depressionen ist Johanniskraut nicht ausreichend wirksam. In diesem Fall suchen Sie bitte unbedingt einen Psychologen oder Psychiater auf.

Auf einen Blick
Johanniskraut ist das pflanzliche Mittel der Wahl bei leichten bis mittelschweren Depressionen. Die zweite wichtige Indikation sind Nervenschmerzen. Äußerlich angewendet hilft es, Narbenwulste zu verhindern und die Wundheilung zu beschleunigen.

*** Rezepte ***

Johanniskrautöl (Rotöl)

Rotöl eignet sich zur Behandlung von Brandwunden, Blutergüssen, Narben und stumpfen Verletzungen.

Das brauchen Sie:
100 g Johanniskrautblüten (kurz vor oder nach dem Aufblühen)
250 ml hochwertiges Olivenöl
Braunfläschchen à 100 ml (aus der Apotheke)

So wird's gemacht:

1. Die Blüten waschen, trocken tupfen und in einem Mörser etwas zerquetschen, bis die rote Farbe austritt; dann in ein helles Glas füllen und das Öl dazugießen.
2. Das Glas zunächst unverschlossen an einen warmen, sonnigen Ort stellen und ziehen lassen. Zwischendurch mehrmals umrühren.
3. Nach 5 Tagen das Glas verschließen und so lange stehen lassen, bis sich das Öl dunkelrot verfärbt hat, das ist nach 5 bis 6 Wochen der Fall.
4. Danach das fertige Rotöl abgießen und in die beschrifteten Braunfläschchen füllen.

Johanniskraut-Urtinktur

Das brauchen Sie:
frische Johanniskrautblüten
Trinkalkohol 40 %
Braunfläschchen à 50 ml (aus der Apotheke)

So wird's gemacht:

1. Die Blüten säubern und mit dem Messer klein schneiden.
2. Den Blütenschnitt in ein sauberes Schraubglas schütten, mit 40-prozentigem Trinkalkohol auffüllen und das Glas verschließen.
3. An einem dunklen Ort ca. 4 Wochen ziehen lassen, abseihen, die fertige Tinktur in Braunfläschchen abfüllen und beschriften.

Kamille

Die Echte Kamille, *Matricaria chamomilla,* ist eine weitere prominente Vertreterin aus der Familie der Korbblütler (Asteraceae, Compositae), und sie hat weit mehr zu bieten als den ungeliebten Bauchwehtee aus dem Beutel, den wohl jeder von uns aus Kindertagen kennt. Im Volksmund wird die genügsame Staude auch Kummerblume, Feldkamille oder Apfelblümli genannt. Der botanische Name »Matricaria« leitet sich von dem lateinischen Wort »matrix« ab, was so viel heißt wie Muttertier oder Gebärmutter und damit direkt auf ihre Bedeutung in der Frauenheilkunde hinweist. Die Echte Kamille ist in ganz Europa heimisch, man findet sie auf Äckern, an Wegrändern, auf Schuttplätzen und Brachland. Da sie bevorzugt inmitten naturbelassener Getreidefelder wächst, wird sie von Landwirten nicht gern gesehen.

Gesammelt wird die Kamille während der Blütezeit von Mai bis Juni bei zunehmendem Mond. Zu Heilzwecken werden in erster Linie die Blütenköpfe verwendet. Am dritten bis fünften Tag nach dem Aufblühen soll ihr Wirkstoffgehalt am höchsten sein.

Inhaltsstoffe und ihre Wirkung

An wertvollen Inhaltsstoffen enthält die Echte Kamille vor allem ein blau gefärbtes ätherisches Öl, das stark antibiotisch und pilzfeindlich wirkt. Daneben hat sie aber auch Flavonoide, Cumarine und Schleimstoffe zu bieten.

Bekannt und beliebt ist die Kamille in erster Linie wegen ihrer beruhigenden Wirkung auf den Magen. Bei akuten Beschwerden tritt in der Regel bereits nach wenigen Tassen Tee eine Besserung ein. Doch auch bei chronischen Entzündungszuständen der Magenschleimhaut oder bei Magengeschwüren lohnt sich die kurmäßige Anwendung der Kamille. Dazu trinken Sie über einen Zeitraum von maximal 6 Wochen 3-mal täglich 1 Tasse ungesüßten Tee, idealerweise auf nüchternen Magen. Im »Heiteren Herbarium« von Karl Heinrich Waggerl heißt es dazu treffend: *»Die Kraft, das Weh im Leib zu stillen, verlieh der Schöpfer den Kamillen.«*

Bewährt haben sich zudem Inhalationen mit Kamillenblüten bei Erkältungskrankheiten sowie das Gurgeln mit Kamillentee oder -Urtinktur bei Entzündungen und Reiz-

Verwechslungsgefahr!
Die Echte Kamille kann leicht mit der unwirksamen Hundskamille aus der gleichen Familie verwechselt werden. Diese duftet allerdings nicht nach Kamille, sondern eher würzig. Außerdem ist der Blütenkopf der Echten Kamille innen hohl, der der Hundskamille dagegen nicht. Große Ähnlichkeit besteht auch mit der Strahlenlosen Kamille *(Matricaria discoidea)*, die jedoch keine weißen Blütenblätter besitzt.

zuständen im Mund- und Rachenraum. Als Homöopathikum wird Chamomilla ab C30 vor allem bei extremer Schmerzempfindlichkeit und Unzufriedenheit zahnender Kinder eingesetzt sowie bei schmerzhaften Koliken – generell sind überempfindliche Sinnesorgane und sensible Nerven die Hauptanwendungsbereiche der homöopathisch aufbereiteten Kamille.

Darauf sollten Sie achten
Kamillenblüten wirken austrocknend auf die Schleimhaut, daher eignet sich die äußerliche Anwendung in erster Linie für akute Beschwerden im Vaginalbereich. Bei einer Allergie auf Korbblütler sollten Sie die Kamille phytotherapeutisch nicht anwenden. Homöopathisch ab C30 besteht jedoch keine Gefahr.

So hilft die Kamille Ihnen als Frau

Aufgrund ihrer antibiotischen und pilzfeindlichen Eigenschaften hat die Kamille ihren festen Platz in der Frauenheilkunde, beispielsweise zur äußerlichen Behandlung von Scheideninfektionen, die durch Bakterien oder Pilze hervorgerufen werden. Dazu empfehle ich Ihnen Vaginalspülungen oder Sitzbäder mit Tee aus getrockneten Kamillenblüten oder die äußerliche Anwendung des ätherischen Öls in Joghurt. Dafür mischen Sie 1 Tropfen ätherisches Kamillenöl unter 1 Esslöffel Naturjoghurt und führen diese Mischung vorsichtig mit dem gereinigten Finger in die Scheide ein. Am besten nehmen Sie diese Anwendung vor dem Schlafengehen vor, dann kann das ätherische Öl über Nacht seine wohltuende Wirkung entfalten, die Erreger abtöten und den Juckreiz lindern. Benutzen Sie nach der Anwendung eine Binde oder Slipeinlage, um Ihre Wäsche nicht zu verschmutzen.

Die beruhigende, krampflösende Wirkung der Kamille zeigt sich nicht nur im Magen-Darm-Bereich, sondern auch bei schmerzhaften Regelkrämpfen. Zur Behandlung eignen sich Tee, Tinktur, aber auch das homöopathische Mittel Chamomilla, hergestellt aus dem blühenden Kraut, in Tiefpotenzen (D6/D12), bis zu 5-mal täglich 5 Globuli pur unter die Zunge. Typischerweise ist die Chamomilla-Frau extrem schmerzempfindlich. Jeglicher Schmerz macht sie wütend und verzweifelt, was sie ihre Umgebung deutlich spüren lässt. Daher findet Chamomilla sogar in der Geburtshilfe Anwendung, wenn der Muttermund sich nicht öffnen will und die Gebärende aufgrund der starken Schmerzen gereizt reagiert.

Auf einen Blick
Die Echte Kamille wirkt krampflösend und beruhigend auf den Magen-Darm-Trakt sowie den weiblichen Unterleib, aber auch antibiotisch und pilzfeindlich bei akuten Entzündungen der Schleimhaut.

*** Rezepte ***

Vaginalspülung mit Kamille

Die Spülung eignet sich für Scheideninfekte, die durch Bakterien oder Pilze hervorgerufen werden, sowie bei Reizungen nach dem Geschlechtsverkehr. Sie wirkt antientzündlich und juckreizlindernd.

Das brauchen Sie:

2 EL getrocknete Kamillenblüten
1 EL Apfelessig
Einwegspritze oder Frauendusche (aus der Apotheke)

So wird's gemacht:

1. Die Kamillenblüten mit 200 ml kochendem Wasser übergießen und zugedeckt 10 Minuten ziehen lassen, abseihen und auf Körpertemperatur abkühlen lassen.
2. Den Apfelessig dazugeben.
3. In eine Frauendusche oder in eine Einwegspritze füllen und die Vagina damit spülen: im Akutfall 2-mal täglich.

Kamillenöl

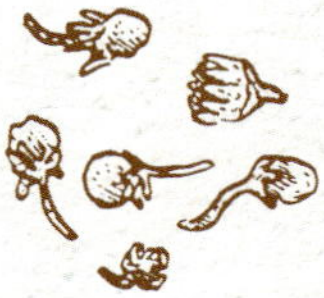

Zum Einreiben bei schmerzhaften Regelkrämpfen oder zyklusbedingten Rückenschmerzen.

Das brauchen Sie:

frische Kamillenblüten
hochwertiges Olivenöl
Braunfläschchen à 50 ml (aus der Apotheke)

So wird's gemacht:

1. Die Kamillenblüten waschen, trocken tupfen und im Mörser zerstoßen oder mit dem Messer klein schneiden.
2. In ein sauberes Schraubglas füllen, mit hochwertigem Olivenöl übergießen, sodass alle Blütenteile mit Öl bedeckt sind, mit einem sauberen Tuch abdecken und an einen sonnigen, warmen Platz stellen.
3. Jeden zweiten Tag umrühren.
4. Nach 4 Wochen abseihen, in Braunfläschchen abfüllen und beschriften.

Kapuzinerkresse

Die Kapuzinerkresse, *Tropaeolum maius,* aus der Familie der Kapuzinerkressegewächse (Tropaeolaceae) ist nicht nur eine beliebte Garten- und Balkonblume, sondern zugleich auch noch ein heimisches Superfood und eine potente Heilpflanze mit antibiotischer und pilzabtötender Wirkung. Charakteristisch sind ihre saftig grünen schildförmigen, runden Blätter mit den hellen Blattadern. Die helmartigen Blüten erstrahlen in warmen Tönen von Gelb über Orange bis zu Tiefrot. Ursprünglich kommt die Kapuzinerkresse aus Peru, von dort wanderte sie zunächst als Zierpflanze nach Europa ein, mittlerweile ist sie auch bei uns heimisch, wächst aber in der Regel nicht wild, sondern muss angebaut werden. In der Küche verwendet werden die Blätter und Blüten als Beigabe zu Salaten und Kräuterquark. Zu Heilzwecken werden die Urtinktur aus dem frischen Kraut eingesetzt sowie Einreibungen und entsprechende Fertigpräparate, zu denen auch das homöopathische Mittel Tropaeolum maius gehört.

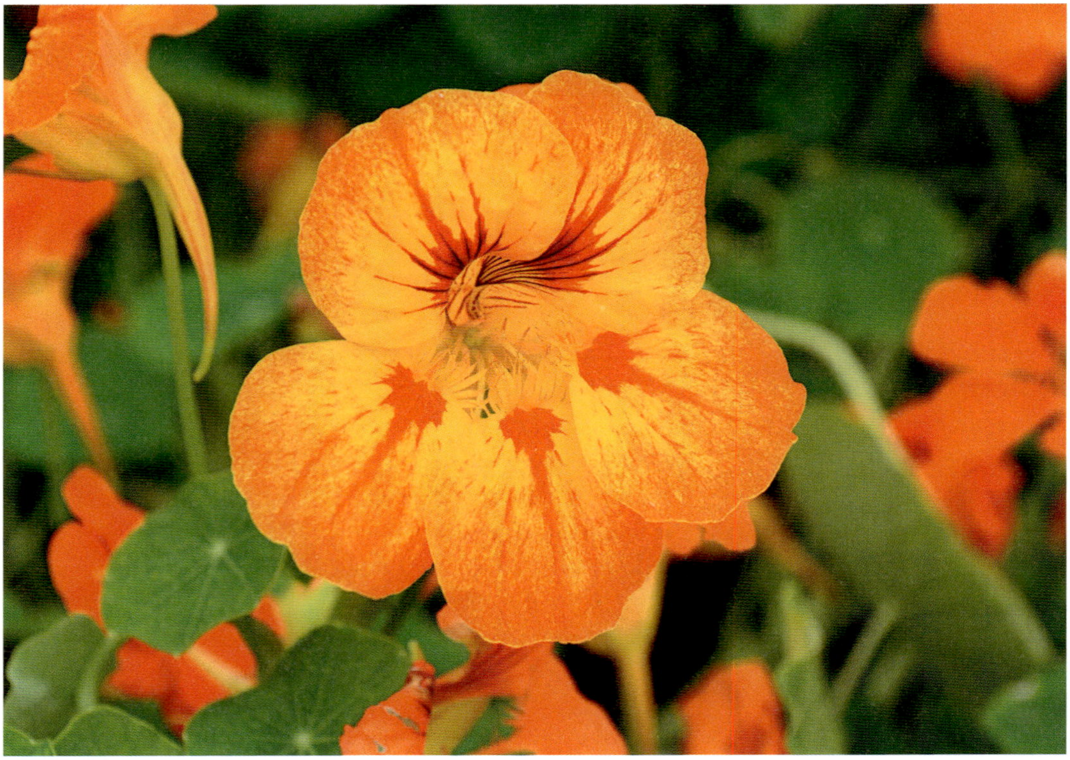

Inhaltsstoffe und ihre Wirkung

Der scharfe Geschmack der jungen Blätter zeugt von den enthaltenen Senfölglykosiden, die der Kapuzinerkresse ihre antibakteriellen und fungiziden Qualitäten verleihen und sie zu einer hochwirksamen Waffe gegen bakterielle Harnwegsinfekte und Scheidenpilze machen. Die Blätter sind außerdem reich an Vitamin C, Oxalsäure und Flavonoiden, die Blüten enthalten Carotinoide.

So hilft die Kapuzinerkresse Ihnen als Frau

Da die enthaltenen Senfölglykoside nachgewiesenermaßen das Wachstum zahlreicher Bakterien wie Staphylokokken, Streptokokken, Pseudomonas und Proteus hemmen, ist die Kapuzinerkresse aus der Frauenheilkunde nicht mehr wegzudenken. Im Gegensatz zu schulmedizinischen Antibiotika bilden pflanzliche Bakterienkiller keine Resistenzen, das macht *Tropaeolum maius* so wertvoll. Hinzu kommt, dass die Senfölglykoside auch lästigen Hefe- und Sprosspilzen wie Candida albicans das Leben schwer machen, nicht zu vergessen ihre antiviralen und abwehrsteigernden Qualitäten. Insofern darf die Kapuzinerkresse als absolute Allrounderin bei sämtlichen Infekten im Urogenitalbereich bezeichnet werden. Allein der Verzehr von Kapuzinerkresseblättern befreit die Harnwege bereits von krank machenden Bakterien. Nachhaltiger ist jedoch die Einnahme hoch dosierter Fertigpräparate wie z.B. Angocin® Anti-Infekt N von Repha. Es wird empfohlen, bei akuten Infekten 5-mal täglich 5 Tabletten einzunehmen. Bei akuter oder chronischer Candida-albicans-Infektion der Scheide ist die Kapuzinerkresse ebenfalls hochwirksam. Das gilt auch für die prophylaktische Anwendung. Zur Vorbeugung empfehle ich Ihnen eine Kur mit Angocin® (3-mal täglich 2 Tabletten). Darüber hinaus können Sie *Tropaeolum maius* bei Scheideninfektionen auch äußerlich in Form von Vaginalspülungen verwenden. Dazu verdünnen Sie die Urtinktur mit Wasser (5 Tropfen auf 2 Esslöffel Wasser) und führen 2-mal täglich Spülungen mithilfe einer Einwegspritze durch.

Darauf sollten Sie achten

Der hohe Gehalt der Kapuzinerkresse an Senfölglykosiden kann bei Menschen mit empfindlichem Magen zu Reizzuständen führen, in diesem Fall rate ich Ihnen von einer hoch dosierten Anwendung ab. Hier bietet sich die Einnahme in potenziertem Zustand an, z.B. Tropaeolum maius D6/D12 (5-mal täglich 5 Globuli). Vorsorglich sollten Sie phytotherapeutische Kapuzinerkresse-Zubereitungen nicht auf nüchternen Magen einnehmen.

Auf einen Blick

Kapuzinerkresse ist eines der mächtigsten pflanzlichen Antibiotika, die die Natur zu bieten hat. Aber auch krank machende Pilze wie Candida albicans fühlen sich in ihrer Gegenwart nicht wohl.

*** Rezepte ***

Antibiotisches Kapuzinerkressepulver

Dieses bewährte und effektive Pulver von Margret Madejsky eignet sich zur akuten oder vorbeugenden Anwendung bei Harnwegs- oder Scheideninfektionen.

Das brauchen Sie:
einige Handvoll Kapuzinerkresseblätter
Milchzucker (gleiche Menge)
Braunglas (aus der Apotheke)

So wird's gemacht:

1. Die Kapuzinerkresseblätter säubern und mit dem Wiegemesser fein wiegen, sodass ein Pflanzenbrei entsteht.
2. Den Pflanzenbrei zusammen mit dem Milchzucker in einen Mörser geben und zu einem einheitlichen Brei verarbeiten.
3. Den Brei messerrückendick auf ein Blech mit Backpapier streichen und etwa 3 Tage an einem luftigen Ort trocknen lassen.
4. Anschließend mit dem Mörser zu Pulver verreiben, in ein Braunglas füllen und beschriften.
5. Das Pulver hält 3 Monate, dann verliert es seine Wirkung.

So wenden Sie das Kapuzinerkressepulver an:

- Bei akuten Infektionen: 5-mal täglich 1 bis 2 Teelöffel pur oder in Wasser.
- Vorbeugend: 2-mal täglich 1 Teelöffel pur oder in Wasser.

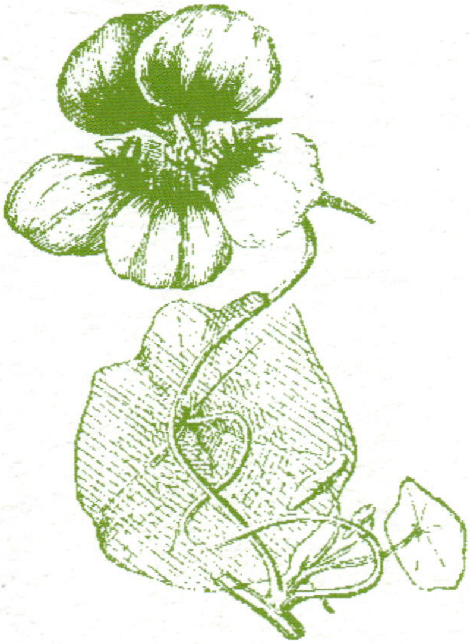

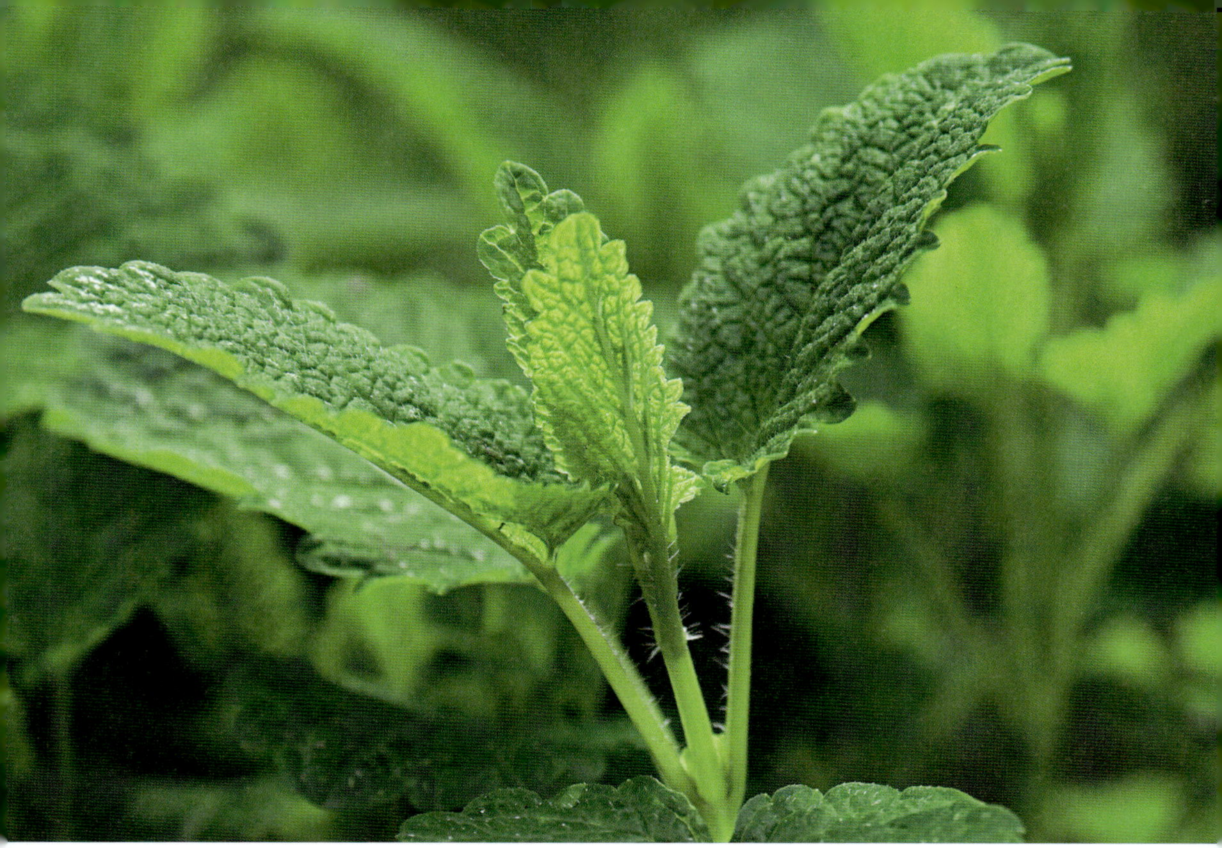

Melisse

Melissa officinalis, wegen ihres zitrusartigen Dufts und Aromas auch Zitronenmelisse oder Zitronenkraut genannt, gehört zur Familie der Lippenblütengewächse (Lamiaceae, Labiate). Der Name »Melisse« leitet sich von »melitta« (Biene) ab, da die Blüten den Bienen reichlich Nektar liefern. Die stark wuchernde mehrjährige Staude wird rund 50 Zentimeter hoch und trägt im Sommer weiße Blüten, deren Form entfernt an Lippen erinnert. Beheimatet ist die Melisse im östlichen Mittelmeerraum, bei uns wird sie kultiviert, gedeiht aber prächtig und ist in vielen Kräutergärten anzutreffen.

Geerntet wird vor der Blüte, also im Juni oder Anfang Juli bei zunehmendem Mond. Danach verlieren die Blätter viel von ihrem Aroma. An der Unterseite der Blätter befinden sich winzige Drüsen, die das ätherische Citronellöl enthalten, welches der Melisse ihr zitroniges Aroma verleiht. Es wird durch Wasserdampfdestillation gewonnen. Für Tees und Tinkturen verwendet man das Kraut.

Inhaltsstoffe und ihre Wirkung

Neben dem ätherischen Öl weist die Melisse vor allem Gerb- und Bitterstoffe sowie Flavonoide auf. Sie wirkt beruhigend, sanft schilddrüsenregulierend, nerven- und magenstärkend, krampflösend und antiviral. Letztere Eigenschaft macht die Melisse zur bewährten Arznei bei Herpes-Infektionen. Im Vordergrund steht jedoch ihre beruhigende und entspannende Wirkung. Melissentee, am Abend getrunken, trägt dazu bei, dass Sie den Stress und die Anspannung des Tages hinter sich lassen können, zur Ruhe kommen und in einen erholsamen Schlaf finden. Hildegard von Bingen pries darüber hinaus die Qualitäten der Melisse als Seelentrösterin: *»Man lacht gern, wenn man sie isst, da sie das Herz freudig stimmt, weshalb die Melisse auch Herztrost heißt.«*

So hilft die Melisse Ihnen als Frau

Der volkstümliche Name Frauenkraut weist darauf hin, dass die Melisse ihren festen Platz in der traditionellen Frauenheilkunde hat. Ihre mild krampflösenden Eigenschaften machen sie zu einem wertvollen Bestandteil von Teemischungen zur Linderung von Menstruationsschmerzen. Sowohl die enthaltenen Labiatengerbstoffe als auch das ätherische Öl sind für die antivirale Wirkung verantwortlich, daher eignet sich die Melisse zur äußerlichen Behandlung bei Lippen- und Genitalherpes. Das homöopathische Mittel Melissa wird aus dem frischen Kraut hergestellt. In Tiefpotenzen (D6/D12) ist es bei spärlicher Menstruationsblutung junger Mädchen oder bei verspäteter Menarche hilfreich.

Auf einen Blick

Die Melisse wirkt sowohl beruhigend und entspannend auf Körper und Seele als auch antiviral. Beide Qualitäten machen sie zu einer besonders wertvollen Heilpflanze für die Frau.

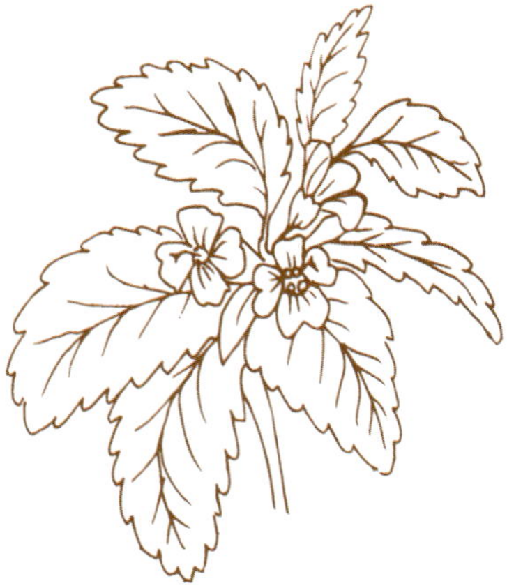

*** Rezepte ***

Anti-Krampf-Tee

Das brauchen Sie (jeweils in getrockneter Form):
40 g Frauenmantelkraut
40 g Gänsefingerkraut
20 g Melissenkraut
20 g Schafgarbenkraut

So wird's gemacht:

1 Im Kräuterladen mischen lassen oder selber mischen.

2 Davon 2 Teelöffel mit 200 ml kochendem Wasser überbrühen und 10 Minuten zugedeckt ziehen lassen, abseihen und bereits einige Tage vor Eintreten der Menstruation täglich 2 bis 3 Tassen trinken.

Antivirales Sitzbad

Diese Mischung empfehle ich Ihnen für Sitzbäder bei Genitalherpes.

Das brauchen Sie (jeweils in getrockneter Form):
Melissenkraut
Frauenmantelkraut
Salbeiblätter
Walnussblätter

So wird's gemacht:

1 Zu gleichen Teilen im Kräuterladen mischen lassen oder selber mischen.

2 Davon 5 Esslöffel mit 2 Liter kochendem Wasser überbrühen und 30 Minuten zugedeckt ziehen lassen, damit die ätherischen Öle sich nicht verflüchtigen.

3 Anschließend abseihen und mit dem körperwarmen Tee 15-minütige Sitzbäder durchführen, bei Bedarf täglich.

Melissen-Urtinktur

Wenn Sie zu Lippenherpes neigen, betupfen Sie die Bläschen mit der Tinktur.
Sie wirkt antiviral.

Das brauchen Sie:
frische Melissenblätter
Trinkalkohol 40 %
Braunfläschchen à 50 ml (aus der Apotheke)

So wird's gemacht:

1 Die Blätter sorgfältig verlesen, waschen, trocken tupfen und mit einem Messer möglichst klein schneiden.
2 Den Pflanzenschnitt in ein sauberes Schraubglas geben und bis zum Rand mit Alkohol auffüllen (Mischungsverhältnis etwa 1 : 1).
3 Das verschlossene Glas für mindestens 6 Wochen an einen dunklen Ort stellen und dabei mehrfach schütteln.
4 Danach die fertige Tinktur abseihen, in die sauberen Braunfläschchen abfüllen und beschriften.
5 Dunkel und kühl gelagert hält die Tinktur mindestens ein Jahr.

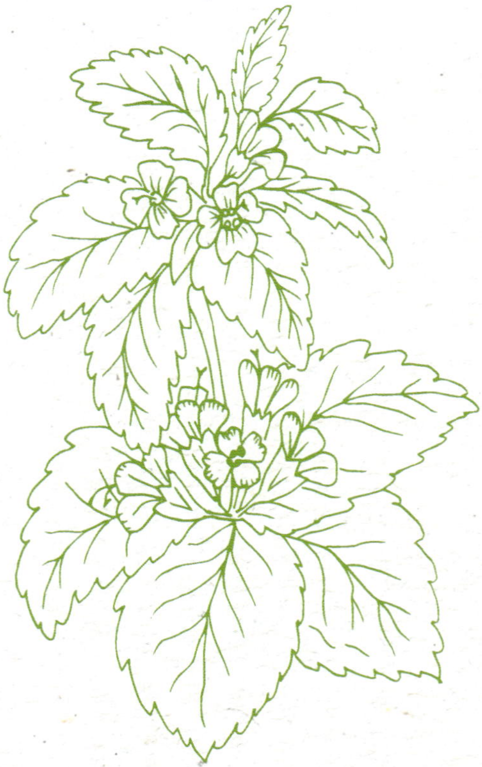

Preiselbeere

Die Preiselbeere, *Vaccinium vitis-idaea,* aus der Familie der Heidekrautgewächse (Ericaceae) ist eine nahe Verwandte von Heidelbeere und Bärentraube. Sie wird auch Steinbeere genannt und wächst als immergrüner, aufrechter bis kriechender Zwergstrauch mit einer Höhe von 10 bis 40 Zentimetern bevorzugt auf sauren Moorböden. Die oberirdischen Pflanzenteile sind flaumig behaart. Von Ende Mai bis Anfang August erscheinen die Blüten, 5 bis 6 Wochen später die zunächst weißen, dann leuchtend roten säuerlich schmeckenden Beeren.

Zu Heilzwecken werden die Blätter im Mai und Juni bei zunehmendem Mond gesammelt, getrocknet und als Tee getrunken. Alternativ eignen sich auch der Saft aus den frischen Beeren oder die getrockneten Beeren, die Sie wie Rosinen essen können. Allerdings schmecken sie nicht süß, sondern recht herb.

Inhaltsstoffe und ihre Wirkung

Blätter und Beeren enthalten neben Vitamin C und Mineralstoffen wie Natrium, Kalium und Magnesium vor allem Gerbstoffe, Proanthocyanidine, Arbutin, Flavonoide und Triterpene. Damit wirkt die Preiselbeere zusammenziehend, antioxidativ, krebsfeindlich, harntreibend und die Harnwege desinfizierend. Regelmäßiges Trinken von Preiselbeersaft verhindert, dass sich Colibakterien an der Schleimhaut von Blase und Harnröhre anheften, und beugt so Infekten der ableitenden Harnwege vor.

Verwechslungsgefahr!
Eine gewisse Ähnlichkeit besteht zu Rausch-, Moos- und Heidelbeere, die der gleichen Familie angehören und ebenfalls moorige Böden bevorzugen. Typisch für die Preiselbeere und daher ein gutes Unterscheidungsmerkmal sind die lederartigen Blätter, die sich am Rand leicht einrollen.

So hilft die Preiselbeere Ihnen als Frau

Preiselbeeren haben einen ganz ähnlichen Wirkungsbereich wie die Bärentraube aus der gleichen Pflanzenfamilie. Beides sind pflanzliche Antibiotika mit Wirkung auf die Harnwege, wobei die Preiselbeere etwas weniger Arbutin enthält und damit auch etwas weniger bakterienabtötend ist. Dafür enthält sie aber nicht so viele Gerbstoffe und ist verträglicher. Wenn Sie unter einer empfindlichen Magenschleimhaut leiden, rate ich Ihnen, der Preiselbeere den Vorzug zu geben. Um die gleiche Wirkung wie mit der Bärentraube zu erzielen, müssen Sie

Auf einen Blick
Mit der Preiselbeere haben Sie ein weiteres pflanzliches Antibiotikum zur Verfügung, das Sie bei Harnwegsinfekten einsetzen können und das gut verträglich ist.

eine größere Menge an Preiselbeeren zu sich nehmen, z. B. in Form von Saft, Tee oder getrockneten Beeren und eventuell ein Fertigpräparat in Tablettenform. Eine weitere Möglichkeit wären Cranberrys, die amerikanischen Preiselbeeren, sie wirken ebenfalls antibakteriell und können in getrockneter Form unters Müsli gemischt oder pur gegessen werden. In Reformhäusern oder Naturkostläden wird auch Cranberrysaft angeboten. Da die allermeisten Blasenentzündungen durch Colibakterien ausgelöst werden, die vom Darm über die Scheide in die Blase wandern, lohnt sich für Frauen, deren Blase anfällig für derartige Infekte ist, die kurmäßige Anwendung von ungesüßtem Preiselbeer- oder Cranberrysaft. Schon ein Glas täglich reicht aus, um die lästigen Bakterien auf Abstand zu halten.

*** Rezept ***

Preiselbeerblättertee

Das brauchen Sie:
1 EL getrocknete Preiselbeerblätter
200 ml Wasser

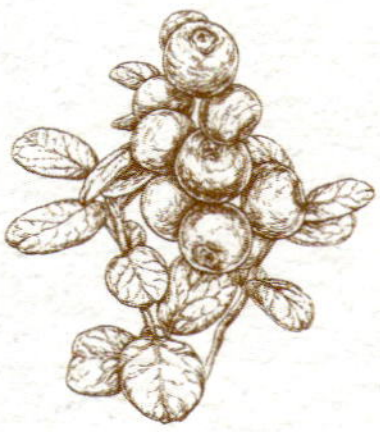

So wird's gemacht:

1 1 Esslöffel getrocknete Preiselbeerblätter mit 200 ml kaltem Wasser übergießen, 12 Stunden ziehen lassen, abseihen und auf Trinktemperatur erwärmen.
2 Täglich 1 bis 2 Tassen ungesüßten Tee trinken.

Ringelblume

Eine unverzichtbare Wundheilerin aus der Familie der Korbblütler (Asteraceae, Compositae) ist *Calendula officinalis*, wegen ihrer geringelten Samen Ringelblume genannt. Der Name »Calendula« kommt aus dem Lateinischen und heißt »der erste Tag im Monat«, was auf ihre lange Blütezeit hinweisen soll. Der Zusatz »officinalis« besagt, dass es sich um ein heilkräftiges Gewächs handelt. Die einjährige Pflanze mit den gelborangen Blüten gedeiht besonders üppig an sonnigen Standorten. Wild findet man sie selten, dafür umso häufiger in Bauern- und Klostergärten.

Zu Heilzwecken werden die Blüten verwendet, geerntet im Sommer und Frühherbst bei zunehmendem Mond und an einem sonnigen Tag.

Inhaltsstoffe und ihre Wirkung

Die orangen Blüten enthalten ein ätherisches Öl, Calendula-Sapogenin, Triterpenalkohole, Saponine, Glykoside, Carotinoide, Bitter- und Schleimstoffe, Flavonoide, Cumarine und Polysaccharide. Damit wirkt die Ringelblume entzündungshemmend, wundheilend, hautregenerierend, antimikrobiell, krebsfeindlich und die Blutfette senkend. Ihre positiven Eigenschaften bei Entzündungen von Haut und Schleimhaut sowie bei Riss-, Quetsch- und Brandverletzungen sind offiziell anerkannt. Bereits Hildegard von Bingen lobte die Heilwirkung und gute Verträglichkeit der »Ringella«, wie sie die Ringelblume nannte. Bis zur Mitte des 19. Jahrhunderts wurde Calendula auch im Rahmen der Krebstherapie eingesetzt. Heutzutage wird sie in der Naturheilkunde nach wie vor zur Behandlung strahlengeschädigter Haut verwendet.

Wenn man von der homöopathischen Anwendung absieht, wird die Ringelblume fast ausschließlich äußerlich eingesetzt, z.B. in Form von Salbe, Öl oder Tinktur. Zwar findet man die getrockneten Blüten auch in Kräuterteemischungen, das hat aber in erster Linie optische Gründe: Die orangen Blüten sehen schön aus und verleihen dem Tee einen hübschen Farbakzent.

Besonders beliebt ist die Ringelblumenbutter zur Behandlung von Wunden aller Art, z.B. bei Wundliegen bettlägeriger Menschen, Verbrennungen oder Sonnenbrand und zur Narbenbehandlung. In der Naturkosmetik wird Calendulasalbe

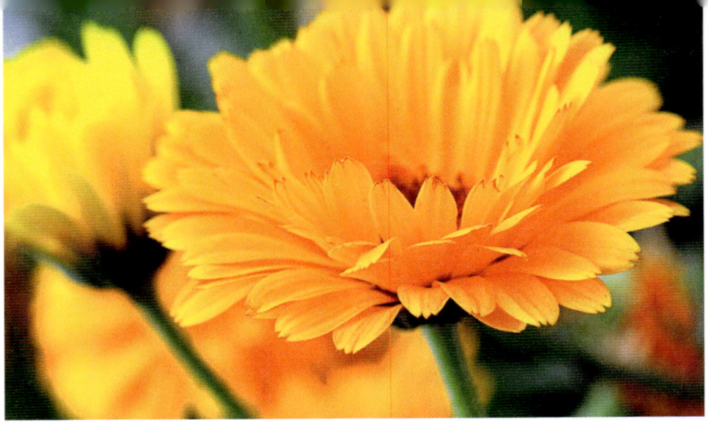

Darauf sollten Sie achten
Wenn Sie unter einer Allergie auf Korbblütler leiden, sollten Sie die Ringelblume phytotherapeutisch nicht anwenden. Homöopathisch ab C30 besteht jedoch keine Gefahr.

zur Verbesserung des Hautbildes bei gereizter, trockener und verletzter Haut empfohlen. Sie greift positiv in den Hautstoffwechsel ein, reguliert die Blutzirkulation der Haut und steigert deren Tonus. Das macht die Ringelblume nicht nur zu einer Wohltat für zarte Babyhaut, sondern auch für angegriffene Haut und Schleimhaut bei uns Frauen.

Das homöopathische Mittel Calendula wird aus dem frischen, blühenden Kraut hergestellt. Es ist angezeigt bei schlecht heilenden Wunden, eitrigen Schürfwunden, tiefen Schnitt- und Rissverletzungen, Nagelbetteiterung, aber auch bei hartnäckigen Muskel- und Sehnenrissen.

Auf einen Blick
Die Ringelblume ist eine unserer wertvollsten einheimischen Pflanzen zur Beschleunigung der Wundheilung. Sie wirkt regenerierend und desinfizierend auf Haut und Schleimhaut. Phytotherapeutisch wird sie vor allem äußerlich angewendet.

So hilft die Ringelblume Ihnen als Frau

Als Wundheilpflanze par excellence kommt die Ringelblume immer dann zum Einsatz, wenn Verletzungen schlecht heilen, sowie zur Behandlung von Narben und Entzündungen im Bereich von Haut und Schleimhaut. Wenn Sie eine frische Operationsnarbe, einen Dammschnitt oder -riss täglich mit Calendulaöl oder -salbe eincremen, werden diese rasch und komplikationslos heilen. Entzündungen reagieren gut auf die Anwendung verdünnter Calendula-Essenz (im Verhältnis 1:10 mit Wasser), so z.B. bei Craurosis vulvae, einer chronischen Hauterkrankung der Vulva. Dabei wirkt Calendula nicht nur regenerierend auf Haut und Schleimhaut, sondern auch desinfizierend. Für Ringelblumen-Umschläge verdünnen Sie 1 Esslöffel Calendula-Urtinktur mit 150 ml abgekochtem, auf Körpertemperatur abgekühltem Wasser, tränken eine sterile Kompresse darin und legen diese auf die entzündete Körperpartie. Diese hochwirksame Anwendung eignet sich für Geschwüre, entzündete Brustwarzen, Hämorrhoiden, Venenentzündungen, Fissuren und eiternde Wunden.

* * * Rezepte * * *

Ringelblumensalbe

Das brauchen Sie:

50 g frische Ringelblumenblüten
30 ml hochwertiges Olivenöl
60 g Bienenwachs
2 Schraubgläser à 50 ml

So wird's gemacht:

1 Die Blüten verlesen und zusammen mit dem Olivenöl in einen kleinen Topf geben, langsam erhitzen und ca. 1 Stunde auf kleinster Stufe köcheln lassen; zwischendurch immer mal wieder umrühren.

2 Nach einer Stunde den Herd ausschalten und das Bienenwachs in der Blüten-Öl-Mischung schmelzen lassen.

3 Anschließend die Mischung durch einen Teefilter gießen, in die Schraubgläser füllen, abkühlen lassen und beschriften.

4 Im Kühlschrank hält sich die Salbe ca. 3 Monate.

5 Länger haltbar ist die Salbe, wenn Sie während der Abkühlphase 5 Tropfen Vitamin-E-Acetat in die fertige Mischung geben. Auf diese Weise wird das Olivenöl nicht so schnell ranzig.

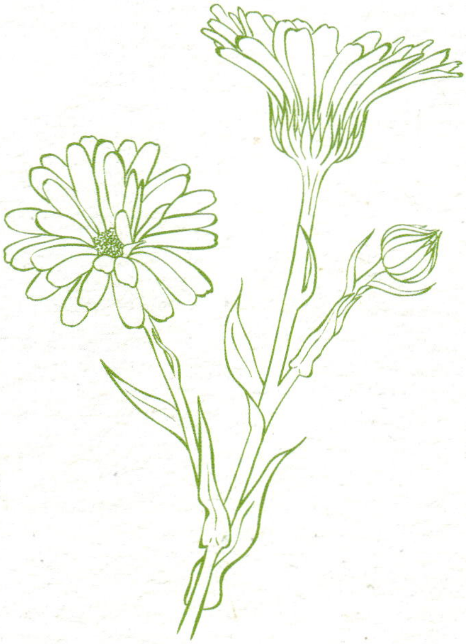

Mein persönlicher Tipp
Statt der frischen Blüten können Sie auch getrocknete aus dem Kräuterhandel verwenden, dann allerdings die doppelte Menge (100 g).

Ringelblumen-Urtinktur

Das brauchen Sie:
frische Ringelblumenblüten
Trinkalkohol 40 %
Braunfläschchen à 50 ml (aus der Apotheke)

So wird's gemacht:

1 Die Blüten verlesen und klein schneiden. In ein sauberes Schraubglas füllen (etwa bis auf halbe Höhe) und bis zum Rand mit dem Alkohol auffüllen.

2 An einem dunklen Ort ca. 4 Wochen ziehen lassen, abseihen, die fertige Tinktur in Braunfläschchen abfüllen und beschriften.

3 Kühl und dunkel aufbewahrt hält die Tinktur mindestens ein Jahr.

Ringelblumenöl

Das brauchen Sie:
frische Ringelblumenblüten
hochwertiges Olivenöl
Braunfläschchen à 100 ml (aus der Apotheke)

So wird's gemacht:

1 Die Blüten verlesen, waschen, trocken tupfen und in ein helles Glas geben; im Verhältnis 1 : 1 mit dem Öl aufgießen.

2 Das Glas zunächst unverschlossen an einen warmen, sonnigen Ort stellen und ziehen lassen. Zwischendurch mehrmals umrühren.

3 Nach 5 Tagen das Glas verschließen und weitere 6 Wochen stehen lassen.

4 Danach das fertige Ringelblumenöl abgießen und in beschriftete Braunfläschchen füllen.

5 Kühl und dunkel aufbewahrt hält das Öl mindestens ein Jahr.

Schafgarbe

Achillea millefolium, die Schafgarbe, ist ein weiteres Korbblütengewächs (Asteraceae, Compositae) aus heimischen Gefilden. Der Name »Achillea« geht auf den schwedischen Botaniker und Mediziner Carl von Linné zurück und bezieht sich auf den trojanischen Kriegshelden Achilles, dessen im Kampf verwundete Ferse der Sage nach allein durch Auflegen frischer Schafgarbenblätter geheilt wurde. Der Zusatz »millefolium« bedeutet so viel wie »Tausendblatt« und spielt auf die zahlreichen fein gefiederten Blättchen an. Der volkstümliche Name »Schafgarbe« rührt daher, dass erkrankte Schafe das Kraut gern fressen, um sich selbst zu kurieren. »Garbe« leitet sich von dem althochdeutschen Wort »garve« ab, was »Gesundmacher« heißt. Wegen der charakteristischen Blattform wird die Schafgarbe im Volksmund auch »Augenbraue der Venus« genannt. Die weißen, in höheren Berglagen rötlichen Blütenschirme erscheinen von Juni bis Oktober. Sie sind reich an ätherischem Öl und verfügen über pilzfeindliche und antibakterielle Eigenschaften. Zu arzneilichen Zwecken wird das blühende Kraut ohne die Wurzeln verwendet. Die Schafgarbe erreicht eine Höhe von rund 50 Zentimetern und gedeiht in ganz Europa, vor allem an Weg- und Feldrändern sowie auf Wiesen. Sie ist eher genügsam und stellt keine großen Ansprüche an ihren Standort. Lediglich zu feuchte Böden nimmt sie übel.

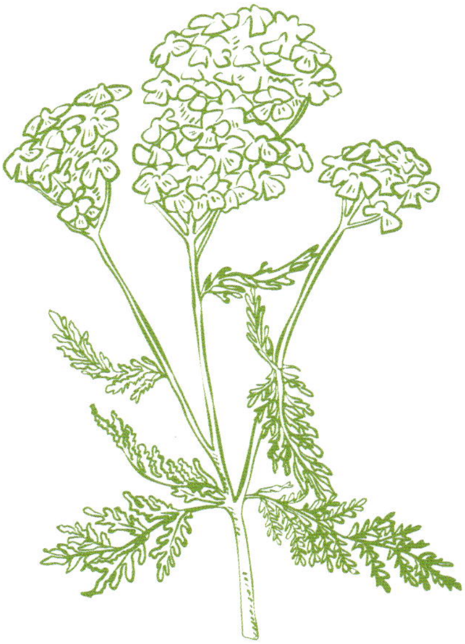

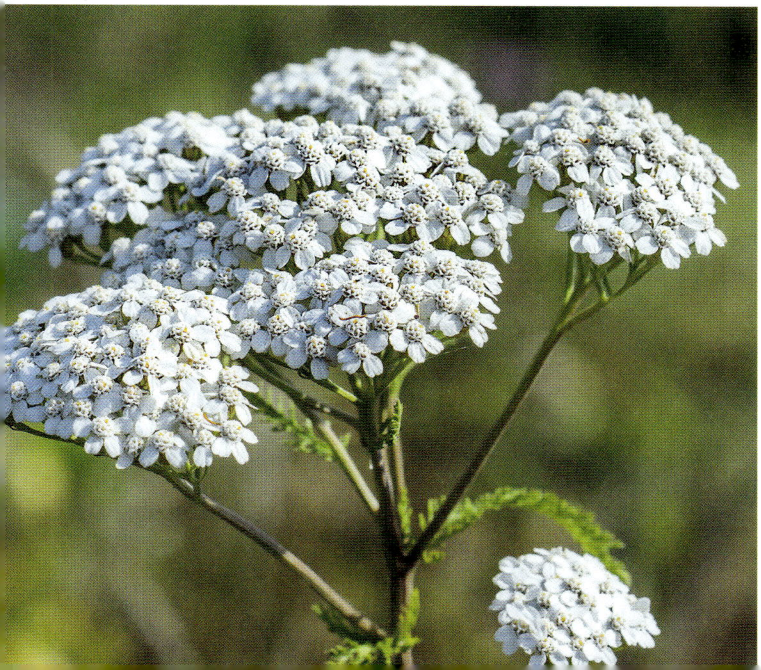

Darauf sollten Sie achten
Wenn Sie an einer Allergie auf Korbblütler leiden, verzichten Sie auf die phytotherapeutische Anwendung der Schafgarbe, homöopathisch ab C30 besteht dagegen keine Gefahr. Wegen seines Thujongehalts sollten Sie das ätherische Öl während der Schwangerschaft meiden.

Inhaltsstoffe und ihre Wirkung

Neben dem ätherischen Öl enthält die Schafgarbe auch Bitter- und Gerbstoffe, Flavonoide und Kalium. Wegen der Bitterstoffe wird die Schafgarbe gern bei Magen-Darm-Beschwerden eingesetzt, während das Kalium die Nierentätigkeit anregt. Vor allem aber werden ihre blutstillenden Qualitäten geschätzt. Insgesamt wirkt die Schafgarbe blutreinigend, harntreibend, blutstillend, krampflösend, antimikrobiell, entzündungshemmend, krebsfeindlich, blähungswidrig, gegen Wassereinlagerungen sowie leberentgiftend.

So hilft die Schafgarbe Ihnen als Frau

Auch wenn die Schafgarbe als Heilpflanze weniger bekannt ist als die Kamille oder die Ringelblume, zählt sie doch zu unseren heilkräftigsten einheimischen Frauenkräutern. Besonders interessant sind ihre gerinnungsfördernden Eigenschaften, auf die bereits der berühmte griechische Arzt Dioskurides im 1. Jahrhundert hinwies. So können Sie die Schafgarbe in Form von Tee oder Tinktur neben dem Hirtentäschelkraut und der Blutwurz bei starken oder anhaltenden Periodenblutungen einsetzen, z.B. in den Wechseljahren, wobei die Schafgarbe in erster Linie dann angezeigt ist, wenn die Blutung hellrot ist. Aber auch bei starken Blutungen durch eine Spirale oder bei Myomblutungen ist die Schafgarbe hilfreich. Ein empfehlenswertes Fertigpräparat ist Menodoron® von Weleda, das Sie in der blutungsfreien Zeit einnehmen. Neben Schafgarbenblüten enthält es Brennnesselblüten, Hirtentäschelkraut und Eichenrinde. Eine Alternative ist die Einnahme von Millefolium-Urtinktur während der Periode (3-mal täglich 5 Tropfen pur oder in Wasser).

Ein weiteres wichtiges Einsatzgebiet der Schafgarbe sind Unterleibsentzündungen mit übel riechendem Ausfluss. Aber auch Scheidenpilze reagieren gut auf die Anwendung mit dem ätherischen Öl, das antientzündlich, juckreizlindernd, antibakteriell und antimykotisch wirkt. Sie können es in Naturjoghurt eingerührt über Nacht in die Vagina einführen (2 Tropfen Öl auf 1 Esslöffel Naturjoghurt). Bei Blasenentzündungen empfehle ich Ihnen die Schafgarbe innerlich als Tee und äußerlich in Form von Sitzbädern.

Auf einen Blick
Die Schafgarbe ist eine von drei hochwirksamen heimischen Pflanzen zur Linderung starker oder anhaltender Blutungen. Daneben vertreibt das ätherische Öl Pilze und Bakterien, die verantwortlich für zahlreiche Vaginalinfekte sind.

*** Rezepte ***

Schafgarbentee

Ich empfehle Ihnen den Tee aus dem getrockneten Kraut zur äußerlichen Anwendung, z.B. in Form von Umschlägen oder Auflagen bei wunden Brustwarzen oder innerlich bei starken Blutungen.

Das brauchen Sie:
2 TL getrocknetes Schafgarbenkraut
200 ml Wasser

So wird's gemacht:
1 2 Teelöffel getrocknetes Schafgarbenkraut mit 200 ml kochendem Wasser übergießen, zugedeckt 10 Minuten ziehen lassen und abseihen.
2 Bei akuten Blasenbeschwerden oder starken Blutungen täglich 1 Liter über den Tag verteilt trinken.

Teemischung bei starken Blutungen

Diese Teemischung eignet sich für Blutungen in den Wechseljahren, die durch einen relativen Östrogenüberschuss verursacht werden.

Das brauchen Sie (jeweils in getrockneter Form):
Frauenmantelkraut
Schafgarbenkraut
Mönchspfefferfrüchte

So wird's gemacht:
1 Zu gleichen Teilen im Kräuterladen mischen lassen oder selber mischen.
2 Davon 2 Teelöffel mit 200 ml kochendem Wasser überbrühen und zugedeckt 10 Minuten ziehen lassen.
3 Dann abseihen und schluckweise trinken.

Sitzbad mit Schafgarbenkraut

Das brauchen Sie:
30 g getrocknetes Schafgarbenkraut
500 ml Wasser

So wird's gemacht:
1 30 g getrocknetes Schafgarbenkraut mit 500 ml kochendem Wasser übergießen und zugedeckt 10 Minuten ziehen lassen, dann abseihen und auf Körpertemperatur abkühlen lassen.
2 Nach Bedarf mit warmem Wasser verdünnen und bis zum Abklingen der Beschwerden 2-mal täglich etwa 10- bis 15-minütige Sitzbäder damit durchführen.

Steinklee

Der Stein- oder auch Honigklee *(Melilotus officinalis)* gehört zur Familie der Schmetterlingsblütengewächse (Leguminosae, Fabaceae). Der botanische Name »Melilotus« setzt sich aus zwei griechischen Worten zusammen: »meli« für Honig und »lotus« für Blüte. Der liebliche Duft der Honigblüten zieht nicht nur Bienen magisch an, er macht sich auch in Kräuterkissen gut und sorgt dort für süße Träume.

Die stark verästelte Staude mit den gelben Blütenkerzen und dem kantigen Stängel wird 50 bis 150 Zentimeter hoch und liebt kiesige Schuttplätze, daher der volkstümliche Name »Steinklee«. Sie finden ihn auch an Wegrändern, auf Brachland oder an Bahndämmen. Zu arzneilichen Zwecken wird das blühende Kraut verwendet, geerntet zur Blütezeit zwischen Juni und September bei zunehmendem Mond.

Inhaltsstoffe und ihre Wirkung

Der Steinklee enthält in erster Linie Cumarine, die ihm den waldmeisterartigen Duft verleihen, aber auch Gerb- und Schleimstoffe, Saponine und Phenolcarbonsäuren. Zu seinen zahlreichen heilkräftigen Eigenschaften gehört, dass er Entzündungen entgegenwirkt, die Blutgerinnung hemmt, die Venen kräftigt, die Wundheilung fördert, Lymphstauungen beseitigt und Wassereinlagerungen vorbeugt. In der Naturheilkunde wird der Steinklee hauptsächlich bei Venenleiden wie Krampfadern und Hämorrhoiden eingesetzt. Unterstützend kommt er bei Venenentzündungen, Lymphstauungen und oberflächlichen Blutergüssen zur Anwendung. Der griechische Arzt Hippokrates rühmte die Heilkraft des Honigklees in Form eines Pflasters bei eiternden Wunden. Homöopathisch wird Melilotus, hergestellt aus dem frischen, blühenden Kraut, bei starken Kopfschmerzen, Migräne, Nasenbluten und Krämpfen verabreicht – vor allem wenn das Gesicht des Patienten gleichzeitig glühend rot ist.

Darauf sollten Sie achten

Wenn bei Ihnen eine Gerinnungsstörung vorliegt, Sie zu einer starken Regelblutung neigen, gleichzeitig blutverdünnende Medikamente einnehmen sowie während einer Schwangerschaft und in der Stillzeit dürfen Sie den Steinklee innerlich nicht anwenden. Generell sollten Sie ihn nicht überdosieren.

So hilft der Steinklee Ihnen als Frau

Die Frauenheilkunde schätzt und verabreicht den Steinklee in erster Linie bei Venenbeschwerden wie Krampfadern, Besenreisern, Hämorrhoiden, aber auch bei Lymphstauungen und zur Thrombosevorbeugung. Sie können ihn sowohl innerlich als auch äußerlich anwenden. Bei Neigung zu Venenschwäche empfehle ich Ihnen, Melilotus in Form einer venenkräftigenden Teemischung über einen längeren Zeitraum täglich zu trinken. Bei bereits bestehenden Krampfadern tut die wohlriechende Steinkleesalbe gut. Feuchte Auflagen mit einem kräftigen Tee aus dem getrockneten Kraut helfen bei postoperativem Lymphstau, z.B. nach einer Brust- oder Bauchoperation.

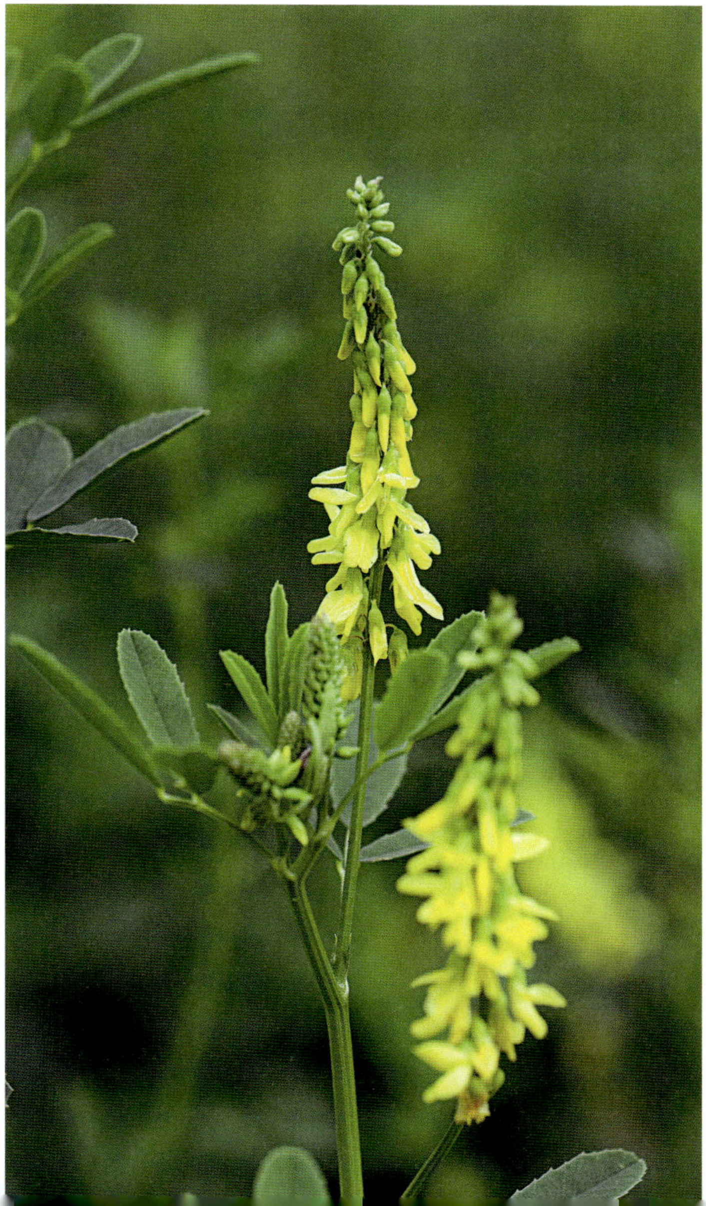

Verwechslungsgefahr!
Der Steinklee kann leicht mit einem nahen Verwandten verwechselt werden, der jedoch keine Heilkraft besitzt: dem Sumpf-Honigklee *(Melilotus altissimus)*. Dieser liebt feuchte Böden, bevorzugt also einen anderen Standort als der arzneilich genutzte Steinklee. Außerdem sind seine Samenhülsen behaart und färben sich im reifen Zustand schwarz.

Auf einen Blick
Das zentrale Einsatzgebiet des Steinklees sind die Venen, hier wirkt er entstauend und blutflussfördernd.

*** Rezepte ***

Venentee

Diese bewährte Teemischung trägt dazu bei, venöse Stauungen aufzulösen. Der Steinklee fördert die Durchblutung in den Gefäßen, und die Goldrute sorgt mit ihren entwässernden Eigenschaften dafür, dass das eingelagerte Wasser abfließen kann.

Das brauchen Sie:
getrocknetes Steinkleekraut
getrocknetes Goldrutenkraut

So wird's gemacht:

1. Zu gleichen Teilen im Kräuterladen mischen lassen oder selber mischen.
2. 2 Teelöffel der Mischung mit 200 ml kochendem Wasser überbrühen, 10 Minuten ziehen lassen und abseihen.
3. Über einen Zeitraum von 3 Monaten täglich 2 Tassen trinken.

Steinklee-Umschläge

Die Umschläge eignen sich nicht nur bei Lymphstau nach einer Operation, sondern auch bei eitrigen Wunden und Drüsenschwellungen.

Das brauchen Sie:
2 TL getrocknetes Steinkleekraut
250 ml Wasser

So wird's gemacht:

1. 2 Teelöffel getrocknetes Steinkleekraut mit 250 ml kochendem Wasser überbrühen, 10 Minuten ziehen lassen und abseihen.
2. Mit dem abgekühlten Tee 2-mal täglich feuchtwarme Umschläge in dem betroffenen Bereich durchführen.

Venensalbe

Diese sehr wirksame Salbe aus der Feder von Margret Madejsky möchte ich Ihnen zur kurmäßigen Anwendung bei Venenschwäche ans Herz legen: Sie reduziert Besenreiser und verkleinert Krampfadern.

Das brauchen Sie:
90 ml Ringelblumenöl
15 g gelbes Bienenwachs
20 g Wollwachs
5 ml Aesculus-hippocastanus-(Rosskastanien-) Urtinktur
5 ml Melilotus-Urtinktur
1 ml ätherisches Rosmarinöl

So wird's gemacht:
1. Öl mit Bienen- und Wollwachs im Wasserbad langsam erhitzen, bis sich das Wachs verflüssigt hat.
2. In die flüssige Masse unter ständigem Rühren die beiden Urtinkturen und das ätherische Öl hinzugeben.
3. Weiter rühren, bis die Masse abgekühlt ist. Anschließend in ein Schraubgläschen füllen und beschriften.
4. Gut verschlossen im Kühlschrank aufbewahrt, hält sich die Salbe mindestens ein Jahr.
5. Die Salbe 2-mal täglich in die Beine einmassieren.

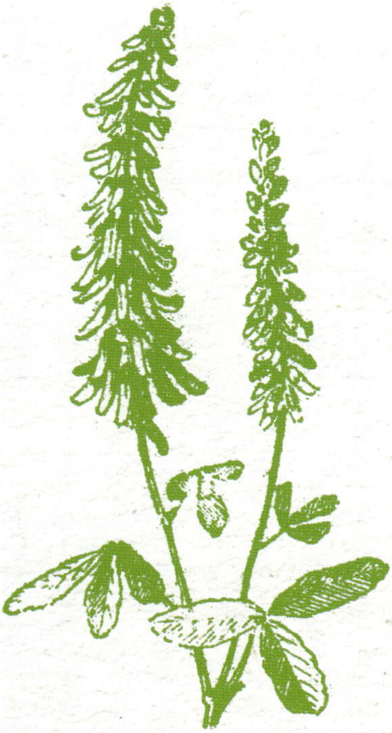

Stiefmütterchen

Das Stiefmütterchen, auch Ackerveilchen, Feld- oder Ackerstiefmütterchen genannt, ist ein Veilchengewächs aus der Familie der Violaceae. Wegen der meist dreifarbigen Blüten lautet sein botanischer Name *Viola tricolor*. Die meisten Menschen kennen und lieben das Stiefmütterchen als farbenfrohen Frühlingsboten und anspruchslose Zierpflanze für Garten und Balkon. Dass es sich bei dem einjährigen Blümchen um ein wertvolles Heilkraut handelt, wissen wohl die wenigsten. Sowohl das Garten- als auch das Ackerstiefmütterchen gibt es in unterschiedlichen Farbkombinationen, daneben existieren jedoch auch rein gelbe, blaue oder violette Exemplare. Das Feldstiefmütterchen blüht von Mai bis Ende August, vorwiegend auf Äckern und trockenen Wiesen. Geerntet wird das blühende Kraut bei zunehmendem Mond, idealerweise im Mai.

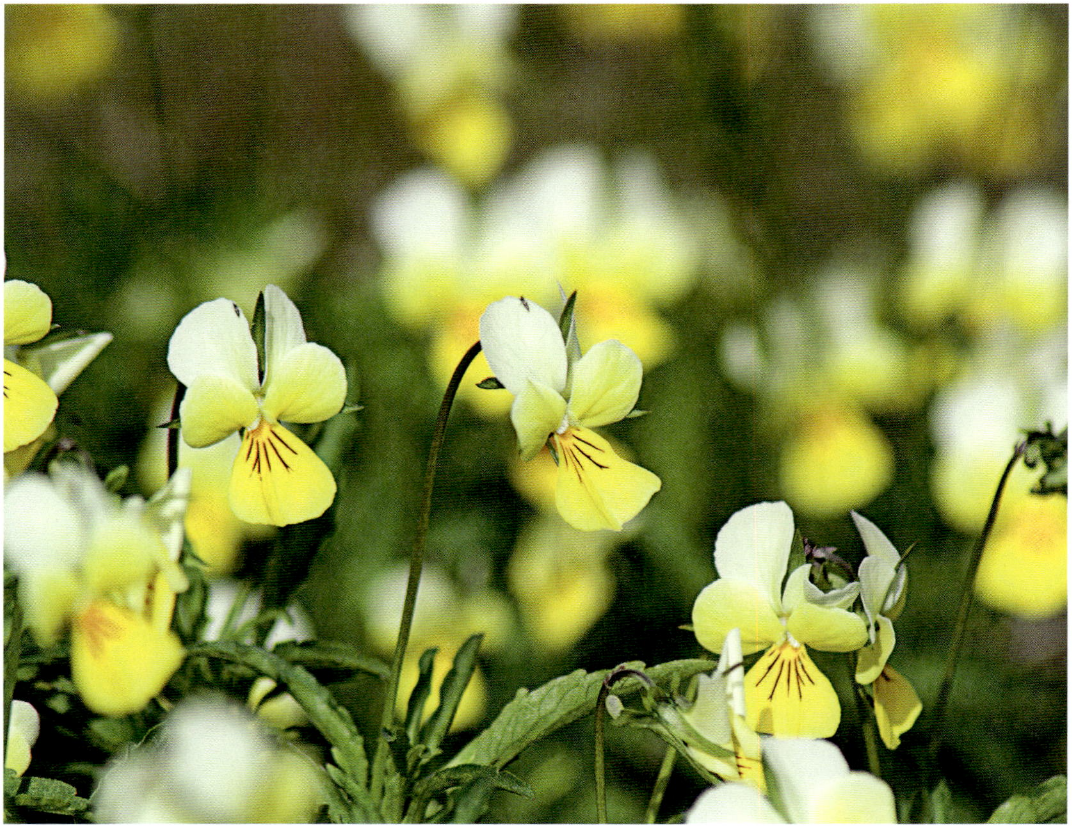

Inhaltsstoffe und ihre Wirkung

Das Stiefmütterchen enthält vor allem Saponine, Flavonoide, Vitamin C, Schleimstoffe, Salicylsäureverbindungen sowie Gerb- und Bitterstoffe. Es regt den Hautstoffwechsel an, wirkt blutreinigend, harn- und schweißtreibend, juckreizlindernd und antiviral. Klein, aber oho, könnte man sagen.

In der Naturheilkunde wird das Stiefmütterchen in erster Linie bei Hautbeschwerden von Säuglingen und Kindern eingesetzt wie Milchschorf, Faulecken und Ekzemen. Sie können es aber auch bei hartnäckiger Akne und Schuppenflechte versuchen. Dazu verwenden Sie es sowohl innerlich als auch äußerlich in Form von Waschungen, Auflagen oder Umschlägen. Das homöopathische Mittel Viola tricolor (Viol-t.) wird aus frischen, blühenden Feldstiefmütterchen *(Viola tricolor arvensis)* hergestellt und vor allem bei schlecht heilenden trockenen oder nässenden Ekzemen verordnet, z.B. bei Neurodermitis. Daneben entfaltet das Stiefmütterchen seine Heilwirkung auch bei Atemwegserkrankungen mit Fieber und trockenem Husten sowie bei rheumatischen Beschwerden.

So hilft das Stiefmütterchen Ihnen als Frau

Auch in der Frauenheilkunde wird das Stiefmütterchen in erster Linie bei hartnäckigen Hautleiden wie Neurodermitis, Schuppenflechte und Akne eingesetzt. Da es sich auf den gesamten Haut- und Schleimhautbereich positiv auswirkt, wird *Viola tricolor* auch bei chronischen Beschwerden der Vaginalschleimhaut angewendet, z.B. bei Scheidenjucken. Hier wirkt es mild regenerierend, wenn die Schleimhaut nach Infekten, durch Östrogenmangel, Antibiotika-Therapie oder Pilzsalben angegriffen ist. Einen positiven Effekt können Sie auch bei trockener, rissiger Scheidenhaut (Craurosis vulvae) erzielen. Hierzu sollten Sie das Stiefmütterchen kurmäßig über mehrere Wochen innerlich und äußerlich anwenden. Da ihm eine antivirale Wirkung zugesprochen wird, lohnt sich ein Behandlungsversuch bei einer Infektion mit Herpes- oder Humanen Papillomviren (HPV), z.B. bei auffälligem PAP-Wert mit entsprechendem Befund. Hierzu beträufeln Sie ein angefeuchtetes Mensschwämmchen (siehe Kapitel »Wellness mit Frauenkräutern«) mit Viola-tricolor-Urtinktur und führen dieses über Nacht in die Vagina ein. Bei Bedarf kann die Tinktur mit Wasser verdünnt werden.

Auf einen Blick

Neben dem Gänseblümchen und dem Erdrauch ist das Stiefmütterchen die dritte heimische Heilpflanze für die Haut. Es wird innerlich und äußerlich bei akuten oder chronischen Hauterkrankungen eingesetzt.

*** Rezepte ***

Stiefmütterchentee

Den Tee können Sie entweder frisch trinken oder äußerlich für Waschungen, feuchte Umschläge oder Auflagen verwenden.

Das brauchen Sie:
2 TL getrocknetes Stiefmütterchenkraut
200 ml Wasser

So wird's gemacht:

1 2 Teelöffel getrocknetes Stiefmütterchenkraut mit 200 ml kochendem Wasser übergießen und 10 Minuten ziehen lassen, dann abseihen.
2 3 Tassen über den Tag verteilt trinken.

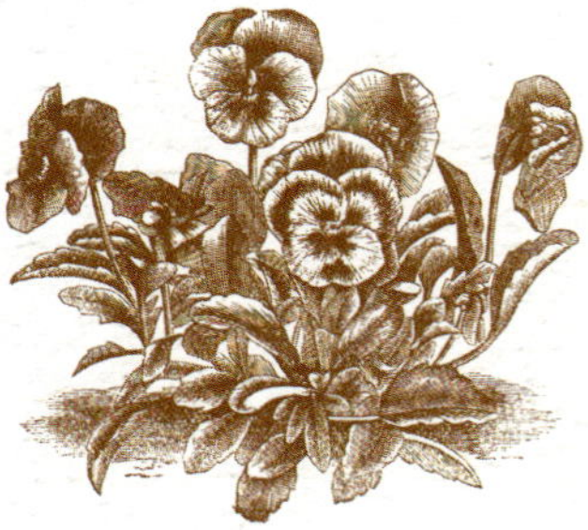

Hautheiltee

Diese Teemischung zur Verbesserung des Hautstoffwechsels empfehle ich vor allem Frauen mit chronischen oder wiederkehrenden Haut- und Schleimhautproblemen. Sie eignet sich besonders zur kurmäßigen Anwendung bei Craurosis vulvae, Scheidenentzündungen oder -reizungen, Ekzemen, Akne und ganz allgemein bei Problemhaut.

Das brauchen Sie (jeweils in getrockneter Form):
30 g Erdrauchkraut
40 g Frauenmantelkraut
20 g Gänseblümchenblüten
50 g Stiefmütterchenkraut
20 g Taubnesselblüten
20 g Calendulablüten

So wird's gemacht:

1 Im Kräuterladen mischen lassen oder selber mischen.
2 2 Teelöffel der Mischung mit 200 ml kochendem Wasser überbrühen, 10 Minuten ziehen lassen und abseihen.
3 Über einen längeren Zeitraum täglich 2 bis 3 Tassen trinken.

Taubnessel

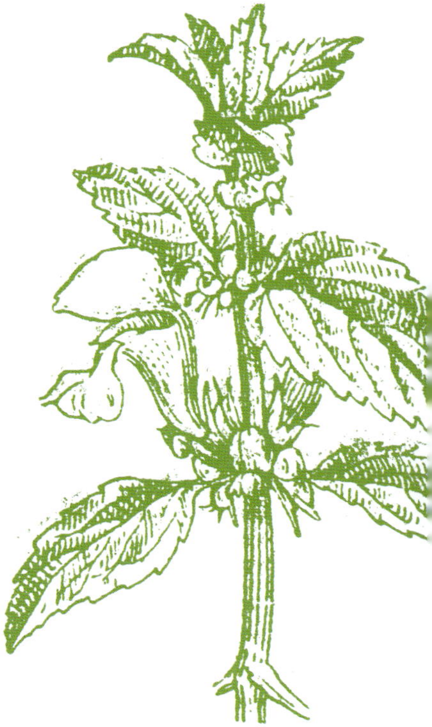

Die Weiße Taubnessel *(Lamium album)*, im Volksmund auch Blumen- oder Kuckucksnessel genannt, ist ein Lippenblütengewächs (Lamiaceae, Labiate) und erinnert äußerlich stark an ihre nahe Verwandte, die Brennnessel. Von der Wirkung her sind die beiden wie Yin und Yang: die eine feurig und reizend, die andere mild und sanft. Der botanische Name »Lamium« leitet sich von dem griechischen Wort »lamos« (Schlund) ab und bezieht sich auf die schlundartige Blütenform. Der Zusatz »album« ist lateinischen Ursprungs und kennzeichnet die Blütenfarbe. Charakteristisch sind die weißen Lippenblüten, die rund um den vierkantigen behaarten Stängel zwischen den Blättern erscheinen. Die Blätter sehen genauso aus wie die der Brennnessel, allerdings ohne Brennhaare. Taubnesseln gedeihen besonders üppig an Wiesenrändern, Gartenzäunen und im Bereich von Hecken. Zu arzneilichen Zwecken werden in erster Linie die voll entwickelten Blüten verwendet und schonend getrocknet. Diese erscheinen von April bis Oktober und werden bei zunehmendem Mond und trockener Witterung geerntet. In der Naturheilkunde werden Taubnesselblüten in erster Linie gynäkologisch genutzt.

Inhaltsstoffe und ihre Wirkung

An bemerkenswerten Inhaltsstoffen enthalten die Taubnesselblüten vor allem Saponine, Schleim- und Gerbstoffe, ein ätherisches Öl sowie Flavonglykoside. Damit wirken sie zusammenziehend, antibakteriell, beruhigend auf die Schleimhaut, blutreinigend, blutstillend, harntreibend, krampf- und schleimlösend.

So hilft die Taubnessel Ihnen als Frau

Der volkstümliche Name »Weibernessel« weist die Taubnessel als typisches Frauenheilkraut aus, hier liegt ihre größte Stärke. Wie die Farbe der Blüten bereits signalisiert, handelt es sich bei der Weißen Taubnessel um eine Kardinalpflanze für den Weißfluss der Frau. Gelber oder roter Ausfluss erfordern jeweils andere Heilkräuter, je nach Ursache. In beiden Fällen sollten Sie aber zunächst eine ärztliche Diagnose einholen. Weißer Fluor ist meist funktional, also ohne organisch be-

Auf einen Blick

In erster Linie ist die Taubnessel eine sanft pflegende Heilpflanze für die Frau. Ihre wichtigsten Einsatzgebiete sind der unspezifische Weißfluss sowie die angegriffene Vaginalschleimhaut.

dingte Ursache, und eher die Folge eines stressigen Lebenswandels bzw. einer allgemeinen Disharmonie. Es können aber auch chronisch entzündliche Prozesse dahinterstecken. Eine ärztliche Abklärung ist auch hier sinnvoll. Zur Sanierung und Pflege der angegriffenen Schleimhaut empfehle ich Ihnen Spülungen oder Sitzbäder mit dem blühenden Kraut. Parallel können Sie Taubnesselblüten kurmäßig über einen längeren Zeitraum als Tee trinken oder in Tropfenform als Urtinktur einnehmen. Das Homöopathikum Lamium album, hergestellt aus den frischen Blüten, ist angezeigt bei scharfem, wundmachendem, übel riechendem Ausfluss oder auch bei spärlichen, zu früh einsetzenden Monatsblutungen mit reichlich Ausfluss in der blutungsfreien Zeit.

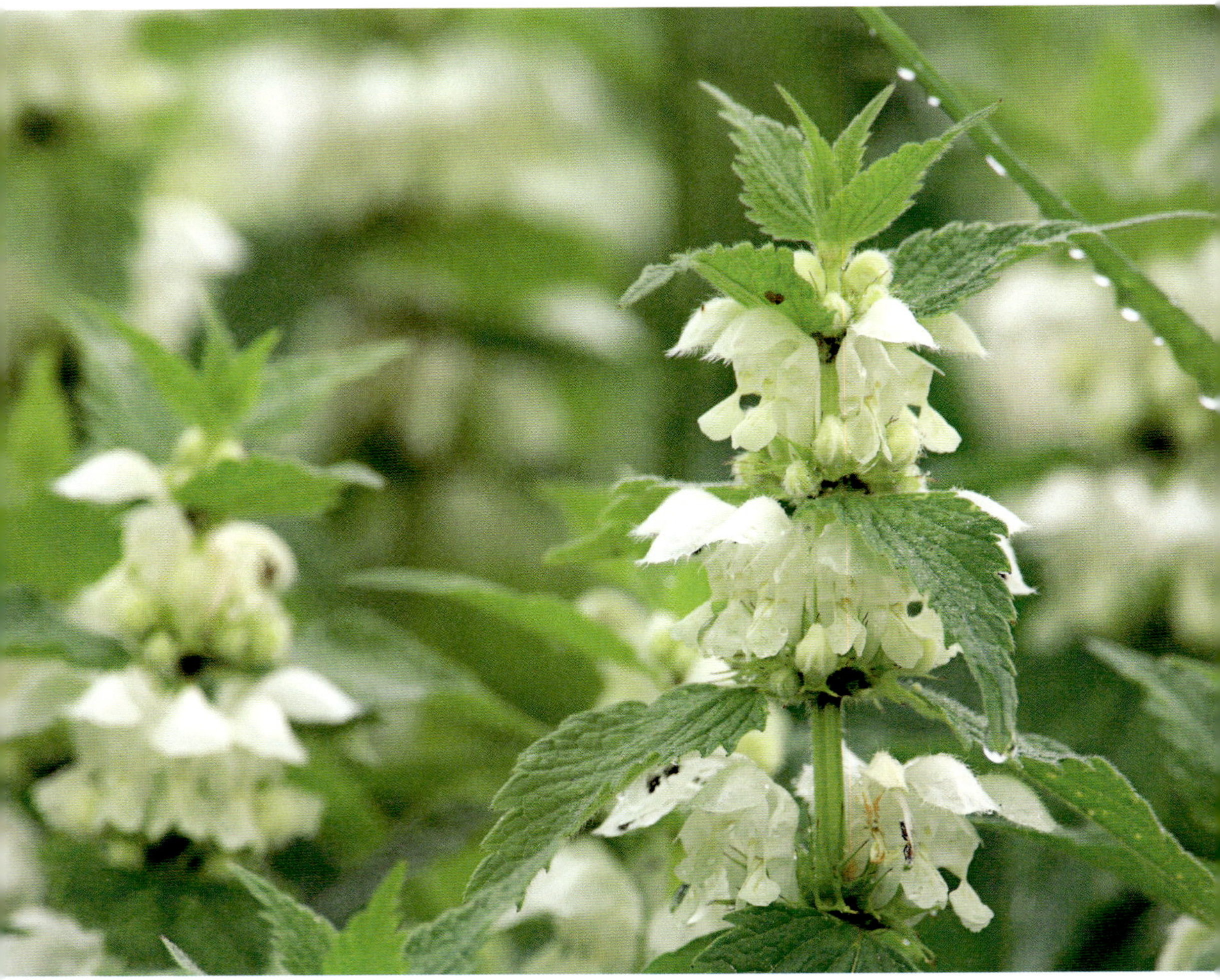

*** Rezepte ***

Taubnesselspülung

Für eine Vaginalspülung bereiten Sie sich einen Aufguss aus dem blühenden Kraut zu.

Das brauchen Sie:
2 EL getrocknetes Taubnesselkraut mit Blüten
Vaginaldusche (aus der Apotheke)

So wird's gemacht:

1 Das Taubnesselkraut mit 500 ml kochendem Wasser übergießen, 10 Minuten ziehen lassen und sorgsam abseihen, sodass keine Pflanzenbestandteile zurückbleiben.
2 Den Aufguss auf Körpertemperatur abkühlen lassen, in eine Vaginaldusche füllen und die betroffene Schleimhaut damit spülen – am besten in der Dusche oder über der Toilettenschüssel.
3 Diese Anwendung 1-mal täglich durchführen, bei Besserung die Abstände vergrößern.

Taubnessel-Urtinktur

Bei Neigung zu Weißfluss empfehle ich Ihnen, immer ein Fläschchen Taubnessel-Urtinktur im Kühlschrank vorrätig zu haben.

Das brauchen Sie:
frisch gezupfte Taubnesselblüten
Trinkalkohol 40 %
Braunfläschchen à 50 ml (aus der Apotheke)

So wird's gemacht:

1 Die Blüten waschen, trocken tupfen, in ein sauberes Schraubglas füllen und mit so viel Alkohol aufgießen, dass sie vollständig vom Alkohol bedeckt sind.
2 Das Glas verschließen und mindestens 14 Tage bei Zimmertemperatur ziehen lassen.
3 Danach durch ein Sieb gießen, in Braunfläschchen abfüllen und beschriften.
4 Im Kühlschrank hält die Tinktur mindestens 3 Monate.

So wenden Sie die Taubnessel-Urtinktur an:

- Bei Weißfluss über einen Zeitraum von 8 Wochen 2- bis 3-mal täglich 10 Tropfen pur oder in Wasser einnehmen.
- Alternativ können Sie die Tinktur in die Alchemilla-Vaginalzäpfchen (siehe Seite 78) einarbeiten. In diesem Fall teilen Sie die erforderliche Tinkturmenge auf: 1 Teil Alchemilla- und 1 Teil Lamium-album-Urtinktur.

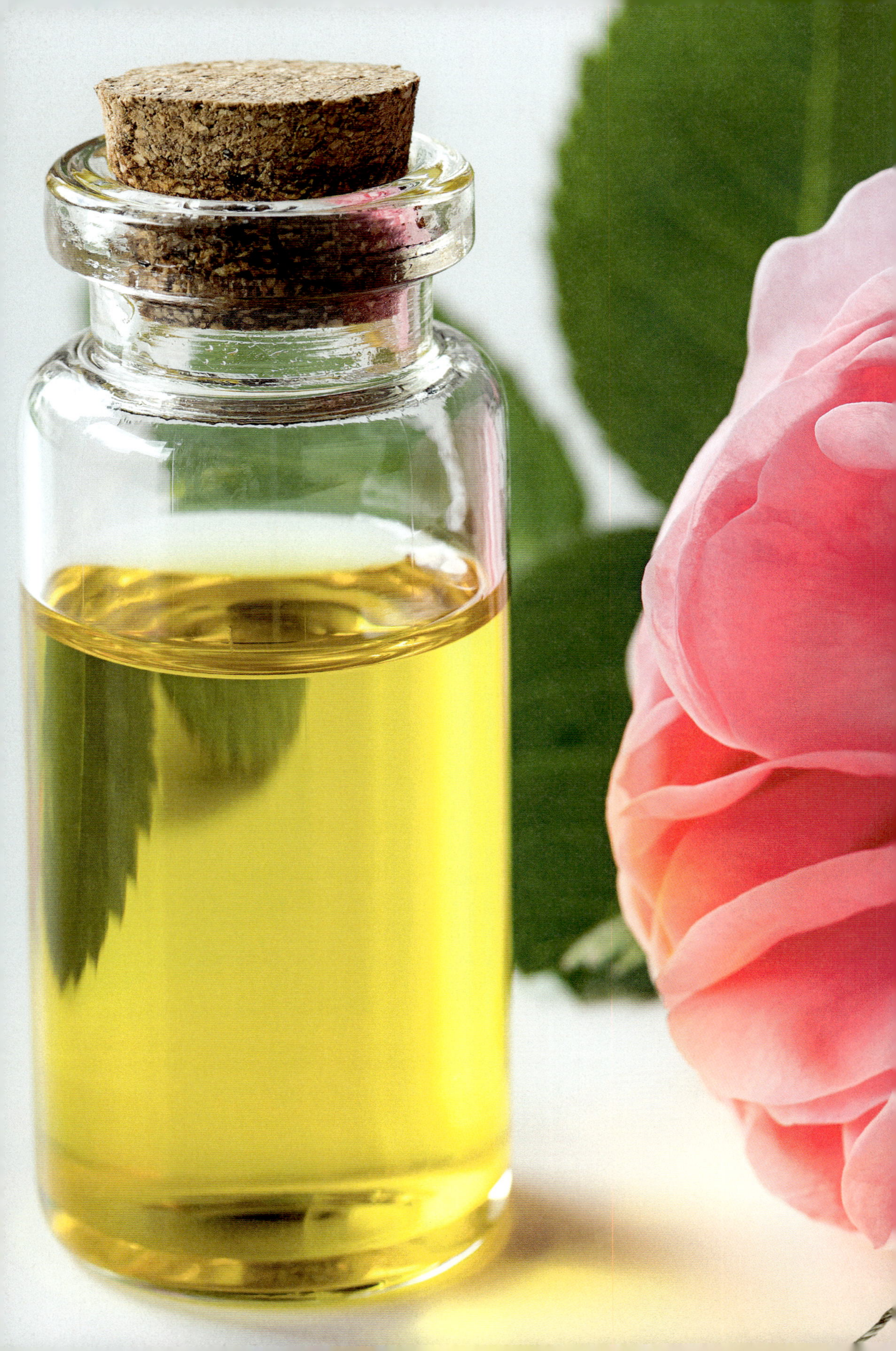

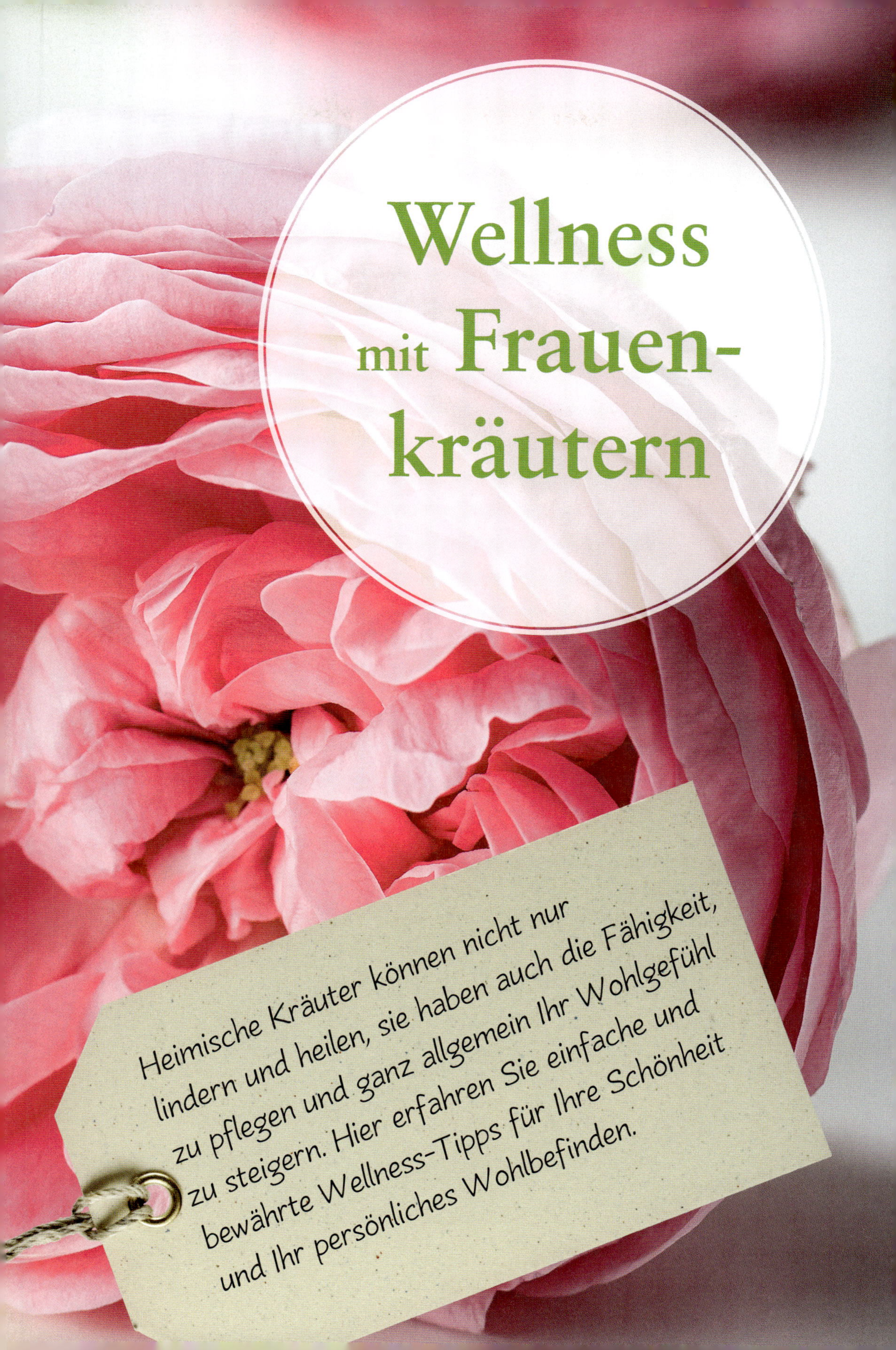
Wellness mit Frauenkräutern
Heimische Kräuter können nicht nur lindern und heilen, sie haben auch die Fähigkeit, zu pflegen und ganz allgemein Ihr Wohlgefühl zu steigern. Hier erfahren Sie einfache und bewährte Wellness-Tipps für Ihre Schönheit und Ihr persönliches Wohlbefinden.

Heimische Pflanzen für Haut und Haar

Nachdem Sie heimische Kräuter als Superfood und hochwirksame Heilmittel für Körper und Seele kennengelernt haben, folgt nun eine weitere nicht zu unterschätzende Qualität, die gerade für uns Frauen wichtig und wertvoll ist: der pflegende Aspekt. Äußerlich angewendet, sorgen viele heimische Pflanzen für Schönheit und Wohlbefinden. Sie pflegen Haut und Haare mit der Kraft der Natur. Auf den zurückliegenden 167 Seiten habe ich Ihnen gezeigt, dass es weder kompliziert noch besonders zeitaufwendig sein muss, gesunde Nahrungsmittel, Entgiftungs- und Entschlackungskuren sowie Heilmittel selbst herzustellen. Das Gleiche gilt für Naturkosmetik. Natürlich gibt es Rezepte, die gerade für Anfänger in der Kosmetikbranche ein bisschen unübersichtlich und anspruchsvoll anmuten, daher habe ich bei der Auswahl in diesem Buch darauf geachtet, dass alle Rezepturen einfach umgesetzt werden können. Mit etwas Erfahrung können Sie auch selbst mit Zutaten experimentieren. Probieren Sie aus, was sich für Sie gut anfühlt und welche Düfte und Zubereitungen Sie bevorzugen.

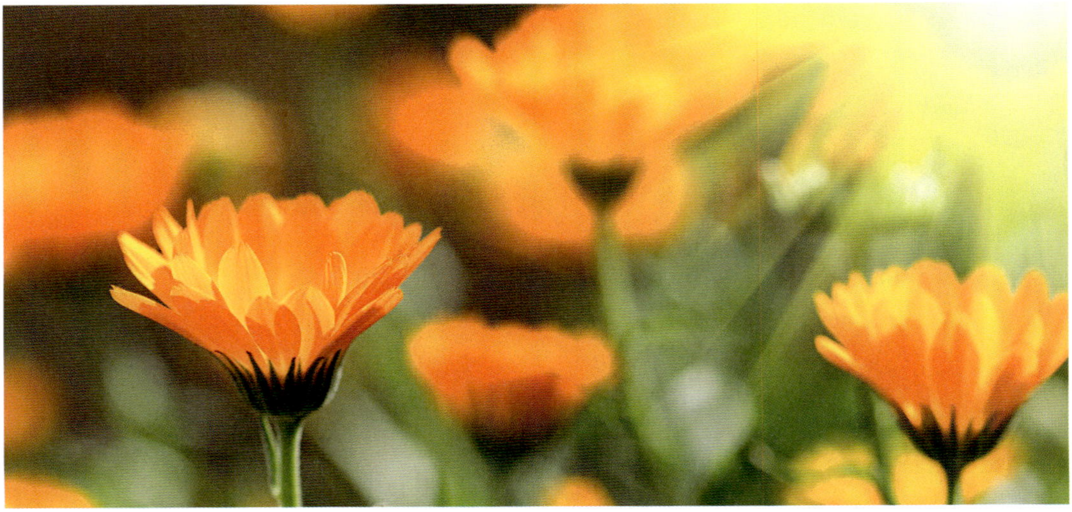

Calendula

Die Ringelblume und all ihre heilerischen Qualitäten habe ich Ihnen bereits im Kapitel »Heilpflanzen für Körper und Seele« vorgestellt. Hier soll sie noch einmal von ihrer pflegerischen Seite beleuchtet werden. Als die wertvollste Pflanze zur Regeneration Ihrer Haut darf die Calendula im Kapitel zu Wellness und Wohlgefühl auf keinen Fall fehlen.

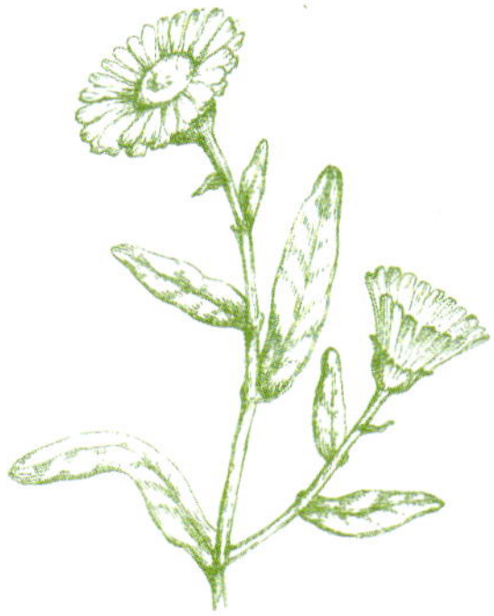

*** Rezept ***

Mandel-Calendula-Peeling

Dieses wirksame und zugleich hautschonende Peeling ist im Handumdrehen zubereitet. Die im Naturjoghurt enthaltene Milchsäure reinigt Ihre Haut bis in die Tiefe und löst alte Hautschüppchen. Die gemahlenen Mandeln sorgen für den mechanischen Peelingeffekt und nähren Ihre Haut gleichzeitig mit wertvollem Mandelöl. Calendula und Honig fördern die Hautregeneration.

Das brauchen Sie:
3 EL Naturjoghurt
3 EL geriebene Mandeln
1 TL Calendulaöl
1 TL flüssiger Honig

So wird's gemacht:

1 Sämtliche Zutaten zu einem geschmeidigen Brei verrühren.
2 Den Brei großzügig auf Gesicht und Körper verteilen.
3 Einige Minuten einmassieren und dann mit warmem Wasser abduschen.

Mein persönlicher Tipp
Wenn Sie gerade kein Calendulaöl zur Hand haben, können Sie auch Mandelöl verwenden. Dieses mild pflegende Öl passt hervorragend zu den geriebenen Mandeln und eignet sich auch für empfindliche Haut.

Melisse

Die Melisse ist ein wahrer Tausendsassa: Durch ihr zitroniges Aroma bereichert sie Smoothies und Nachspeisen, wirkt aber auch gegen hartnäckige Viren, beruhigt die Nerven und ist fester Bestandteil der pflanzlichen Frauenheilkunde. Äußerlich angewendet, steigert die Melisse Ihr persönliches Wohlbefinden, weshalb sie auch im Kapitel über Wellness und Körperpflege nicht fehlen darf. Die Naturkosmetik schätzt die Melisse aufgrund ihrer reizlindernden, beruhigenden und antimikrobiellen Eigenschaften. Sie besänftigt die beanspruchte Haut und kommt sowohl bei trockener und sensibler als auch bei reifer Haut zum Einsatz.

Eine ausführliche Beschreibung der Melisse finden Sie im Kapitel «Heilpflanzen für Körper und Seele«.

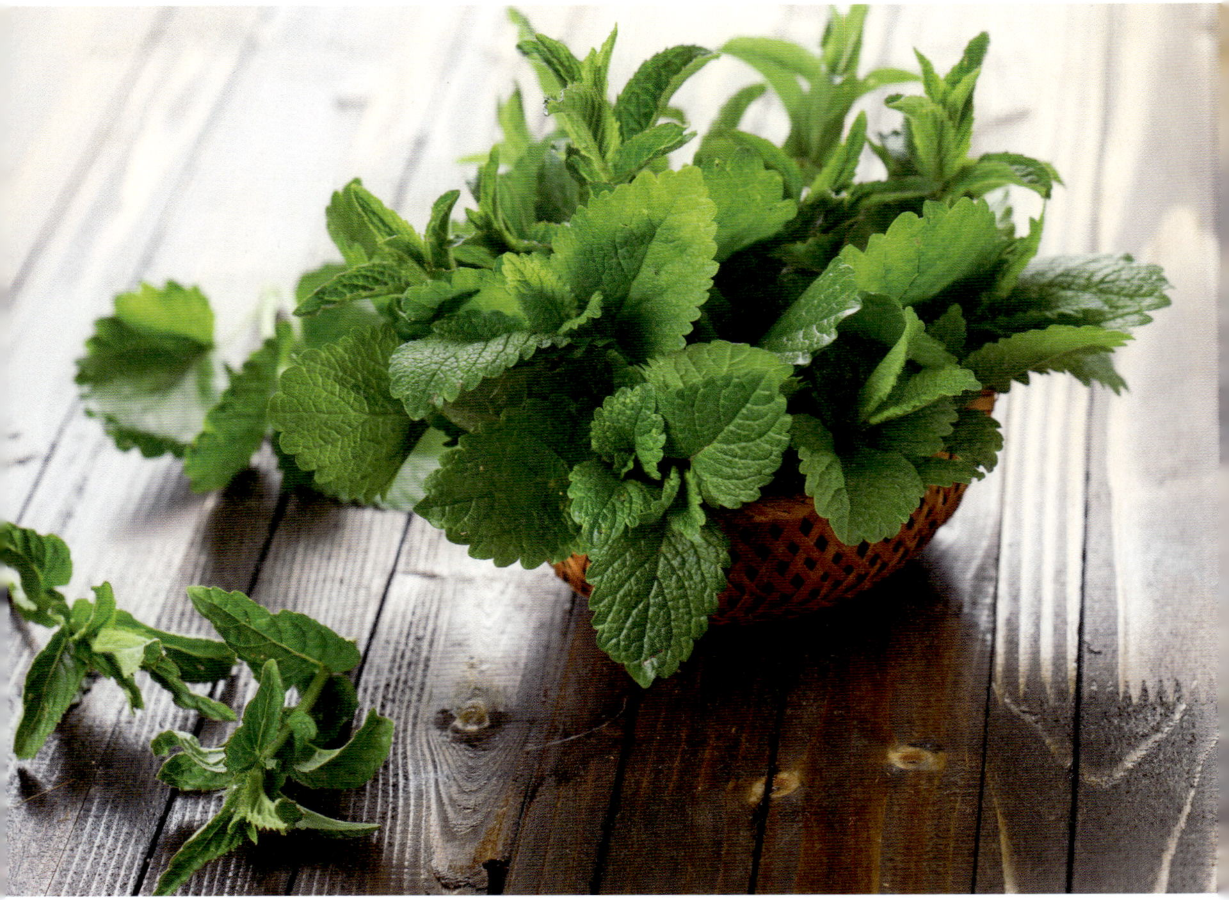

*** Rezepte ***

Melissenwasser (Hydrolat)

Hydrolate enthalten viele wertvolle Inhaltsstoffe, aber keinen Alkohol, daher reizen sie die Haut nicht und eignen sich zur Herstellung von Gesichts- oder Rasierwasser. Das Melissenwasser eignet sich als mildes und erfrischendes Gesichtswasser, Sie können es aber auch mit anderen Pflanzenwassern mischen (siehe unten).

Das brauchen Sie:
250 ml Wasser
Kochtopf mit gut schließendem Deckel
Sieb, das in den Topf passt, aber nicht bis zum Boden des Topfes reicht
kleine Schüssel (oder Tasse)
frische Melissenblätter
250-ml-Schraubglas

So wird's gemacht:

1 Das Wasser in den Topf gießen und das Sieb in den Topf hängen.
2 Die Schüssel in das Sieb stellen, wobei sie den Siebrand nicht überragen darf.
3 Die Melissenblätter säubern und großzügig um die Schüssel herum in das Sieb legen, ohne dass sie mit dem Wasser in Berührung kommen.
4 Den Deckel verkehrt herum auf den Topf legen, sodass sich der Griff über der Schüssel befindet.
5 Das Wasser auf dem Herd langsam erwärmen, es darf jedoch nicht kochen.
6 Nun kondensiert das Wasser und tropft langsam vom Deckel über den Griff in die Schüssel.
7 Das fertige Gesichtswasser aus der Schüssel in das Schraubglas füllen.
8 Im Kühlschrank ist es einige Wochen haltbar.

Darauf sollten Sie achten
Um zu verhindern, dass Keime in das Hydrolat gelangen, sollten Sie die einzelnen Gefäße vor der Benutzung desinfizieren. Dazu reicht das Ausspülen mit kochendem Wasser.

Mein persönlicher Tipp
Rosenwasser können Sie auf die gleiche Weise herstellen wie Melissenwasser, Sie müssen lediglich die Melissenblätter durch duftende Rosenblätter ersetzen.

Gesichtswasser für trockene, gereizte Haut

Das brauchen Sie:
20 ml Rosenwasser (Hydrolat)
10 ml Melissenwasser (Hydrolat)
Glasfläschchen mit Sprühaufsatz

So wird's gemacht:

1. Die Pflanzenwasser mischen und in die Sprayflasche füllen.
2. Im Kühlschrank hält das Gesichtswasser mindestens 4 Wochen.
3. Jeweils nach der Gesichtsreinigung aufsprühen und einziehen lassen.

Hätten Sie's gewusst?
Melissenwasser (Folium melissae cs.), wissenschaftlich korrekt Melissenhydrolat genannt, wird durch Wasserdampfdestillation gewonnen. Es enthält keinen Alkohol, wohl aber fein verteilte Spuren des ätherischen Öls. Äußerlich angewendet, wirkt es mild pflegend und beruhigend.

Haarspülung mit Melisse

Melisse ist ein bewährtes Hausmittel bei spröden, angegriffenen Haaren, z. B. nach dem Urlaub am Meer. Die Spülung sorgt dafür, dass sich die Schuppenschicht der Haare wieder glättet, wodurch die Haare weniger widerspenstig sind und aus sich heraus glänzen.

Das brauchen Sie:
frische Melissenblätter
Apfelessig
Braunfläschchen à 100 ml (aus der Apotheke)

So wird's gemacht:

1. Die Melissenblätter waschen und trocken tupfen, klein schneiden und in ein sauberes Schraubglas füllen.
2. Das Glas mit dem Apfelessig auffüllen, sodass die Blätter komplett mit Essig bedeckt sind.
3. Nun das Glas zuschrauben und den Inhalt mindestens 14 Tage bei Zimmertemperatur ziehen lassen. Zwischendurch das Glas immer mal wieder gründlich schütteln.
4. Anschließend die Mischung durch ein feines Sieb gießen, die fertige Haarspülung in die Braunfläschchen gießen und beschriften.
5. Kühl und dunkel gelagert hält die Spülung mindestens 6 Monate.
6. 2 Esslöffel der Haarspülung mit 1 Liter kühlem Wasser mischen und nach der Haarwäsche über die Haare gießen. Nicht ausspülen.

Muskatellersalbei

Salvia sclarea, der Muskatellersalbei aus der Familie der Lippenblütengewächse (Lamiaceae), erreicht eine maximale Höhe von 1,50 Metern und ist damit deutlich imposanter als sein nächster Verwandter, der Echte Salbei (siehe Kapitel »Hormonpflanzen für ein natürliches Gleichgewicht«). Es handelt sich um eine zweijährige Staude, wobei sich im ersten Jahr lediglich die pelzige Blattrosette bildet. Die lila-weißen oder rosafarbenen Lippenblüten erscheinen erst im zweiten Jahr. Sie verströmen einen stark aromatischen, würzigen Geruch mit einer leichten Zitronennote. Geerntet werden die frischen Blüten von Juni bis Juli bei zunehmendem Mond. Sie finden den Muskatellersalbei in Höhen bis 2000 Metern, am wohlsten fühlt er sich auf trockenem Brachland und an Wegrändern. Er gedeiht aber auch auf Wiesen. Seine ursprüngliche Heimat ist das Mittelmeergebiet, daher auch der volkstümliche Name römischer Salbei, er kann aber auch bei uns angebaut werden, muss im Winter allerdings vor strengen Frösten geschützt werden.

Inhaltsstoffe und ihre Wirkung

Das blühende Kraut enthält vor allem ätherische Öle. Insgesamt wirkt der Muskatellersalbei antibakteriell, zusammenziehend, krampflösend, menstruationsfördernd, schmerzstillend, tonisierend und verdauungsfördernd. Hildegard von Bingen empfahl Muskatellersalbei-Elixier bei Magen-Darm-Beschwerden und Appetitlosigkeit. Aufgrund seiner beruhigenden und krampflösenden Qualitäten eignet sich das ätherische Öl als Beigabe zu Massageölen zur äußerlichen Behandlung von Bauch- und Unterleibskrämpfen, Muskelsteifigkeit, Spannungskopfschmerzen und Migräne. Eingearbeitet in Salben oder Cremes können Sie es zur Behandlung von Hautunreinheiten und kleineren Hautentzündungen verwenden. Wie die Rose zählt auch der Muskatellersalbei zu den aphrodisierenden Pflanzen. Und so ist er Bestandteil sinnlicher Duftmischungen sowie von Liebeselixieren und wohlriechenden Seifen. Auch zum Räuchern und zur Weihung magischer Orte wird die Pflanze gerne eingesetzt.

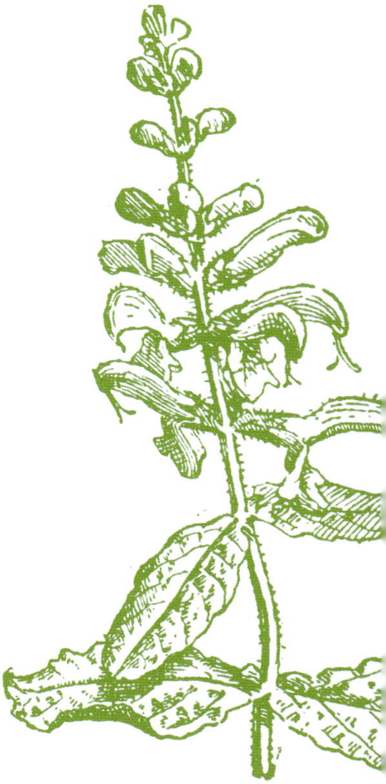

Auf einen Blick

Der Muskatellersalbei wirkt ganz ähnlich wie der arzneilich genutzte Salbei, sein ätherisches Öl lindert körperliche und seelische Spannungszustände. Als östrogenartig wirksame Pflanze hilft er Frauen mit Beschwerden durch Östrogenmangel.

So hilft der Muskatellersalbei Ihnen als Frau

In der Frauenheilkunde wird das ätherische Öl eingesetzt, um Hitzewallungen zu lindern. Aber auch bei Ängsten und depressiven Zuständen in den Wechseljahren ist der Muskatellersalbei aufgrund seiner euphorisierenden Eigenschaften hilfreich. Das Gleiche gilt für Anspannungen und Stress. Das ätherische Öl besitzt die Fähigkeit, Spannungen abzubauen und nervlichen Belastungen entgegenzuwirken. Ein weiteres Einsatzgebiet ist die Linderung von Geburtsschmerzen und Menstruationsbeschwerden. Da der Muskatersalbei zu den östrogenartigen Pflanzen gehört, hilft er Ihnen vor allem dann, wenn Sie unter Östrogenmangel leiden, z.B. in den Wechseljahren und danach. Interessanterweise finden Frauen mit niedrigem Östrogenspiegel sein Aroma besonders angenehm, mitunter sogar sexuell stimulierend, während Frauen mit Östrogenüberschuss seinen schweißähnlichen Geruch unangenehm finden und einen weiten Bogen um ihn machen.

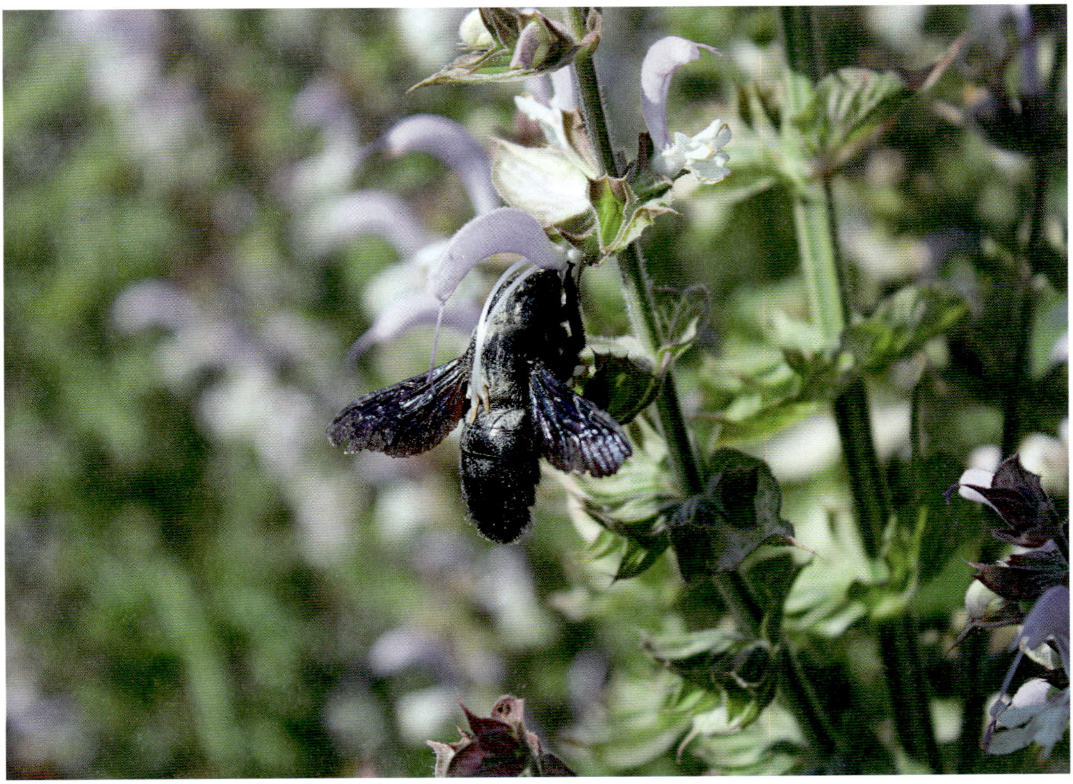

*** Rezepte ***

Massageöl zum Verwöhnen

Das brauchen Sie:
8 Tropfen ätherisches Muskatellersalbeiöl
5 Tropfen ätherisches Rosengeranienöl
5 Tropfen ätherisches Ylang-Ylang-Öl
100 ml Mandelöl

So wird's gemacht:

- Die ätherischen Öle zu dem Mandelöl hinzugeben und gut mischen.

Entspannendes Bad für kalte Tage

Das brauchen Sie:
5 Tropfen ätherisches Muskatellersalbeiöl
3 Tropfen ätherisches Öl Mandarine, rot
3 Tropfen ätherisches Rosengeranienöl
1 EL Mandelöl

So wird's gemacht:

- Die ätherischen Öle mit dem Mandelöl vermischen und in das einlaufende Badewasser geben.

Darauf sollten Sie achten
Muskatellersalbei sollten Sie nicht während der Schwangerschaft anwenden, da er Wehen auslösen kann. Auch bei starker Menstruation ist er nicht geeignet, da er die Blutungsbereitschaft noch erhöhen kann.

Pfefferminze

Neben der Kamille ist die Minze wohl das bekannteste heimische Heilkraut. Sie erkennen sie zweifelsfrei an ihrem unverwechselbaren mentholartigen Geruch, der entsteht, wenn Sie die frischen Blättchen zwischen Ihren Fingern zerreiben. Die Pfefferminze *(Mentha piperita)* gehört zu den Lippenblütengewächsen (Lamiaceae, Labiatae). Verwendet werden die frischen oder getrockneten Blätter und das ätherische Öl. Die echte Pfefferminze muss kultiviert werden, sie kommt in der Natur nicht vor. Ihre wild wachsenden Verwandten sind ihr in Aroma und Duft unterlegen, können aber ebenfalls verwendet werden.

Inhaltsstoffe und ihre Wirkung

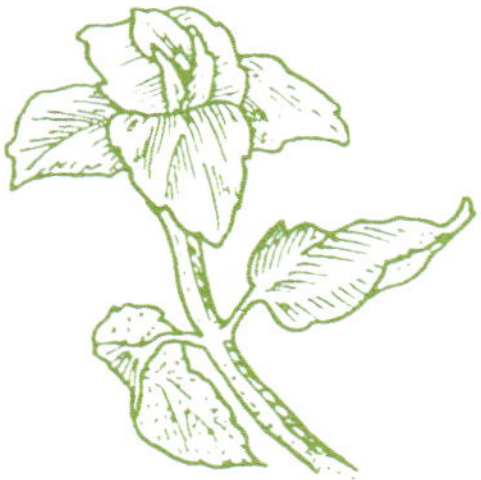

Die Blätter der Krauseminze *(Mentha spicata)*, auch Spearmintblätter genannt, enthalten ein ätherisches Öl, das frei von Menthol ist. Dafür sind sie reich an Carvon, einem Wirkstoff, der auch im Kümmel vorkommt. Daher helfen sie bei Blähungen. Auch die Krauseminze muss gezielt angebaut werden. Pfefferminze enthält neben dem stark riechenden mentholhaltigen ätherischen Öl vor allem Flavonoide sowie Gerb- und Bitterstoffe. In der Naturheilkunde wird der Tee aus den

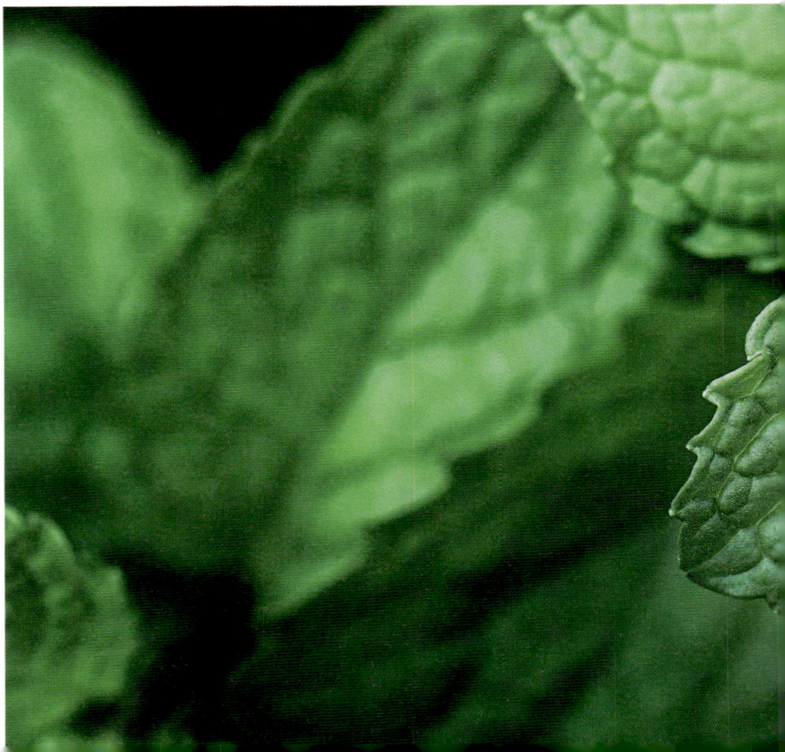

getrockneten Blättern der Pflanze in erster Linie bei Magen-Darm-Beschwerden wie Übelkeit, Magenschmerzen und Gallenleiden empfohlen. Das ätherische Öl wirkt, äußerlich aufgetragen, schmerzlindernd bei Kopfschmerzen und Migräne. Zudem ist es fester Bestandteil von Erkältungsbädern – das Menthol wirkt befreiend auf die Atemwege.

Mein persönlicher Tipp
Greifen Sie bei Kopfschmerzen oder Migräne zuerst zu Pfefferminzöl und trinken Sie in Ruhe ein oder zwei Tassen frisch aufgebrühten Pfefferminztee, bevor Sie Tabletten schlucken. Ein kleines Fläschchen ätherisches Minzöl passt in jede Handtasche.

So hilft die Pfefferminze Ihnen als Frau

Die Minze ist zwar keine ausgesprochene Frauenheilpflanze, dennoch kann sie Ihnen gute Dienste erweisen, beispielsweise, wenn Sie unter Kopfschmerzen leiden. Das ätherische Öl, mit den Fingerspitzen vorsichtig in die Schläfen- oder Stirnregion eingerieben, lindert leichte bis mittelschwere Kopfschmerzen, das haben seriöse Studien eindeutig ergeben. Demnach ist Pfefferminzöl genauso wirksam wie das Schmerzmittel Paracetamol, und das ganz ohne gesundheitsschädliche Nebenwirkungen. Einer Studie aus dem Jahr 2010 zufolge waren 38,3 % der Migräne-Patienten, die mit einer 10 %igen Mentholösung behandelt wurden, nach zwei Stunden schmerzfrei. Sogar die migränetypischen Begleitsymptome wie Licht- und Geräuschempfindlichkeit sowie Übelkeit besserten sich signifikant.

Auf einen Blick
Die Minze wirkt sowohl beruhigend auf den Magen-Darm-Trakt als auch schmerzlindernd bei Kopfschmerzen. Und das in ihr enthaltene Menthol putzt die Atemwege frei.

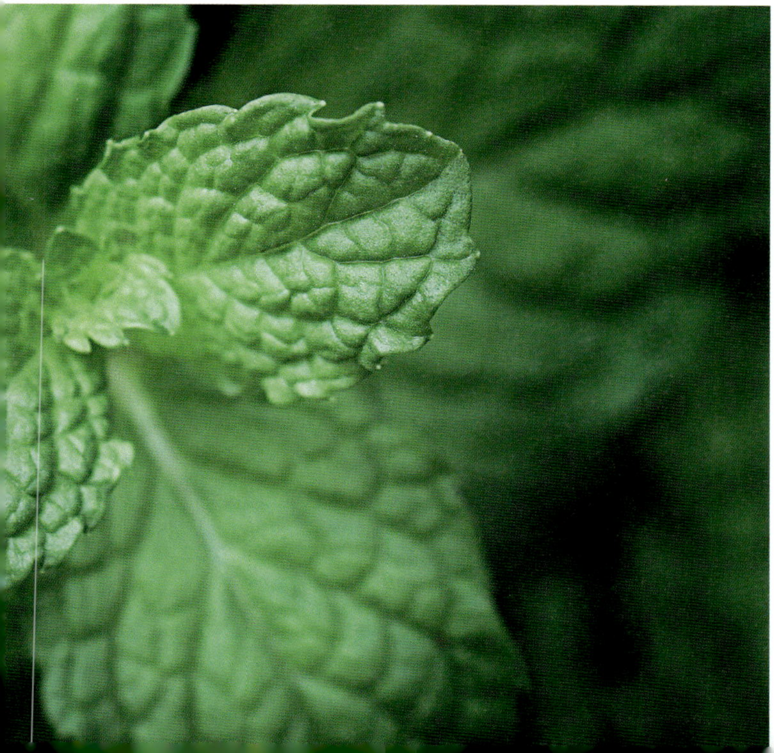

*** Rezept ***

Schoko-Minze-Körperbutter mit Heilerde

Diese kühlende Körperbutter ist ideal für die heiße Jahreszeit: Sie pflegt und erfrischt gleichermaßen. Das Pfefferminzöl kurbelt die Durchblutung der Haut an, was den Entschlackungseffekt der Heilerde begünstigt. Die Kakaobutter duftet dezent nach Schokolade, pflegt und wirkt rückfettend. Insgesamt löst die Schoko-Minze-Butter Verspannungen, mildert Hautirritationen, reinigt von innen und beugt Cellulite vor. Und sie riecht herrlich minzig.

Das brauchen Sie:
60 g Kakaobutter
40 g Kokosöl
10 Tropfen ätherisches Pfefferminzöl
1 EL feine Heilerde (aus dem Drogeriemarkt)
Cupcake-Förmchen aus Silikon

Darauf sollten Sie achten
Die Kakaobutter bei geringer Hitze *langsam* zum Schmelzen bringen, damit sie anschließend wieder fest wird.

So wird's gemacht:

1 Kakaobutter und Kokosöl im Wasserbad langsam schmelzen lassen.
2 Die flüssige Mischung vom Herd nehmen, abkühlen lassen, bis die Masse anfängt, sämig zu werden, dann das ätherische Öl unterrühren.
3 Die Hälfte der Öl-Kakaobutter-Masse zu der Heilerde in eine Kunststoffschüssel geben und klümpchenfrei mit einem Kunststofflöffel durchmischen.
4 Die Heilerde-Mischung auf die Cupcake-Förmchen verteilen, sodass diese zur Hälfte gefüllt sind, und in den Kühlschrank stellen.
5 Sobald sich nach 10 bis 15 Minuten eine robuste Haut gebildet hat, die Förmchen wieder herausnehmen und ganz vorsichtig die zweite, helle Schicht aus der restlichen Öl-Kakaobutter-Mischung darübergießen.
6 Anschließend die Förmchen zum völligen Aushärten einige Tage zurück in den Kühlschrank stellen.
7 Die fertige Körperbutter im Kühlschrank aufbewahren.

Hätten Sie's gewusst?
Körperbutter dient der Reinigung und Pflege Ihrer Haut gleichermaßen. So wenden Sie sie an: In Dusche oder Badewanne benutzen Sie die Körperbutter wie eine Seife. Nachdem Sie sich damit eingerieben haben, lassen Sie sie ein paar Minuten einwirken und spülen dann die Rückstände mit klarem Wasser ab. Anschließend tupfen Sie sich mit dem Handtuch trocken und genießen den erfrischenden Duft und Ihre seidenweiche Haut. Ein Eincremen ist nicht erforderlich. Vorsicht: Rutschgefahr in der Wanne oder Dusche.

Rosa centifolia

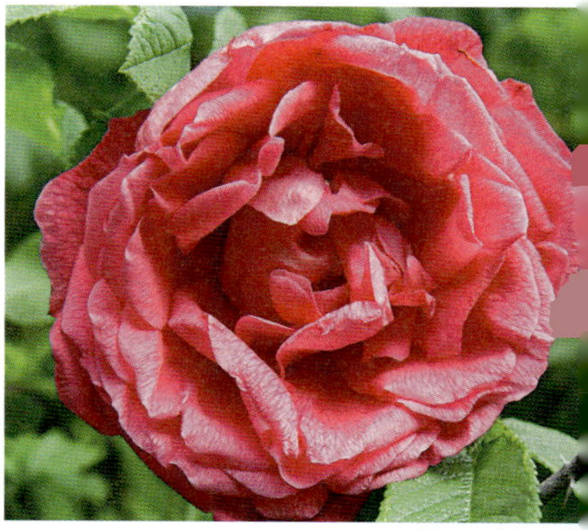

Die Hundertblättrige Rose *(Rosa centifolia)* aus der Familie der Rosengewächse (Rosaceae) besitzt besonders viele sinnlich duftende Blütenblätter und eignet sich daher hervorragend zur Herstellung einer Rosen-Urtinktur. Die Bezeichnung »centifolia« ist lateinischen Ursprungs und bedeutet »100 Blätter«. Die *Rosa centifolia* entstand aus einer Kreuzung von *Rosa damascena* (Damaszenerrose) und *Rosa alba* (Weiße Rose). Als Attribut der griechischen Liebesgöttin Aphrodite steht die Rose in erster Linie für Liebe, Leidenschaft und Sinnlichkeit. Als Heilmittel ist sie seit mindestens 5000 Jahren bekannt.

»Die Rose stand im Tau, es waren Perlen grau,
als Sonne sie beschienen, wurden sie zu Rubinen.«
Friedrich Rückert, 1788–1866

Inhaltsstoffe und ihre Wirkung

Die Wirkstoffe der *Rosa centifolia* wurden erst in jüngerer Zeit wissenschaftlich untersucht. Demnach enthält sie ein ätherisches Öl, Gerb- und Bitterstoffe, ein fettes Öl sowie Zitronen- und Apfelsäure. Damit ist sie vor allem herz- und nervenberuhigend, hat aber auch krampflösende, entzündungshemmende, zusammenziehende, blutstillende, aufheiternde und desodorierende Eigenschaften. Äußerlich angewendet, in Form von Tinktur, Salbe oder Öl, wirkt die Rose antientzündlich und beruhigend auf Haut und Schleimhaut. Ihre harmonisierenden und ausgleichenden Qualitäten machen sie zu einem wertvollen Heilmittel für die empfindliche, leicht irritierte Haut.

So hilft die Rose Ihnen als Frau

In der Frauenheilkunde wird die Rose aufgrund ihrer regulierenden Wirkung auf den Hormonhaushalt geschätzt. Bereits im antiken Rom wurde sie zur Linderung von Gebärmutterleiden eingesetzt.

Auf einen Blick

Die *Rosa centifolia* hat nicht nur sinnlich-aphrodisierende Qualitäten, sie wirkt auch ausgleichend und harmonisierend. Das macht sie zur Basispflanze für Wellness und Wohlbefinden.

❋❋❋ Rezepte ❋❋❋

Rosen-Urtinktur

Das brauchen Sie:
Blütenblätter von 5 ungespritzten Rosen (Rosa centifolia)
100 ml Trinkalkohol 40 %
Braunfläschchen mit Sprühaufsatz à 50 ml

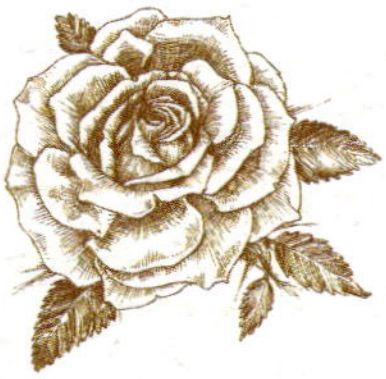

So wird's gemacht:

1. Die bei trockenem Wetter gesammelten Blütenblätter sorgfältig verlesen und mit einem Messer zerkleinern.
2. Die klein geschnittenen Blütenblätter in ein sauberes Schraubglas geben und so weit mit Alkohol auffüllen, dass die Blätter vollkommen bedeckt sind.
3. Das verschlossene Glas für 4 Wochen an einen dunklen Ort stellen und dabei mehrfach schütteln.
4. Danach die fertige Tinktur abseihen, in die sauberen Sprühfläschchen abfüllen und beschriften.
5. Dunkel und kühl gelagert hält die Tinktur mindestens ein Jahr.

Verführerisches Bad der Aphrodite

Eine sinnliche Erfahrung für Körper und Seele. Ideal auch für ein romantisches Bad zu zweit.

Das brauchen Sie:
250 ml Kokosmilch
5 Tropfen ätherisches Rosenöl
5 Tropfen ätherisches Rosengeranienöl

So wird's gemacht:

- Die Kokosmilch mit dem Schneebesen in das einlaufende heiße Badewasser einrühren, dann die ätherischen Öle dazugeben – fertig ist das venusische Vergnügen nicht nur für Winterabende.

Hätten Sie's gewusst?

Kokosöl eignet sich nicht nur für die Küche, sondern auch für die Körperpflege. Es zieht schnell in die Haut ein, spendet Feuchtigkeit, pflegt und wirkt heilend. Die speziellen Fettsäuren im Kokosöl wirken antibakteriell, antiviral und fungizid und damit wundheilungsfördernd. Wenn Sie zu trockener Kopfhaut und damit zu Schuppen neigen, empfehle ich Ihnen, regelmäßig etwas Kokosöl mit den Fingerspitzen in die Kopfhaut einzumassieren.

Rosen-Tagescreme

Diese sinnlich duftende Gesichtscreme nach der Rezeptur von Margret Madejsky ist ideal für die reifere Haut. Sie pflegt und regeneriert gleichermaßen. Die einzelnen Zutaten für die Rosencreme bekommen Sie in der Apotheke. Lamecreme ist ein PEG-(Polyethylenglykole-)freier Emulgator auf natürlicher Rohstoffbasis.

Das brauchen Sie für ein 100-ml-Salbentöpfchen:
85 ml Mandelöl
2 TL gelbes Bienenwachs
3 TL Lamecremepastillen
8 ml Trifolium-pratense-Urtinktur (Rotklee)
4 ml Vitamin-A-Fluid (für kosmetische Zwecke)
10 Tropfen ätherisches Rosenöl
5 Tropfen ätherisches Rosengeranienöl

So wird's gemacht:

1 Mandelöl, Bienenwachs und Lamecremepastillen in ein sauberes Glas geben und im Wasserbad unter ständigem Umrühren langsam erwärmen.
2 Sobald sich das Bienenwachs und die Lamecreme vollständig aufgelöst haben, nacheinander die Urtinktur, das flüssige Vitamin A und die ätherischen Öle einrühren.
3 Wenn das Ganze eine sämige Konsistenz hat, die fertige Creme in saubere Salbendöschen einfüllen und beschriften.
4 Im Kühlschrank hält die Rosencreme einige Monate.

Mein persönlicher Tipp

Wenn Ihnen die Menge zu viel erscheint oder Sie die Creme erst einmal ausprobieren möchten, halbieren Sie die Zutatenmengen einfach.

Rosen-Badesalz

Das brauchen Sie:
1 EL getrocknete Rosenblüten (ungespritzt)
1 EL Meersalz
1 EL Natron
4 EL Bittersalz
1 EL Mandelöl
einige Tropfen ätherisches Rosenöl
10 Tropfen ätherisches Lavendelöl

So wird's gemacht:

1 Die Rosenblüten zerkleinern und mit den Salzen mischen.
2 Das Mandelöl hinzugeben und gut verrühren. Wichtig: Die Mischung darf nicht zu feucht werden, lieber etwas weniger Öl verwenden. Das Salz soll noch flockig sein.
3 Anschließend die ätherischen Öle hinzufügen und das Ganze noch mal durchrühren.
4 Nach Belieben 1 bis 3 gehäufte Esslöffel der Mischung in ein Vollbad geben.

Bodybutter mit Rose

Rosenwachs wird aus den Blütenblättern duftender Rosen gewonnen. Auf der Haut vermindert es übermäßigen Feuchtigkeitsverlust. Das weniger kostspielige Beerenwachs, die vegane Alternative zu Bienenwachs, ist geruchs- und farbneutral, das heißt, es färbt die Kosmetik nicht gelb. Das Wachs hinterlässt einen Schutzfilm auf der Haut und trägt dazu bei, dass die Körperbutter nicht sofort schmilzt, wenn sie für eine gewisse Zeit nicht im Kühlschrank steht. Sheabutter eignet sich zur Vorbeugung von Cellulite, ist aber auch wunderbar pflegend bei trockener, rauer oder gereizter Haut. Das Gleiche gilt für das antimikrobiell wirkende Kokosöl.

Die Bodybutter lässt sich wie Seife benutzen. Eventuelle Reste kurz abspülen. Hinterher vorsichtig trocken tupfen. Nach der Anwendung ist Ihre Haut zart und weich und muss nicht mehr eingecremt werden. Bodybutter eignet sich zur Reinigung sowohl in der Badewanne als auch unter der Dusche.

Die Menge pro Anwendung richtet sich nach dem Hauttyp: Wenn Sie trockene Haut haben, dürfen Sie sich etwas mehr gönnen.

Das brauchen Sie für 2 Muffinförmchen:

getrocknete Rosenblätter nach Belieben (ungespritzt)
3 EL Sheabutter
2 EL Kokosöl
½ EL Rosenwachs
1 ½ EL Beerenwachs
einige Tropfen ätherisches Rosenöl

So wird's gemacht:

1 Die getrockneten Rosenblätter sparsam in die Förmchen geben.
2 Sheabutter, Kokosöl und Wachse zusammen im Wasserbad unter Rühren schmelzen lassen.
3 Sobald die Masse sich verflüssigt hat, aus dem Wasserbad nehmen und etwas abkühlen lassen, bis sie anfängt, sämig zu werden, dann das ätherische Öl unterrühren.
4 Die Masse in die Förmchen gießen und mindestens 4 Stunden im Kühlschrank durchtrocknen lassen.
5 Die fertige Körperbutter im Kühlschrank aufbewahren.
6 Vorsicht: Rutschgefahr in der Badewanne oder Dusche!

Mein persönlicher Tipp
Ätherisches Rosenöl ist besonders wertvoll und daher sehr teuer. Alternativ empfehle ich Ihnen das preisgünstigere Öl der Rosengeranie.

Monatshygiene

Zum Abschluss noch ein paar Worte zur Monatshygiene, ein Thema, das mir persönlich sehr am Herzen liegt und das ich mit Ihnen teilen möchte. Die meisten Frauen greifen während ihrer Periode zu Tampons. Diese sind sicher, sauber, praktisch, handlich und in verschiedenen Größen erhältlich. Sie haben aber auch Nachteile: Das Blut kann nicht abfließen und sorgt, wenn der Tampon über viele Stunden nicht erneuert wird, für ein feuchtwarmes Klima, das Bakterien und Pilze geradezu lieben. Außerdem sind herkömmliche Tampons chemisch behandelt. Hinzu kommt, dass der Tampon in den letzten Tagen der Menstruation, wenn die Blutung schon recht schwach ist, vor allem die natürliche Vaginalflüssigkeit aufsaugt und die Schleimhaut austrocknen lässt. Das Einführen wird mühsam und ist mitunter schmerzhaft, zumindest aber unangenehm. Eine trockene, rissige Schleimhaut bildet ebenfalls eine Eintrittspforte für Erreger und begünstigt entzündliche Prozesse in diesem sensiblen Bereich. Eine echte und vor allem wohltuende Alternative sind Mensschwämmchen, hergestellt aus unbehandeltem Naturschwamm aus kontrollierten Zuchtgebieten. Wie Tampons sind sie in verschiedenen Größen erhältlich, werden per Hand in die Vagina eingeführt und vor dem Muttermund platziert. Sie sind weich, drücken nicht, passen sich der Scheidenform an, und Sie spüren nichts von ihnen. Sogar Sex ist mit Mensschwämmchen möglich. Bei Vaginalbeschwerden kann das Schwämmchen mit entsprechenden Tinkturen beträufelt werden, die dann über Nacht auf die Schleimhaut einwirken (siehe Kapitel »Hormonpflanzen für ein natürliches Gleichgewicht«). Mensschwämmchen können Sie unter www.blumenkinder.eu in verschiedenen Größen bestellen.

So wird's gemacht:

1 Vor der ersten Benutzung und zu Beginn jeder Menstruation legen Sie das Schwämmchen über Nacht in ein Glas mit Essigwasser (1 Teil Essig auf 2 Teile Wasser), um den pH-Wert zu neutralisieren.

2 Anschließend waschen Sie es gründlich aus und führen das leicht feuchte Schwämmchen mit zwei Fingern in die Vagina ein. Mit dem Mittelfinger drücken Sie es nach oben, sodass es vor dem Muttermund zu liegen kommt.

Darauf sollten Sie achten
Im Fall einer vaginalen Infektion sollten Sie das Schwämmchen nach dem Gebrauch immer durch ein frisches ersetzen, um eine Reinfektion zu vermeiden. Desinfizieren Sie gebrauchte Schwämmchen vor der Wiederverwendung mit hochprozentigem Alkohol.

3 Wenn das Schwämmchen vollgesogen ist oder bei jedem Toilettengang holen Sie es vorsichtig heraus und waschen es zunächst unter fließend kaltem Wasser aus, damit das Blut nicht gerinnt. Anschließend können Sie es gründlich mit warmem Wasser reinigen, sodass auch Schleimreste entfernt werden.
4 Zwischendurch können Sie das Schwämmchen immer mal wieder für einige Stunden in Essigwasser legen. Anschließend muss es an der Luft trocknen. Zur Aufbewahrung eignen sich saubere Baumwollbeutel.
5 Wenn Sie besonders stark bluten, können Sie auch zwei Schwämmchen hintereinander einführen.
6 Zwischen den Periodenblutungen empfehle ich das Schwämmchen für kurze Zeit zur Desinfektion in Alkohol zu legen.
7 Kochen Sie das Schwämmchen nicht aus, es wird sonst hart und unbrauchbar.

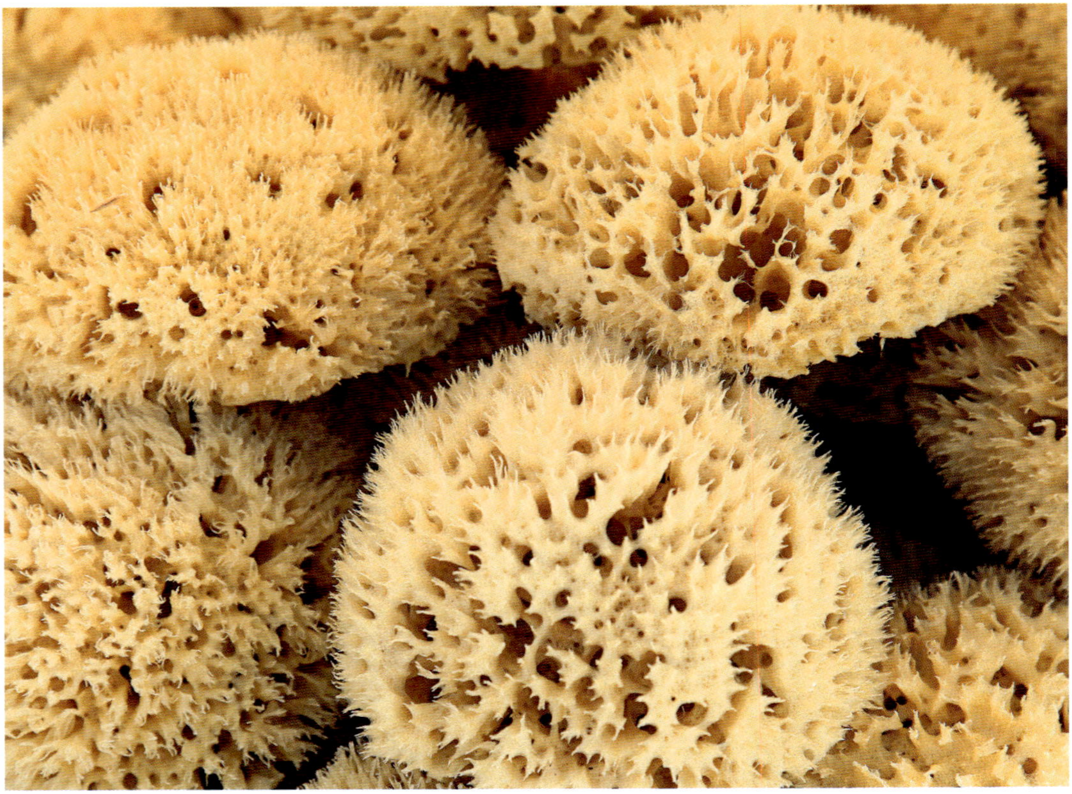

Anhang

Das sollten Sie wissen

Wer Wildkräuter in der Natur sammelt oder in seinem eigenen Garten anbaut, muss sich bewusst sein, dass er dabei mit den Eiern des Fuchsbandwurms in Berührung kommen kann. Füchse leben nicht nur im Wald, sie durchstreifen zunehmend auch stadtnahe Gärten. Das gleiche Risiko besteht aber auch, wenn Sie die Kräuter auf dem Markt oder im Laden kaufen. Um eine Infektion mit dem Fuchsbandwurm gänzlich auszuschließen, müssten wir auf jede rohe pflanzliche Nahrung verzichten, die in Bodennähe entsprechend ungeschützt wächst, einschließlich Beeren und Salate. Fachleute gehen allerdings davon aus, dass das Risiko einer lebensbedrohlichen Infektion sehr gering ist, vor allem für Menschen, die über ein intaktes Immunsystem verfügen. Wer dennoch auf Nummer sicher gehen möchte, muss die Pflanzen vor dem Verzehr für mehrere Minuten über 60 °C erhitzen. Dabei geht allerdings ein Großteil wertvoller Vitalstoffe verloren, u. a. die hitzeempfindlichen Vitamine C, B_1 (Thiamin) und B_5 (Pantothensäure).

Neben gesundheitsfördernden Substanzen können Wildkräuter auch Inhaltsstoffe enthalten, die unverträglich oder sogar giftig sind. Bei vielen Stoffen hängt die Giftigkeit von der Dosis ab. Wie schon Paracelsus Mitte des 16. Jahrhunderts erkannte: *»Alle Dinge sind Gift, und nichts ist ohne Gift; allein die Dosis machts, dass ein Ding kein Gift sei.«*

Dies gilt z. B. für Pyrrolizidinalkaloide, sekundäre Pflanzeninhaltsstoffe, die von den Pflanzen gebildet werden, um Fressfeinde abzuwehren. Diese wurden weltweit in mehr als 350 verschiedenen Pflanzenarten nachgewiesen. Vertreter aus den Familien der Korbblütler (Asteraceae, Compositae), der Raublatt- oder Borretschgewächse (Boraginaceae) und der Hülsenfrüchtler (Fabaceae) enthalten diese Stoffe besonders häufig. Regelmäßig und in großen Mengen verzehrt, können die betroffenen Pflanzen dann leberschädigend wirken, wobei der Gehalt an Pyrrolizidinalkaloiden auch immer vom Standort der Pflanze abhängt. Wer Wildkräuter sammelt, sollte sich daher im Vorfeld über die in ihnen enthaltenen Inhaltsstoffe und ihre möglichen Gefahren informieren. Da es speziell bei den Pyrrolizidinalkaloiden große Schwankungen gibt und niemand wissen kann, wie hoch der Anteil bei wild wachsenden Pflanzen ist, empfehle ich, die fraglichen Heilkräuter wie z. B. den Huflattich im getrockneten Zustand in der Apotheke zu kaufen, denn dort werden nur Kräuter in geprüfter Qualität angeboten. Die Pflanzen, die in diesem Buch vorgestellt werden, können Sie auf jeden Fall bedenkenlos in den empfohlenen Mengen verzehren.

Weiterführende Literatur

Engelsing, Anja Maria: *Frauenkräuter. Der ganzheitliche Weg zum Heilsein.* BLV Verlag, München 2015

Fleischhauer, Steffen Guido: *Enzyklopädie der essbaren Wildpflanzen.* AT Verlag, Baden und München 2004

Kalbermatten, Roger: *Wesen und Signatur der Heilpflanzen.* AT Verlag, Baden und München 2003

Kalbermatten, Roger und Hildegard: *Pflanzliche Urtinkturen.* AT Verlag, Baden und München 2016

Madejsky, Margret: *Alchemilla. Eine ganzheitliche Kräuterheilkunde für Frauen.* Goldmann Verlag, München 2000

Madejsky, Margret: *Lexikon der Frauenkräuter.* AT Verlag, Baden und München 2008

Spohn, Margot: *Was blüht denn da?* Kosmos Verlag, Stuttgart 2015

Vonarburg, Bruno: *Homöotanik.* Haug Verlag, Stuttgart 2005

Bezugsquellen

Hier können Sie sämtliche getrockneten Kräuter in bester Qualität kaufen oder bestellen:

Kräuterparadies Lindig
Blumenstr. 15
80331 München
Tel. (089) 26 57 26
lindig@phytofit.de
www.phytofit.de

Der Kräutergarten
Pestalozzistr. 3
80469 München
Tel. (089) 23 24 98 02
mail@kraeutergarten-muenchen.de
www.kraeutergarten-muenchen.de

Hier können Sie Zäpfchen anfertigen lassen oder die Zutaten zum Selbermachen bestellen:

Limes-Apotheke
Uhlandstr. 18
35415 Pohlheim
Tel. (06403) 615 95
info@limes-apotheke.net
www.limes-apotheke.net

Eversbusch-Apotheke
Eversbuschstr. 92
80999 München
Tel. (089) 812 21 59
info@eversbusch-apotheke.de
www.eversbusch-apotheke.de

Linden-Apotheke
Kellerstr. 38–40
85276 Pfaffenhofen
Tel. (08441) 764 64
info@lindenapo-paf.de
www.lindenapo-paf.de

Und hier bekommen Sie fast alle Produkte, um Ihre Kosmetik selber herzustellen:

Spinnrad, www.spinnrad.de
Dragon Naturwaren, www.dragonspice.de

Stichwortverzeichnis und Rezepturen

(mit Hervorhebung der beschriebenen Kräuter)*

Die Heilkraft des Waldes entdecken

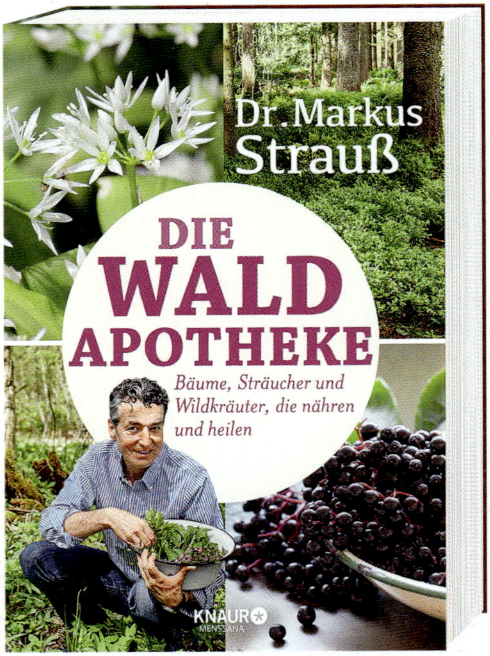

Der Wildpflanzen- und Baumexperte Markus Strauß zeigt uns die Welt des Waldes, wie wir sie noch nie gesehen haben. Es geht ihm dabei ganz praktisch ums Riechen, Schmecken und Genießen, Entgiften und Entspannen, Heilwerden, Kräftigen und Vitalisieren. Und das alles findet sich in unseren Wäldern: gesundes und gleichzeitig wohlschmeckendes Wildgemüse, Zutaten für aromatisierte Genussmittel, kraftvolle Heilmittel sowie Harze als Räucherwerk für sinnlich entspannte Stunden.

Mit außergewöhnlichen Rezeptideen, Heilrezepturen, Erntekalender und Sammelhinweisen.